临床常见肿瘤
综合诊治与放疗应用

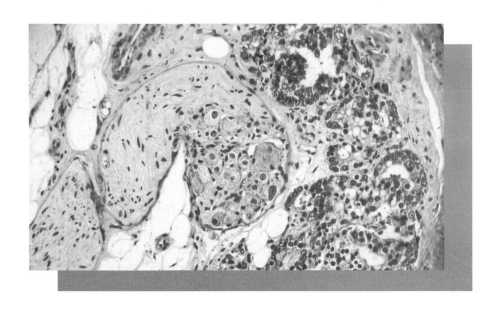

曲修胜　主编

中国纺织出版社有限公司

图书在版编目（CIP）数据

临床常见肿瘤综合诊治与放疗应用 / 曲修胜主编
. -- 北京：中国纺织出版社有限公司, 2023.2
　ISBN 978-7-5229-0330-9

Ⅰ.①临⋯　Ⅱ.①曲⋯　Ⅲ.①肿瘤—诊疗②肿瘤—放
射疗法　Ⅳ.①R73

中国国家版本馆CIP数据核字（2023）第023339号

责任编辑：樊雅莉　高文雅　责任校对：高　涵　责任印制：王艳丽

中国纺织出版社有限公司出版发行
地址：北京市朝阳区百子湾东里A407号楼　邮政编码：100124
销售电话：010—67004422　传真：010—87155801
http://www.c-textilep.com
中国纺织出版社天猫旗舰店
官方微博 http://weibo.com/2119887771
三河市宏盛印务有限公司印刷　各地新华书店经销
2023年2月第1版第1次印刷
开本：787×1092　1/16　印张：13.5
字数：318千字　定价：88.00元

编 委 会

主　编　曲修胜　石光跃　刘　颖　高艳芳　胡善亮　周　方

副主编　郭迎雪　陈春荣　张　杰　张　迪
　　　　　曾　杰　李　娜　王　鹏　朱慧心

编　委　(按姓氏笔画排序)
　　　　王　鹏　哈尔滨医科大学附属肿瘤医院
　　　　石光跃　哈尔滨医科大学附属肿瘤医院
　　　　史博文　哈尔滨医科大学附属肿瘤医院
　　　　曲修胜　佳木斯大学附属第一医院
　　　　朱慧心　北部战区空军医院
　　　　刘　颖　哈尔滨医科大学附属肿瘤医院
　　　　刘本鲲　哈尔滨医科大学附属肿瘤医院
　　　　牟俊俊　烟台毓璜顶医院
　　　　杜元娜　烟台毓璜顶医院
　　　　李　娜　安徽医科大学第二附属医院
　　　　李连涛　徐州医科大学第一临床医学院
　　　　　　　　徐州医科大学附属医院
　　　　张　杰　包头市肿瘤医院
　　　　张　迪　湖北省肿瘤医院
　　　　张连花　重庆市开州区人民医院
　　　　陈春荣　齐齐哈尔医学院附属第一医院
　　　　罗佳宁　哈尔滨医科大学附属肿瘤医院
　　　　周　方　烟台毓璜顶医院
　　　　周福成　哈尔滨医科大学附属肿瘤医院
　　　　胡善亮　烟台毓璜顶医院
　　　　祝继原　哈尔滨医科大学附属第一医院
　　　　高艳伟　内蒙古自治区人民医院
　　　　高艳芳　潍坊市人民医院
　　　　郭迎雪　胜利油田中心医院
　　　　龚明伟　重庆医科大学附属第三医院（捷尔医院）
　　　　曾　杰　四川省医学科学院·四川省人民医院

前　言

　　恶性肿瘤作为全球较大的公共卫生问题之一，极大地危害人类的健康，并成为 21 世纪人类健康的第一杀手。防治恶性肿瘤成为医学界广为重视的课题。

　　本书首先简单介绍了肿瘤的病因、分类、分期与命名、病理诊断及治疗方法等基础内容，然后重点讲解了多种临床常见肿瘤的发病原因、临床表现、检查方法、诊断与治疗等内容，主要涉及食管癌、肺癌、胃癌、肠道肿瘤、血液系统肿瘤、骨肿瘤、皮肤软组织肿瘤。内文最后对肿瘤的放射治疗应用也做了详细介绍。全书资料新颖，条理清晰，以保证实用性为原则，以综合治疗为主线，适用于肿瘤科及相关科室的医护人员，尤其是主治医师、本科生和研究生参考。

　　全书在编写过程中，参考、借鉴了相关文献资料，谨此向所有有关的编者和出版者表示真诚的感谢。本书在编写过程中时间紧迫，难免有疏漏和欠妥之处，欢迎各位同仁及广大读者提出宝贵意见。

编　者

2022 年 10 月

目　录

第一章

肿瘤总论

第一节　概述

肿瘤是指机体内易感细胞在各种致瘤因子的作用下，引起遗传物质改变，包括原癌基因突变或扩增，抑癌基因失活或缺失，基因易位或产生融合性基因等，导致细胞内基因表达失常，细胞异常增生而形成的新生物。肿瘤细胞失去正常生长调节功能，具有自主或相对自主生长能力，当致瘤因子停止后仍能继续生长。

一、肿瘤的性质

根据肿瘤的生长特性和对身体危害程度可将肿瘤分为良性肿瘤、恶性肿瘤及介于良、恶性肿瘤之间的交界性或中间性肿瘤 3 种类型。

1. 良性肿瘤

良性肿瘤是指无浸润和转移能力的肿瘤，ICD-O 编码为 XXXX/0。肿瘤通常有包膜包绕，或边界清楚，多呈膨胀性生长，生长速度缓慢，瘤细胞分化成熟，对机体危害小，经局部切除后一般不会发生局部复发。少数良性肿瘤或瘤样病变所发生的局部复发多因切除不净或病变的再生所致，对局部不会造成破坏性，经完整切除后仍可获得治愈。极少数在组织学上看似良性的肿瘤可发生远处转移，但并无可靠的组织学指标来预测转移，如发生于皮肤的富于细胞性纤维组织细胞瘤。

2. 恶性肿瘤

恶性肿瘤是指具有浸润和转移能力的肿瘤。肿瘤通常无包膜，边界不清，向周围组织浸润性生长，生长速度快，瘤细胞分化不成熟，有不同程度的异型性，对机体危害大，常可因复发或转移而导致患者死亡。ICD-O 编码有两种，XXXX/2 代表原位癌或 Ⅲ 级（高级别）上皮内瘤变，XXXX/3 代表恶性肿瘤。

3. 交界性或中间性肿瘤

交界性或中间性肿瘤是指组织学形态和生物学行为介于良性和恶性肿瘤之间的肿瘤，ICD-O 编码为 XXXX/1。在临床实践中，良、恶性难以区分的肿瘤并不少见，这类肿瘤的诊断标准往往不易确定。因此，在做交界性或中间性肿瘤的诊断时，常须附以描述和说明。

交界性肿瘤又分为局部侵袭型和偶有转移型两种亚型。前者是指肿瘤可在局部形成侵袭性和破坏性生长，并易发生局部复发，但不具备发生转移的潜能，临床上常须做局部扩大切除以控制局部复发；后者是指肿瘤除在局部呈侵袭性生长外，还具备转移的能力，多转移至区域淋巴结和肺，但转移率多小于2%，并无可靠的组织学指标可供预测转移。

二、肿瘤的相关术语

1. 增生

组织中正常细胞的细胞数目异常增多称为增生。增生的细胞形态正常，无异型性。引起增生的刺激因子（物理性、化学性或生物性）一旦去除，组织可以恢复到正常状态。

2. 化生

一种终末分化的细胞转化为另一种分化成熟的细胞称为化生。现已知化生的细胞实际上来自正常细胞中的储备细胞，并非终末分化的正常细胞。在化生的基础上，化生细胞发生异型增生可进展为恶性肿瘤。

3. 分化

从胚胎到发育成熟过程中，原始的幼稚细胞能向各种方向演化为成熟的细胞、组织和器官，这一过程称为分化。肿瘤可以看成是细胞异常分化的结果，不同肿瘤中瘤细胞分化的水平不同。良性肿瘤细胞分化成熟，良性肿瘤在很大程度上相似于其相应的正常组织，如脂肪瘤中的瘤细胞相似于正常的脂肪细胞，有时甚至难以区别，平滑肌瘤中的瘤细胞与正常的平滑肌细胞极为相似。恶性肿瘤根据其瘤细胞分化程度的不同，与其相对应正常组织的相似程度各异，如脂肪瘤样脂肪肉瘤中的瘤细胞相似于正常的脂肪细胞，而多形性脂肪肉瘤中的瘤细胞在形态上与正常的脂肪细胞却相差甚远。一般来讲，恶性肿瘤可分为分化好、中分化和分化差，或分为Ⅰ级、Ⅱ级和Ⅲ级。少数肿瘤分化太差，以至于无法确定分化方向时，称为未分化。偶尔，部分恶性程度较低或分化良好的恶性肿瘤在发展过程中出现分化差的区域，提示肿瘤向高度恶性的肿瘤转化或发生去分化，如在原发或复发的隆突性皮肤纤维肉瘤中，有时可见到类似成年型纤维肉瘤的区域，发生于腹膜后的分化良好的脂肪肉瘤可发生去分化。

4. 间变

恶性肿瘤细胞失去分化称为间变，相当于未分化。间变性肿瘤通常用来指瘤细胞异型性非常显著，如间变性脑膜瘤、大细胞间变性淋巴瘤和间变性横纹肌肉瘤等。

5. 非典型性

非典型性指细胞学上的异常，在炎症、修复性增生和肿瘤性病变中，可出现不同程度的非典型性。

6. 异型增生

异型增生是一种以细胞学异常和结构异常为特征的癌前病变。细胞学异常主要体现在细胞核上，包括细胞核增大、核形不规则、核仁明显、核质比例增大和核分裂象增多；结构异常包括细胞排列紊乱，极性丧失。

7. 原位癌

原位癌又称上皮内癌或浸润性前癌，是指细胞学上具有所有恶性特点，但尚未突破上皮基底膜的肿瘤。

三、良性肿瘤和恶性肿瘤的区别

良性肿瘤和恶性肿瘤的区别主要依据于肿瘤的分化。此外，复发和转移也是重要的依据，但这些区别均具有相对性，如发生于皮肤的富于细胞性纤维组织细胞瘤和发生于唾液腺的多形性腺瘤可转移至肺，依据目前的常规组织学无法预测其转移潜能。有时良性肿瘤与恶性肿瘤的界限并非截然可分，故要判断肿瘤的良、恶性绝非易事，需要长期工作经验的积累。良性肿瘤和恶性肿瘤的一般区别点参见表1-1。

表1-1 良性肿瘤和恶性肿瘤的区别

项目	良性肿瘤	恶性肿瘤
生长速度	缓慢	快
生长方式	膨胀性	浸润性，破坏性
包膜	常有包膜	无包膜或包膜不完整，或为假包膜
色泽和质地	接近相应的正常组织	与相应的正常组织相差甚远
分化	好	差
细胞形态和组织结构	变异较小	有明显的异型性，排列紊乱或极性丧失
核分裂象	不易见到	明显增多
肿瘤性坏死	无	常有
复发和转移	一般无	常复发，易转移

（曲修胜）

第二节 肿瘤的病因

近年来，恶性肿瘤的总体发病情况在世界各国多呈上升趋势，其中三分之二将发生在发展中国家。在我国，恶性肿瘤在不同地区分别列入第一、第二位死因。肿瘤是一种体细胞遗传病，其发生是一个复杂的多步骤过程，是环境因素和遗传因素相互作用的结果，不同的肿瘤，环境因素和遗传因素所起的作用大小各异。

一、遗传因素

随着肿瘤遗传学的研究，人们逐渐认识到肿瘤是一种遗传学疾病，其实质为原癌基因的活化和抑癌基因的失活，通过改变控制和调节正常细胞生长发育的协调性，导致细胞的恶性增生。癌变的复杂性体现在它是一个多因素、多基因和多途径的过程，相关基因的改变发生在癌变的每一阶段，它促进了具有生存优势克隆的选择性扩增及其恶性程度的提高。在不同类型的癌，甚至同一种癌的独立起源癌灶间，所发生遗传学改变的基因种类、数目和顺序都可能是不同的，因而肿瘤的发生存在多种遗传学途径。癌基因是一大类基因族，通常是以原癌基因的形式普遍存在于正常基因组内，其在生物进化过程中高度保守，编码的蛋白质介导细胞生长、信号传递和核转录，调控机体的生长、发育和组织分化。已知的原癌基因有90多种，根据其功能不同可分为：①生长因子类，如编码血小板源性生长因子的 *c-sis* 基因；②生长因子受体类，如编码上皮生长因子受体的 *erbB* 基因；③主要在生长信号的传递和细胞分裂中发挥作用的蛋白激酶类，如编码酪氨酸蛋白激酶的 *src*、*abl*、*yes*、*xfgr* 基因等；④使G蛋白结构发生改变，不能与细胞调节因子结合导致恶性转化的，如编码 p21 蛋白的

ras 基因；⑤主要参与基因的表达或复制的调控的 DNA 结合蛋白，如 *myc* 基因。原癌基因的活化是一个复杂的过程，有多种诱因可导致原癌基因的活化，例如：①病毒的插入或染色体重排；②抑制因子的消除；③碱基序列突变。抑癌基因是人类正常细胞中所具有的一类基因，具有促使细胞的终末分化、维持遗传的稳定性、控制衰老、调节细胞生长、抑制蛋白酶、调节组织相容抗原、调节血管生成等作用。常见的有 *Rb1*、*WT1*、*p53*、*NF*、*MCC*、*DCC*、*APC* 和 *MEN-1* 基因。仅在少数遗传性肿瘤和遗传性肿瘤前疾病中起作用，特异性较高，多为实体瘤，如乳腺癌、结肠癌、肝癌、骨肉瘤、视网膜母细胞瘤、肾癌、神经纤维瘤病等。目前，细胞癌基因激活和抑癌基因的失活作用理论已用于解释各种环境因素（病毒、化学、物理等）的共同致癌机制。

二、病毒因素

1911 年 Rous 报道了白血病鸡的无细胞滤液可于健康鸡中诱发细胞表型相同的白血病，为病毒致癌的实验性研究奠定了基础。但直到 1964 年 Epstein 等从伯基特淋巴瘤患者的淋巴母细胞中分离出疱疹病毒样颗粒，才真正开始了人类肿瘤病毒病因学研究。近年来，随着科技迅猛发展，肿瘤病毒病因的研究已深入分子机制水平。病毒按其所含核酸不同分为两大类：DNA 病毒和 RNA 病毒。DNA 病毒一般为水平传播，病毒感染机体进入细胞后可有两种反应：一种为 DNA 病毒大量复制，同时细胞发生溶解死亡；另一种为 DNA 病毒整合于细胞内，通过编码转化蛋白，使细胞转化恶变。嗜肝 DNA 病毒科的乙型肝炎病毒（HBV）感染和肝癌的发病有关；疱疹病毒科的 EB 病毒（EBV）感染和伯基特淋巴瘤、免疫母细胞性淋巴瘤、鼻咽癌、霍奇金淋巴瘤、平滑肌肉瘤及胃癌的发病有关，人类疱疹病毒（HHV）-8 感染和卡波西肉瘤（KS）、卡斯尔曼病发病有关；乳头状病毒科的人乳头状瘤病毒（HPV）-16，HPV-18，HPV-33，HPV-39 感染和肛门生殖器肿瘤、上呼吸道肿瘤的发病有关。

人类只有两类 RNA 病毒家族（反转录病毒科和黄病毒科）和肿瘤的发生有关，前者包括人类嗜 T 细胞病毒（HTLV）和人类免疫缺陷病毒（HIV），后者包括丙型肝炎病毒（hepatitis C virus，HCV）。RNA 病毒的复制过程可简略表示为 RNA→DNA→RNA→蛋白质，通过前病毒 DNA 整合到宿主细胞 DNA，参与病毒的复制、转录，并传递其遗传信息。外源性 RNA 病毒以水平传播方式感染宿主相应的细胞，并有病毒的复制和颗粒形成，但不引起宿主细胞的死亡。其中 HTLV-1 直接介导成人 T 细胞白血病（ATL）的发生，而 HIV 和 HCV 对肿瘤的发生只起间接作用。血清学检测证实 100% 的 ATL 患者携带 HTLV-1，患者的白血病细胞中含有 HTLV-1 原病毒，而患者体内其他细胞却不含有此原病毒，虽然 HTLV-1 在 ATL 发生中的分子病理学机制还不明了，但是 HTLV-1 基因组所编码的 Tax 蛋白和 p12[1] 蛋白通过和细胞蛋白的相互作用，在转录、细胞—细胞间调节、细胞增殖和凋亡中起重要作用。HIV-1 和 HIV-2 属于反转录病毒科的慢病毒属，感染人体后都可引起获得性免疫缺乏综合征（AIDS），但现在绝大多数的 AIDS 患者是 HIV-1 感染者。虽然 HIV 感染所致的免疫缺陷和肿瘤的发生相关，但现无证据支持 HIV 本身可直接导致肿瘤发生。AIDS 患者可伴发非霍奇金淋巴瘤（NHL）、KS、宫颈癌和肛管鳞癌，但这些肿瘤也和某些 DNA 病毒感染有关，如 HHV-8、EBV 和 HPV。1%~5% 的 HCV 患者可发展为肝癌，但有明显的地域性，在意大利、西班牙和日本，50%~70% 的肝癌患者和 HCV 感染有关，而在中国主要和 HBV

感染相关。现在已可通过注射疫苗预防 HCV 感染，而对已感染的患者联合应用干扰素-α 和利巴韦林可有效减低病毒复制，改善肝细胞的组织改变，其有效率为 50% ~ 80%。除了肝细胞，HCV 也可感染造血细胞，如淋巴细胞和 CD34$^+$ 前体细胞，感染者为 B 细胞 NHL 的高危人群。

三、化学因素

自从 1775 年英国医师 Pott 发现扫烟囱工人的阴囊癌与多年接触煤烟灰和沥青有关，人们逐渐认识到肿瘤的发生和某些化学物质有关，并已被大量的体外实验和动物模型予以证实。化学致癌物通过引起基因的点突变、染色体易位、DNA 重排、DNA 缺失和 DNA 甲基化能力缺失，从而激活癌基因，并使抑癌基因失活，它具有明显的器官特异性。在动物和人类中已知有上百种化学致癌物。通过降低某些致癌物如己烯雌酚的摄入和特异性致癌物，如氯乙烯、苯和芳香胺的接触，使肿瘤的发病率下降；并可通过给予某些肿瘤干预剂，如维 A 酸、抗雌激素药、花生四烯酸降低高危人群的肿瘤发病率。

吸烟和多种肿瘤的发病有关，如肺癌、喉癌、膀胱癌、食管癌、肾癌、口腔癌、胰腺癌和胃癌，且可能和白血病、宫颈癌、大肠癌、肝癌、前列腺癌、肾上腺癌、胆囊癌及甲状腺癌有关。吸烟者的肿瘤发生率较非吸烟者高 3 ~ 10 倍，在肺癌中甚至可高达 20 倍，且和吸烟的剂量和烟龄成正相关，二手烟也可提高非吸烟人群肺癌的发病率。戒烟可降低肿瘤发生的危险性，在戒烟后的 2 年起患癌的危险度即开始下降，随着戒烟时间的延长其患癌的危险度逐渐下降。雪茄和烟斗可能要较香烟的危险性和成瘾性低，但有研究表明其也可提高肺癌、口腔癌、喉癌、肝癌、胰腺癌和膀胱癌的发病率。

四、物理因素

物理致癌因素主要包括：电离辐射和紫外线。在自然界如土壤、岩石、植物和建筑材料中，广泛存在电离辐射，最常见的是氡。尽管理论上电离辐射可诱导各种类型的肿瘤，但某些器官、组织和细胞类型对电离辐射较敏感，最常见的为白血病、甲状腺癌、乳腺癌和肺癌，其次为唾液腺肿瘤、食管癌、胃癌、结肠癌、肝癌、卵巢癌、膀胱癌、皮肤癌和中枢神经系统肿瘤。潜伏期的长短和发病概率受多种因素影响，包括受辐射时的年龄、剂量、宿主的易感基因及肿瘤类型，如白血病在受辐射后 2 年即可发生，4 ~ 8 年时的发生率最高；而实体瘤的潜伏期可长达 5 ~ 20 年。现在低剂量射线广泛应用于医学诊疗，相关的放射学工作人员及接受放疗的患者的安全正越来越受到关注，特别是随着肿瘤放疗的发展，长期生存的患者逐渐增多，放疗后的继发肿瘤的报道逐渐增多。一组研究发现宫颈癌患者接受大剂量的放疗后其照射野区的膀胱癌、直肠癌、小肠癌、骨肿瘤的发病率较手术组的高，最早于放疗后 2 年即可发生第二原发肿瘤；另一组研究发现前列腺癌患者放疗后第 10 年起其照射野区的软组织肿瘤、膀胱癌和直肠癌的发病率较手术组提高。电离辐射致癌是由于放射线能量直接或间接通过细胞内的水分子产生自由基作用于 DNA，导致碱基损伤，DNA 链断裂。

紫外线（UV）根据波长可分为 UVC（240 ~ 290 nm）、UVB（290 ~ 320 nm）和 UVA（320 ~ 400 nm）。太阳产生的 UVC 在大气层中已被吸收，并没有到达地球，而导致皮肤癌的是太阳光中的 UVB 和 UVA。UVB 和 DNA 相互作用可引起一系列的分子学改变，最常见的是相邻的嘧啶形成二聚体，其中环丁烷二聚体和 6-4 光产物具有强烈的致癌性和致突变性。

UVA 很少被大气层吸收，可作用于皮肤，但 DNA 和蛋白质很少吸收 UVA，主要是通过与生色团相互作用后间接导致 DNA 损伤，已证明它有致癌性。因而皮肤癌常见于暴露于日光的部位，如头颈和手臂。

虽然石棉纤维是化学物质，但是其致癌作用主要是由于它和细胞间的物理作用，而不是化学作用，所以现在将其归入物理致癌物。石棉是纤维结晶后形成的硅酮，可致间皮瘤。有石棉接触史者间皮瘤的发病率可高达 2%，且肺癌、咽部肿瘤、喉癌、肾癌、食管癌和膀胱癌的发病率也有所上升。石棉纤维通过引起双链断裂、突变和染色体损伤导致 DNA 损伤，同时还可影响有丝分裂和染色体分离，从而形成异倍体；同时石棉还可诱导炎性反应，导致细胞因子的释放，从而促进细胞的生长和克隆的选择。

（曲修胜）

第三节　肿瘤分类、分期与命名

一、肿瘤的发展阶段

恶性肿瘤的发生和发展往往需要经历漫长的演变过程，当调节细胞生长、增殖、分化和凋亡等基因发生突变、缺失或扩增时，将导致基因表达调控失常，细胞的形态和功能发生改变，转化为肿瘤细胞。

肿瘤的发展可分为 4 个阶段。

1. 癌前病变

癌前病变是指一类可能发展为恶性肿瘤的前驱阶段病变，如不治疗即可能转变为癌。常见的消化系统肿瘤癌前病变有慢性萎缩性胃炎、结肠多发性腺瘤性息肉病、结节性肝硬化等。

2. 上皮内瘤变

上皮内瘤变包含各类上皮的非典型增生性病变，组织学表现为上皮内细胞不同程度的异型增生。上皮内瘤变分为轻度、中度和重度（即高级别）3 级。以食管鳞状上皮为例，轻度的异型增生指异型增生的鳞状细胞限于食管黏膜上皮的下 1/3，中度异型增生扩展到上皮的中下 2/3，重度异型增生则达到上皮的中下 2/3 以上，累及整个上皮质但尚未突破基底膜时，称为原位癌。高级别上皮内瘤变提示为癌前病变，包括以往描述的上皮重度不典型增生和原位癌，病变具有高癌变危险性和不可逆转性。

3. 早期浸润癌

癌细胞突破表皮或黏膜的基底膜或黏膜肌层达真皮或黏膜下，但侵犯周围组织局限在一定范围内，称为早期浸润癌。早期浸润癌的诊断标准一般以浸润深度为准，但不同器官或部位不完全一致；早期胃癌为癌组织局限于黏膜层和黏膜下层，而不论有无淋巴结转移，腺癌限于黏膜层，可分为小黏膜癌（直径 <4 cm）和浅表性癌（直径 >4 cm）两种，当黏膜下层广泛浸润时，称为穿透性变型；早期大肠癌为癌组织局限于黏膜层和黏膜下层，一般无淋巴结转移。早期肝癌为单个癌结节或相邻两个癌结节直径之和 <3 cm。WHO 工作小组明确指出，诊断结直肠癌时必须存在通过黏膜肌层浸润到黏膜下层的特点，否则不能诊断为癌。同时，进一步指出具有腺癌形态特点的病变限于上皮或只侵犯固有膜而缺乏通过黏膜肌层浸

润到黏膜下层，实际上无转移的危险。因此，WHO 工作小组认为"高级别上皮内瘤变"比"原位腺癌"恰当，"黏膜内瘤变"比"黏膜内腺癌"恰当。

4. 浸润性癌

浸润性癌指癌细胞浸润周围组织的范围超过早期浸润性癌。

二、肿瘤的分类

（一）根据肿瘤的生物学行为

1. 良性肿瘤

肿瘤通常生长缓慢，限于局部，呈膨胀性或外生性生长，边界清楚，常有包膜。肿瘤分化较成熟，色泽和质地接近相应的正常组织，组织和细胞形态变异较小，核分裂象不易见到。一般情况下，肿瘤不复发，也不转移。

2. 恶性肿瘤

肿瘤通常生长迅速，呈浸润性或破坏性生长，边界不清，无包膜或仅为纤维性假包膜，常伴有出血和坏死。肿瘤分化差，色泽和质地不同于相应的正常组织，组织和细胞形态变异大，显示异型性，核分裂象增多，并可见病理性核分裂。肿瘤常复发，容易转移。

3. 交界性肿瘤

交界性肿瘤指一组生物学行为介于良性肿瘤和恶性肿瘤之间的肿瘤，也称为中间性肿瘤。

（二）根据肿瘤的组织学和遗传学特征

1. 上皮组织肿瘤

起自外胚层（如皮肤）、内胚层（如胃肠道）或中胚层（如泌尿生殖道）。按功能可分为被覆上皮和腺上皮两种，前者包括表皮和被覆空（管）腔壁黏膜上皮，后者包括腺管和腺泡。

2. 间叶组织肿瘤

起自软组织（包括纤维组织、脂肪组织、肌组织、脉管、滑膜和间皮）、骨和软骨。

3. 淋巴造血组织肿瘤

多发生于淋巴结、骨髓、脾脏、胸腺和各部位的淋巴组织。

4. 神经组织肿瘤

起自中枢和周围神经。

5. 神经外胚层肿瘤

起自神经外胚层，如神经母细胞瘤、原始神经外胚层瘤和骨外尤因肉瘤。

6. 性索和生殖细胞肿瘤

如卵黄囊瘤和胚胎性癌。

7. 胚胎残余及器官胚基肿瘤

前者如脊索瘤、颅咽管瘤和中肾管残余组织形成的肿瘤，后者如视网膜母细胞瘤、肝母细胞瘤、肺母细胞瘤和肾母细胞瘤。

8. 神经内分泌肿瘤

瘤细胞具神经内分泌细胞性分化，如胰岛细胞瘤和副神经节瘤。

9. 细胞分化未定的肿瘤

如滑膜肉瘤和上皮样肉瘤。

10. 混合性肿瘤

如畸胎瘤和癌肉瘤。

三、肿瘤的分级和分期

（一）分级

肿瘤的组织学分级依据肿瘤细胞的分化程度、异型性、核分裂象和有无坏死来确定，一般用于恶性肿瘤。对于上皮性肿瘤，国际上普遍采用的是三级法，即Ⅰ级为高分化，属低度恶性，Ⅱ级为中分化，属中度恶性，Ⅲ级为低分化，属高度恶性。如食管或肺的鳞状细胞癌可分为Ⅰ级、Ⅱ级和Ⅲ级。胃癌或大肠癌可分为分化好、分化中等和分化差，或分为低度恶性（包括分化好和中分化）和高度恶性（包括差分化和未分化）。分化好的管状腺癌主要由单个腺管组成，很少有复合腺管，细胞核极性容易辨认，细胞核大小一致，很像腺瘤的上皮，中度分化由单个的、复合的或稍不规则的腺管组成，细胞核极性不易辨认或消失，分化差的癌腺管高度不规则或失去腺管的分化，细胞核极性也消失，分化差的部分占肿瘤的50%或以上。

（二）分期

国际抗癌联盟（UICC）制订了一套 TNM 分期系统，其目的在于帮助临床医师制订治疗计划；提供预后指标；协助评价治疗效果和便于肿瘤学家之间交流信息。针对每一系统，设立了两种分期方法，即临床分期和病理分期。

四、肿瘤的命名

（一）一般命名法

1. 良性肿瘤

按部位＋组织分化类型＋瘤，如腮腺混合瘤、卵巢浆液性乳头状囊腺瘤和颈部神经鞘瘤等。

2. 恶性肿瘤

向上皮组织分化的恶性肿瘤，按部位＋上皮组织分化类型＋癌，如食管鳞状细胞癌、直肠腺癌；向间叶组织分化的恶性肿瘤，按部位＋间叶组织分化类型＋肉瘤，如腹膜后平滑肌肉瘤；向胚胎组织分化的肿瘤，按部位＋母细胞瘤，多数为恶性，如肝母细胞瘤、胰母细胞瘤等；肿瘤内同时含有上皮和肉瘤成分时，按部位＋癌或腺＋肉瘤；肿瘤内含有两种或两种胚层以上成分时，按部位＋畸胎瘤或未成熟畸胎瘤，如卵巢成熟性囊性畸胎瘤等。

3. 交界性肿瘤

按部位＋交界性或非典型性或侵袭性＋组织分化类型＋瘤，如卵巢交界性浆液性乳头状囊腺瘤。

（二）特殊命名法

1. 按人名

肿瘤命名为霍奇金淋巴瘤、尤因肉瘤、维尔姆斯瘤、阿斯金瘤、佩吉特病、克鲁肯贝格瘤等。

2. 按肿瘤的形态学特点

如海绵状血管瘤、多囊性间皮瘤。

3. 按解剖部位

如颈动脉体瘤等。

4. 按传统习惯

如白血病和蕈样肉芽肿等。

五、肿瘤的生长与扩散

（一）肿瘤的生长方式

1. 膨胀性生长

膨胀性生长是大多数良性肿瘤的生长方式。

2. 外生性生长

外生性生长多见于位于体表、体腔或管腔表面的肿瘤，良性肿瘤和恶性肿瘤均可呈外生性生长，但恶性肿瘤常发生坏死、脱落或形成溃疡。

3. 浸润性生长

浸润性生长是大多数恶性肿瘤的生长方式，肿瘤呈蟹足样、树根样或放射状浸润并破坏周围组织。

（二）肿瘤的侵袭

肿瘤沿组织间隙、淋巴管、血管和黏膜面或浆膜面侵袭周围组织。

（三）肿瘤的转移

肿瘤的转移方式主要有以下3种。

1. 淋巴道转移

淋巴道转移是上皮性肿瘤常见的转移方式。

2. 血行转移

瘤细胞侵入血管后随血流到达远隔部位继续生长，形成转移灶。

3. 种植性转移

位于体腔内器官的肿瘤可浸润至脏器浆膜面，侵破浆膜时瘤细胞脱落，如播种样种植在体腔其他脏器表面，形成多灶性的转移瘤。如克鲁肯贝格瘤即由胃癌种植至卵巢所致。

（曲修胜）

第四节　肿瘤的病理诊断

一、肿瘤病理诊断的意义

正确的肿瘤诊断是临床确定合理的治疗方案、提高疗效和推断预后的基本条件，至关重要。恶性肿瘤治疗前一般都必须有明确的病理组织学或细胞学诊断。随着医学的迅猛发展，医学新技术的不断涌现，肿瘤的诊断依据也在不断变化，日益精确和可靠。目前把诊断依据分为5级。①临床诊断：仅根据临床症状、体征及疾病发展规律，在排除其他非肿瘤性疾病后所做出的诊断。临床诊断一般不能作为治疗依据。②专一性检查诊断：指在临床诊断符合肿瘤的基础上，结合具有一定特异性检查的各种阳性结果而做出的诊断。这些检查包括实验室生化检查和影像学（X线、CT、MRI、超声、放射性核素显像等）检查等。例如，肝癌的甲胎蛋白检测，消化道肿瘤的钡餐造影、钡灌肠造影和气钡双重造影等。③手术诊断：外科手术探查或通过各种内镜检查时，通过肉眼观察新生物而做出的诊断。④细胞病理学诊断：包括各种脱落细胞学和（或）穿刺细胞学检查。⑤组织病理学诊断：包括各种内镜活检和各种肿瘤切取或切除后制成切片进行组织学检查，以及造血组织肿瘤骨髓针穿刺活检检查等。

近年来，随着肿瘤检查技术的不断发展，诸如内镜、针吸活检的广泛开展，电镜和免疫组织化学等新技术的应用和推广，极大地丰富和扩大了肿瘤病诊断及研究工作的内容和范围，加深人们对肿瘤本质及其发生发展规律的认识，大大提高了肿瘤早期诊断率和治愈率。准确的肿瘤病理诊断有着重要意义。

1. 判断肿瘤的良、恶性

肿瘤病理检查的最主要作用是判断肿瘤是良性还是恶性。

2. 肿瘤的分类

通过病理检查可以对恶性肿瘤进行分类。

3. 肿瘤分级、分期

通过病理观察肿瘤细胞的分化程度和结构，可以判断恶性肿瘤的分级。另外，通过病理检查观察肿瘤细胞的侵袭范围和淋巴道转移情况，也可为临床肿瘤分期提供依据。

4. 正确选择治疗方案

肿瘤病理检查为临床选择治疗方案提供重要依据，如为良性肿瘤可行肿块单纯切除，恶性肿瘤则要行扩大切除。肿瘤的分级能为以后的化疗药物的选择和剂量提供依据。

二、肿瘤组织病理学

（一）肿瘤组织病理学检验的一般程序

1. 标本的验收

标本应用缓冲中性甲醛溶液固定（pH 7.0 ~ 7.4），以保证切片质量。接收标本时应先核对标本与病理申请单相符与否，检查固定液是否足够。

2. 肉眼观察

检查前应先核对标本号、姓名、标本名与申请单是否相符，再详细阅读病理申请单的病史和临床诊断。观察活组织是要注意其大小、形状、颜色、质地和块数，必要时须称重。

3. 选取组织块

在肉眼观察的同时，应选择合适的部位取组织块，以便包埋制片后镜下观察。选材必须有代表性和诊断价值，一般最好选择病变与正常组织交界处。

4. 显微镜检查

镜检前先核对病理号与切片数，包埋块数与记录单是否相符。先用低倍镜观察一般结构，再用高倍镜观察细微结构。

5. 病理诊断报告

应实事求是根据病理材料客观诊断。

（二）常见的病理检查方法

1. 常规石蜡切片

常规石蜡切片是病理学中最常用的制片方法，取材可以广泛而全面，制片质量比较稳定，阅片符合习惯。各种标本经10%中性甲醛溶液固定后，通过取材、脱水、浸蜡、包埋、切片、染色和封片后在光学显微镜下观察。常规制片一般在接收组织块后36小时之内完成，病理诊断报告一般在5个工作日内发出。

2. 快速石蜡切片

快速石蜡切片是将上述过程简化，可适用于各种标本的快速诊断，尤其是软组织肿瘤或子宫颈锥形切除标本，整个过程仅需20分钟左右，半小时内可做出病理诊断。此法的优点是设备简单，制片快速，缺点是耗费人力，制片质量不易掌握，现多已被冷冻切片取代。

3. 冷冻切片

冷冻切片对手术治疗有极大的帮助和指导意义。

术中冷冻切片病理会诊的目的是：①确定病变的性质，是否为肿瘤或非肿瘤学病变，若为肿瘤则进一步确定良性、恶性或交界性；②了解肿瘤的播散情况，尤其是确定区域淋巴结有无肿瘤转移或邻近脏器有无肿瘤浸润；③明确手术切缘情况，是否有肿瘤组织累及或残留；④手术中帮助辨认组织，为临床医师决定术中治疗方案提供参考性意见。

但由于术中及冷冻制片取材局限，时间短，同时取材组织因低温冷冻使组织和细胞变异性较大，致使冷冻切片诊断的准确性不及石蜡切片，有一定的误诊率和延迟诊断率。因此，临床医师必须清楚冷冻切片病理报告仅作为临床手术治疗的参考，不能作为最终病理诊断，最后的病理诊断必须根据石蜡切片做出。上述情况，临床主管医师必须在术前向患者本人或其家属交代清楚，并在"术中快速冷冻切片病理检查患者知情同意书"得到患者本人或其家属理解同意并签名后才能执行。其主要有以下方法。

（1）氯乙烷法：设备简单，适合于基层医院和术中会诊，但容易受到周围环境气温的影响。

（2）二氧化碳法：此法已逐渐淘汰，目前已很少应用。

（3）半导体法：具有取材较大、制片较快和比二氧化碳法容易掌握的特点，但易受到周围环境气温的影响，已逐渐被恒冰切片机代替。

（4）恒冰切片机法：是目前最先进的冷冻切片机，整个过程在-20℃左右的条件下进行，制片质量稳定良好，出片速度快，从取材、制片到观察一般在30分钟内可做出诊断报告，但价格昂贵。

4. 印片和刮片

此法一般属应急措施，其确诊率要低于冰冻组织学切片，可与其他方法联合使用。

（三）组织病理诊断报告

大多数肿瘤的病理诊断，依靠常规石蜡切片，结合必要的临床资料，即可做出正确的病理诊断，少数分化低的肿瘤则需要采用特殊染色、免疫组织化学染色和超微结构观察等技术，才能做出恰当的病理诊断。常规病理诊断：要详细了解病史，包括年龄、性别、病程、症状，肿瘤的部位、大小、形状、硬度，辅助检查和 X 线片所见，仔细检查大体标本，全面、细致地观察切片病变，分析各种病变的性质，抓住病变特征，做出诊断。病理诊断报告是肿瘤诊断最可靠的定性诊断依据，病理诊断的书写格式应参照有关的规范，一般应包括以下内容：①送检标本的类型；②肿瘤所处的部位；③肿瘤的大体形态；④肿瘤的组织学类型或亚型；⑤肿瘤的病理分级；⑥肿瘤的大小、浸润深度和范围；⑦血管和神经累及情况；⑧切缘组织有无肿瘤浸润或残留；⑨各组淋巴结有无肿瘤转移，淋巴结包膜外有无肿瘤浸润；⑩运送组织情况。

三、肿瘤细胞病理学

临床细胞学是根据脱落细胞的形态改变，诊断肿瘤和认识疾病的一门科学。随着肿瘤检查手段的不断发展，癌细胞形态学的深入研究和细胞染色体技术的改进，近 50 年来，细胞学诊断逐渐发展成早期发现肿瘤的普查手段和肿瘤诊断的重要组成部分。

（一）肿瘤细胞学诊断的应用

由于癌细胞比正常细胞容易脱落，细胞涂片操作简单，容易推广和重复检查等特点，应用广泛。

1. 防癌普查

如食管脱落细胞学检查。

2. 早期诊断肿瘤

对人体消化系统的肿瘤，细胞学诊断有很高的阳性率。如食管癌细胞学诊断阳性高达 90% 以上。胃癌采用胃冲洗法或内镜的新技术，阳性率可达 80% 以上。

3. 鉴定疗效和推测预后

临床利用细胞学观察放射治疗、化学药物治疗的反应，评价疗效和推测预后。近年来，细胞学逐渐成为协助制订某些肿瘤的化学药物治疗、中医药治疗和手术治疗等治疗方案的重要参考指标。

（二）肿瘤细胞学

肿瘤细胞学包括上皮组织来源的恶性肿瘤——癌和非上皮组织来源的恶性肿瘤——肉瘤，以及其他类型的恶性肿瘤。非上皮组织来源的恶性肿瘤仅占恶性肿瘤总数的 10% 左右，其表面被覆一层正常上皮组织，瘤细胞不易脱落。脱落后瘤细胞基本上具有癌细胞的一般特征。

肿瘤细胞学诊断需要的依据如下。

1. 癌细胞的形态特征

（1）细胞外形改变：包括细胞增大、大小不一和多形性。

（2）细胞核改变：包括核大，核浆比例增大，核大小不一，形态异常，核仁肥大，数目增多，核膜增厚和核分裂活跃。

（3）细胞质改变。

（4）变性坏死：癌细胞变性坏死，胞浆破坏形成裸核。

2. 癌细胞相互间关系的改变

（1）排列紊乱，失去正常极向。

（2）特殊排列，各种腺癌常可见到癌细胞呈菊团状或管腔状排列，鳞癌可见到成层排列的纤维形癌细胞或成珠的癌细胞团。

3. 涂片的背景

恶性肿瘤细胞特征是综合性的，不能凭某一特征作为诊断恶性肿瘤的依据。因为某些恶性细胞的形状特征有时也出现在一些良性病变的细胞中。各种特征所在部位、数量上的改变及涂片背景等，对诊断癌瘤、分辨早晚及类型均有很大的参考价值。

（三）肿瘤细胞病理学方法

1. 标本收集

（1）脱落细胞学：不仅指从体表、体腔或与体表相通的管道内自然脱落的细胞，也包括经一定器械作用脱落的浅表细胞。常见标本如食管拉网、纤维食管胃镜引导下的刷片和冲洗液沉渣涂片，腹水等。

（2）穿刺细胞学：现代细胞病理学中指细针吸取（FNA）细胞检查的方法，包括体表和深部肿块穿刺。体表穿刺适用于淋巴结、皮肤和软组织肿块等可触及的肿块，如食管癌。深部肿块穿刺：体表难以触及的肿块可在影像学技术如 B 超、X 线、CT 及内镜等的引导下定位穿刺，适用于肝、胰、消化道管壁深层肿块及其他深部肿块。

2. 制片方法

（1）直接涂片：脱落细胞学和穿刺细胞学标本都适用。将取材所得尽快涂布于载玻片上，涂片动作宜轻快，忌刮擦，避免细胞的机械损伤，注意保持涂片厚薄均一。一般脱落细胞学涂片为 1~4 张，各种内镜刷片和鼻咽活检组织涂片等取材相对有限的标本涂片数不宜过多，以免影响每张涂片中的细胞数量及细胞保存质量。待做 HE 或巴氏染色等湿固定的涂片切记及时固定，避免涂片干燥引起的细胞蜕变。

（2）印片：将组织学活检或手术切除的新鲜标本在固定前轻触玻片可制成印片，以做出相对快速的细胞学诊断。然而将组织学标本做压片细胞学检查不被提倡，因为会挤压破坏组织，影响后续的组织学检查。印片完毕后同样要注意及时固定。

（3）离心涂片：将液体标本离心后，弃上清，取沉渣涂片。适用于腹水等各种体腔积液，以及术中盆腔冲洗液等脱落细胞学标本。同样可应用于细针穿刺标本，如囊性病变针吸所得液体，以及穿刺针头残留物洗液。

（4）细胞块：是组织学制片方法在细胞学中的应用。将促凝物质如 10% 中性甲醛溶液加入液体标本的离心沉渣，使之凝固，石蜡包埋后切片。与涂片比较，其优点在于可保留更多的组织学结构。另外，细胞块切片有助于免疫组化等辅助检查在细胞学中的应用。

3. 固定

（1）湿固定：一般采用 95% 乙醇或 50% 乙醚乙醇溶液固定。湿固定必须及时，应在涂片干燥前，可避免由此引起的细胞蜕变，从而更好地保留细胞核的形态。染色方法为苏木精—伊红（HE）染色和巴氏染色。乙醇固定比组织学常用的 10% 甲醛溶液固定液更易导致细胞收缩。加入乙醚后有所改善，尤其适用于 HE 染色。

（2）干固定：即经空气干燥。细胞因干燥而更紧密地黏附于玻片上，不似湿固定易于脱片，因而避免了取材的损失。但干固定后细胞因蜕变以及表面张力而变扁平，面积大于湿固定者，细胞核形态保存欠佳，不适用 HE 染色和巴氏染色，而配以着重胞浆和间质着色的罗氏染色。

4. 染色

（1）HE 染色：为组织病理学常规染色方法。核浆对比鲜明，核形态包括染色质和核仁等清晰。染液渗透力强，能用于较厚的涂片及含大量液化坏死物质的涂片。操作步骤简单，省时，质量稳定。

（2）巴氏染色：染色特点和 HE 染色相似，着重核形态，优点在于可通过将胞浆角蛋白染为橙色来识别角化，从而作为鳞状分化的依据来鉴别低分化鳞癌。但细胞蜕变包括非鳞状细胞的蜕变，也可导致胞浆橙染。染色成分较多，步骤繁复，耗时长。

5. 辅助检查

组织化学、免疫组化、电镜、共聚焦显微镜、流式细胞和细胞图像分析、细胞遗传学及各种分子生物学技术都可使用细胞学标本。而且由于细胞学标本为新鲜组织，更能满足这些研究的需要。如穿刺标本用于电镜检查，由于新鲜组织立即固定，细胞器保存质量极佳。免疫组化技术在细胞学中的应用已趋成熟，既可用于 Crytospin 涂片和细胞块切片，也可用于直接涂片。后者若能保持涂片中有足量具诊断意义的细胞，减少血液和炎症坏死成分的稀释和干扰作用，推片薄而均匀，也能得到可靠的结果。

（四）肿瘤细胞病理学应用

细胞病理学已被广泛应用于肿瘤与非肿瘤，良性与恶性肿瘤的诊断与鉴别诊断，肿瘤诊断阳性率可达 80% ~ 90% 或 90% 以上，经形态学或结合免疫组化等检查后可明确大部分肿瘤的组织学类型。

1. 脱落细胞学

脱落细胞学检查经济、安全、简便、几乎损伤且诊断灵敏度高，特异性强。食管脱落细胞学检查是用于食管癌防癌普查的主要手段，在我国高发区域广为开展。取材方法的不同，使脱落细胞学检查成为组织学活检的有益补充。如内镜刷片由于取材面积远大于组织学活检，而且恶性细胞黏附性差更易脱落刷取，因而能在活检阴性时得到阳性结果，两者合用可提高诊断准确率。消化道癌症的内镜组织学活检诊断准确率为 80% ~ 85%，与细胞学合用后，可达 90% 甚至 100%。然而食管癌患者可因食管狭窄，未能将食管球吞咽至病变段而拉网结果阴性。因此阴性报告不能排除肿瘤存在。此外，食管拉网因不能直视病变而无法对肿瘤精确定位。

2. 穿刺细胞学

细针穿刺术（FNA）具有简单易行、快速、准确、安全、经济的特点，但也有其并发症，并且其发生率随穿刺针径增粗和穿刺部位深入而上升。FNA 的主要并发症是：出血、感染、气胸、肿瘤播散、穿刺后组织学改变，其他如胰腺穿刺引起的血淀粉酶升高和胰腺炎等。

（五）细胞病理诊断报告

细胞病理学报告应包括标本类型、取材部位、肉眼所见、镜下观察描述性文字及诊断性名称，对诊断不明者必要时注明鉴别诊断及进一步检查的建议，以供临床参考。数字式分级诊断曾广泛应用于细胞学报告，但现已很少使用。如著名的子宫颈涂片巴氏 5 级诊断，将未见异形细胞到浸润性癌之间分为 Ⅰ ~ Ⅴ级。然而该 5 级的判断标准未能与现代子宫颈上皮性病变的组织学名称相联系，缺乏客观性和可重复性，不同使用者间存在歧义，形成命名学上的紊乱，已不能满足诊断和治疗的要求。为此 1988 年美国国立癌症中心（NCI）制订了一个新的子宫颈涂片诊断系统——The Bethesda 系统（TBS），既统一了命名，又兼顾了宫颈癌发病机制的研究成果，达到更好地指导治疗的作用。其中重大改变之一为应用了低度鳞状上皮内病变（LSIL，包括轻度不典型增生和 HPV 感染）和高度鳞状上皮内病变（包括中度、重度不典型增生和原位癌）等诊断性名称以替代过去数字式的分级诊断，既与组织学诊断间有很好的可比性，分级又达到临床治疗方法区分要求，同时提高了诊断的可重复性。因此世界卫生组织认为数字式分级诊断已不适用于细胞病理学报告，应以诊断性名称取而代之。另外，无论脱落细胞学还是穿刺细胞学，受取材方法局限，细胞病理学检查都存在抽样性的特点，阴性结果不能推论至病变全部，即不能完全排除肿瘤存在可能。这是理解细胞学报告的不可忽视的要点。

四、细胞病理学与临床的联系

虽然细胞病理学为病理学的一个分支，但与临床密不可分。尤其穿刺细胞学的开展使细胞学人员必须掌握良好的临床诊断技能。体表肿块的正确判断依赖触诊和牢靠的解剖学基础。为尽量避免 FNA 抽样性质导致的"假阴性"结果，一名优秀的细胞病理学者应善于从临床角度分析，识别肿块的"可疑"程度，判断穿刺内容物的代表性，决定对"阴性"肿块是否重复穿刺。脱落细胞学也存在对标本代表性的认识问题。因此，临床资料的完全给细胞病理学诊断带来的益处远超过所谓"先入为主"导致的不良影响。对临床医师而言，同样应了解细胞学诊断的这一局限性，除提供详尽临床资料外，判断细胞学报告的可靠性必须结合临床及其他辅助检查，如有不符，各方应及时沟通。这种良好的合作是提高细胞学诊断准确率、使之更好地为临床服务的前提。

（石光跃）

第五节　肿瘤的治疗方法

恶性肿瘤传统的主要治疗方法有手术治疗、化学药物治疗、放射治疗三大模式，以及新兴起的生物免疫疗法、靶向药物疗法等。一旦确诊为恶性肿瘤，如何选择有效的治疗方案，是治疗成功或失败的关键。癌症早诊断、早治疗无疑对提高治愈率至关重要，但不规范的治疗，如早期甲状腺癌、乳腺癌等仅做局部摘除或局部切除，同样会导致严重的后果，尤其是合理的首次治疗非常重要。一般而言，对早期癌症多选用手术和放射治疗，可使 90% 以上的患者得到治愈。对于中晚期癌症多采用有计划、合理的几种疗法结合的综合治疗，以达到取长补短，协同抗癌的作用，从而提高生存率与治愈率。

一、外科手术治疗

外科手术是治疗肿瘤的最古老的方法，也是临床上公认治疗效果最好的方法。目前，约有 60% 的肿瘤以手术为主要治疗手段。除血液系统的恶性肿瘤（如白血病、恶性淋巴瘤）外，大多数实体瘤都可以采用癌症手术治疗。

手术治疗一般分为根治手术和姑息手术两类。根治性手术是指对原发灶及其周围淋巴结转移区广泛的整体切除。根治手术以彻底切除肿瘤为目的，是实体瘤治疗的关键。但当肿瘤已是晚期失去手术治愈的机会，则采取姑息性手术减小肿瘤体，消除某些不能耐受的症状，防止和解除一些可能发生的症状，提高患者生存质量。

肿瘤外科手术与一般外科手术有所不同，除要求术前有明确的病理诊断或术中快速病理切片确定诊断之外，肿瘤外科手术强调整块切除，范围比较广泛，还要将有可能隐藏癌细胞的周围正常组织及区域性淋巴结一起切除，否则术后易复发。为防止或减少癌肿在手术过程中的扩散，对操作技术有其特殊要求。

（1）手术操作中务求轻巧，切忌按揉或挤压肿瘤。

（2）手术中要有"无瘤原则""无瘤观念"和"无瘤技术"，手术野的"无瘤区"须谨慎保护。而以肿瘤为主体的"有瘤区"须严格隔离，其主要目的在于防止医源性癌细胞的播散，防止发生不必要的种植和转移。

（3）解离肿瘤周围组织时宜用锐性解剖，避免钝性剥离，以免癌细胞在淋巴或血流中扩散。

（4）肿瘤治疗强调第一次打击，即首次手术治疗要尽可能干净、彻底，切除的范围距离肿瘤边缘在横向与纵向上要尽可能足够宽大，相应的区域淋巴要彻底清扫，达到真正的根治性手术。解离的组织和肿瘤应整块切除，保持完整性，不要切入肿瘤或撕裂，更不可支离破碎，以免造成肿瘤的局部扩散。

（5）手术创面可用抗癌药物处理，胸、腹腔内肿瘤切除手术完毕时，可在胸腹腔中使用抗癌药物，以减少局部复发率。

随着肿瘤外科治疗理念和治疗方式的不断更新，当前肿瘤外科手术治疗正向着合理性、功能性、根治性的目标发展。外科治疗癌症的基本概念正在发生巨大转变，其发展趋势正在经历从"解剖型手术"到"功能保护解剖型手术"的转移，这种转移已经从单纯追求扩大手术范围趋向于缩小手术范围，对于没有被侵犯的脏器予以必要的保留，更注意强调保存机体的功能和免疫反应，采取以手术治疗为主的多学科的综合治疗以提高疗效，如早期乳腺癌的保乳手术等。

二、化疗

（一）肿瘤化疗的原则

1. 联合化疗

联合化疗是肿瘤内科治疗最重要的原则之一。目前大多数肿瘤的标准化疗方案中都包括两种或多种抗肿瘤药。

联合化疗的依据在于：①由于肿瘤细胞的异质性，在治疗开始前就存在对某种化疗药物耐药的细胞，单一药物对这些耐药细胞是无效的，这些细胞会继续生长，成为肿瘤进展的根源；②根据 Goldie-Coldman 模型，随着肿瘤细胞的增生，由于基因的不稳定性，会产生随机突变，使原来对某种药物敏感的肿瘤细胞产生耐药，并且肿瘤负荷越大，耐药的发生率越高。因此治疗时应及早应用多种有效药物，尽快减少肿瘤负荷，降低或延缓对一种药物耐药的肿瘤发展为对其他药物耐药，以提高治愈率，延长生存期。

设计多药联合方案时，需要遵循一定的原则。这些原则包括：①选择的药物已证实在单独使用时确实有效；②联合使用的药物具有不同的作用机制；③联合使用的药物之间毒性尽量不相重叠；④联合使用的药物疗效具有协同或相加效应，而不能相互拮抗；⑤联合化疗方案经临床试验证实有效。

2. 多周期治疗

根据对数杀伤理论，化疗按比例杀灭肿瘤细胞，鉴于目前化疗药物的有效率，即使对于较小的肿瘤，单个周期的化疗也很难将肿瘤细胞数目减少到可治愈的数量级，并且化疗后残存的细胞将继续增殖。通过定期给予的多次用药，实现肿瘤细胞数目的持续逐级递减，可以提高疗效。

3. 合适的剂量、时程和给药途径

化疗药物的毒性明显，多数情况下治疗窗狭窄，因此必须十分注意剂量的确定。临床研究确定了化疗方案中各种药物推荐的标准剂量，在治疗前和治疗过程中还需要根据患者的耐受性进行调整。在患者能耐受的前提下，应给予充足剂量的治疗，随意减少剂量会降低疗效。

在应用药物时，需要注意药物给药的持续时间、间隔时间和不同药物的先后顺序。细胞周期非特异性药物的剂量反应曲线接近直线，药物峰浓度是决定疗效的关键因素；对于细胞周期特异性药物，其剂量反应曲线是一条渐近线，达到一定剂量后，疗效不再提高，而延长药物作用时间，可以让更大比例的细胞进入细胞周期中对药物敏感的时相，提高疗效。因此，细胞周期非特异性药物常常一次性静脉推注，在短时间内一次给予本周期内全部剂量；而细胞周期特异性药物则通过缓慢滴注、肌内注射或口服来延长药物的作用时间。

4. 不同化疗周期的合理安排

序贯、交替、维持和巩固治疗，如前所述，根据 Goldie‐Coldman 模型，避免肿瘤细胞发生耐药的最佳策略是尽早给予足够强度的多药联合治疗，最大程度地杀灭肿瘤细胞。交替化疗是将非交叉耐药的药物或联合化疗方案交替使用。序贯化疗指先后给予一定周期数的非交叉耐药的药物或化疗方案。维持治疗和巩固治疗都是在完成初始化疗既定的周期数并达到最大的肿瘤缓解疗效后，继续进行的延续性治疗，其中维持治疗采用初始治疗中包括的药物，而巩固治疗采用与初始治疗不同的药物。

（二）化疗药物的临床给药途径

1. 静脉给药

静脉给药为最常见的给药途径。经中心静脉导管或周围静脉导管给药，采用静脉注射或静脉滴注。对于腐蚀性化疗药物如 ADM、NVB 等，目前常采用经外周静脉置入中心静脉导管（PICC）、输液港（PORT）或中心静脉导管（CVC）给药。在通过中心静脉导管给药前，宜通过回抽血液来确定导管在静脉内，如果遇到阻力或者抽吸无回血，则应进一步确定导管的通畅性，不应强行冲洗导管。注药时应询问患者是否有痛感、灼热感、刺痛感或其他不适感觉，观察同侧胸部有无静脉怒张、颈部锁骨上区及上肢的水肿等。非腐蚀性化疗药物可经周围静脉注药，在给药前，也要先通过回抽血液或推注生理盐水，以确认导管在静脉内。抗代谢药 5‐Fu，经稀释后静脉滴注。因 5‐Fu 半衰期短，对于胃肠道肿瘤，常采用便携式微量注药泵，持续 48 小时静脉滴注，该化疗药物输注完毕宜注入 100 mL 生理盐水，以减轻高浓度 5‐Fu 对血管的刺激。处理如下。

（1）须由经过培训且技术熟练的专业人员操作，选择合适的输液部位及输液工具。

（2）根据医嘱按规范给药顺序用药，不同化疗药物之间用生理盐水或葡萄糖注射液冲洗。联合化疗时须注意配伍禁忌。

（3）现配现用，注意避光。

（4）按化疗药物的不同作用及理化特点选择合适的给药方式和速度。

（5）对于易发生过敏反应的药物，遵医嘱给予预处理，规范使用输液器，用药过程中进行心电监护。

（6）对于采用周围静脉给药者，输注过程中特别注意观察有无药物外渗，预防并及时处理相关输液并发症。

2. 肌内注射

肌内注射适用于对组织无刺激性的药物，如 TSPA、BLM、PYM 等，须备长针头深部肌内注射，以利于药物的吸收。处理如下。

（1）注意观察患者出凝血时间是否异常。

（2）选择肌肉较发达部位注射，避开疼痛、肿胀和有硬结节的部位。长针头深部肌内注射，并轮换注射部位。

（3）注意药物对局部组织的刺激或损害。

3. 口服

口服药物毒性低，作用持久、平缓，适用于胃肠道吸收较完全的药物，须装入胶囊或制成肠溶制剂、片剂及胶囊，应整片吞服，不可嚼碎或打开，以减轻药物对胃黏膜的刺激，并防止药物被胃酸破坏。常用的卡培他滨宜饭后半小时服用，以免直接接触胃黏膜，引起不适；替莫唑胺胶囊宜空腹或至少餐前 1 小时服用，并与止吐药同时服用，以免食物影响其吸收，以减轻胃肠道反应；CCNU 可睡前给药，以减少呕吐的发生。处理如下。

（1）向患者或家属介绍化疗药物的作用、用法及可能出现的不良反应。

（2）对已出院的患者，通过电话随访以了解其服药情况，判断其治疗的依从性。

（3）观察药物的不良反应，及时给予相应处理。

4. 腔内化疗

腔内化疗是指胸、腹膜腔和心包腔内化疗。主要用于癌性胸腔积液、腹水及心包积液。药物可直接与局部肿瘤细胞接触，可减轻毒副反应。一般选用可重复使用、局部刺激较小、抗瘤活性好的药物，以提高局部疗效。须经介入治疗置管或穿刺，每次注药前须抽尽积液。处理如下。

（1）置管或穿刺时严格执行无菌操作，观察患者的生命体征变化。

（2）指导患者取合适体位，并协助患者每 15 分钟更换体位，使药物与腔壁充分接触，以最大限度地发挥药物的作用，并可预防粘连的发生。

（3）须留置导管者暂夹紧导管。可用施乐扣和透明贴膜固定于合适的位置，引流时保持导管通畅。

（4）注意观察穿刺点有无红肿、疼痛、渗液，固定是否合适，做到班班交接。穿刺部位每周换药 1~2 次。

5. 鞘内化疗

由于多数化疗药物不能透过血脑屏障，为缓解中枢神经系统受侵出现的症状或治疗单纯脑脊髓膜受侵，应选择鞘内化疗。鞘内化疗的药物可通过腰椎穿刺或埋在皮下的药泵给药。导管与侧脑室相连，经长时间灌注将化疗药物带到脑脊液中，达到有效的治疗浓度。处理如下。

（1）严格执行无菌操作。

（2）鞘内注药后应去枕平卧6小时。

（3）观察患者的生命体征变化。特别注意观察患者有无头痛、颈项强直、发热或意识改变。

6. 动脉内化疗

为了提高抗癌药物在肿瘤局部的有效浓度，可经动脉内给药化疗。对于浓度依赖性的抗肿瘤药物，局部药物浓度是决定疗效的最关键因素之一。局部动脉给药的条件是：肿瘤局部侵犯为主，少有远处转移，如动脉内化疗较适合结肠癌肝转移的治疗；动脉给药主要供应肿瘤而较少供应正常组织；所用抗肿瘤药物，局部组织摄取快，全身灭活或排泄快，特别是药物第1次通过肿瘤时即可被绝大部分吸收。处理如下。

（1）严格执行无菌操作。

（2）术后4~6小时密切观察患者的生命体征及术侧肢体远端血液循环情况。

（3）行股动脉穿刺者，嘱患者平卧位，患肢制动8小时，穿刺部位用沙袋压迫，术后24小时内避免剧烈运动。

（4）鼓励患者多饮水，使每日尿量在2 000 mL以上。

（三）药物分类及作用机制

1. 根据药物的化学结构、来源及作用机制分类

（1）烷化剂：主要有氮芥（HN$_2$），环磷酰胺（CTX），异环磷酰胺（IFO）（AT-1258），苯丁酸氮芥（CB-1348），美法仑（LPAM），N-氮甲（N-甲），卡莫司洒汀（BCNU），洛莫司汀（CCNU），司莫司订（Me-CCNU），白消安（BUS），噻替派（TSPA），二溴甘露醇（DBM）等。

作用机制：这类化合物具有活泼的烷化基因，能与生物细胞中核酸、蛋白质及肽的亲核基团作用（如羧基、氨基、巯基、羟基、磷酸基团的氢原子等），以烷基取代亲核基团的氢原子。烷化剂的主要作用部位在DNA，结果使DNA分子的双螺旋链发生交叉联结反应，还可形成异常的碱基配对，导致细胞变异；也可引起核酸脱失或DNA断裂，从而造成细胞的严重损伤，导致细胞死亡。

（2）抗代谢类：叶酸拮抗剂类，主要有甲氨蝶呤（MTX）；嘧啶拮抗剂类，有5-氟尿嘧啶（5-Fu）、替加氟（FT 207）、阿糖胞苷（Ara-C）、羟基脲（HU）、卡莫氟（HCFU）、优氟啶（UFT）；嘌呤拮抗剂类，主要有6-巯基嘌呤（6-MP）、6-巯鸟嘌呤（6-TG）等。

作用机制：此类药物为细胞生理代谢药物的结构类似物，能干扰细胞正常代谢物的生成和作用发挥，抑制细胞增殖，进而导致细胞死亡。抗代谢物的作用机制各不相同，但均作用于细胞增殖周期中的某一特定的时相，故属于细胞周期特异性药物。

（3）抗生素类：醌类（蒽环类），主要有阿霉素（ADM）、柔红霉素（DNR）、表柔比星（EPI）、吡柔比星（THP-ADM）、米托蒽醌（MTT）；糖肽类，如博莱霉素（BLM）、平阳霉素（PYM）；放线菌素类，如放线菌素D（ACTD）；*丝裂霉素类，如丝裂霉素C*（MMC）；糖苷类，如普卡霉素（MTM）；亚硝脲类，如链佐星（STZ）。

作用机制：抗癌抗生素主要抑制DNA、RNA及蛋白质的合成。直接作用于DNA，如丝裂霉素、博莱霉素、链佐星，它们可直接与DNA结合而干扰DNA的复制；抑制RNA的合成，如放线菌素 D、柔红霉素、阿霉素、普卡霉素等，这些化合物可与 DNA 发生嵌入作用，阻断依赖 DNA 的 RNA 产生，抑制转录过程，从而抑制蛋白质的合成；嘌呤霉素类，它们作用于核糖体水平，干扰遗传信息的翻译，从而抑制蛋白质的合成。

（4）植物类：①生物碱类：长春新碱（VCR）、长春碱（VLB）、长春地辛（长春花碱酰胺，VDS）、长春瑞滨（去甲长春花碱，NVB）、秋水仙碱（COLC）、羟喜树碱（HCPT）、三尖杉酯碱（HRT）；②木脂体类：依托泊苷（鬼臼乙叉苷，VP-16）、替尼泊苷（VM-26）；③紫杉醇类：紫杉醇（PTX）、紫杉特尔（Taxotere）。

作用机制：植物类药物可抑制 RNA 合成，与细胞微管蛋白结合，阻止微小管的蛋白装配，干扰增殖细胞的纺锤体的生成，从而抑制有丝分裂，导致细胞死亡。

（5）激素类：①雌激素类：己烯雌酚（DES）、溴醋己烷雌酚（HL-286）；②雌激素受体阻断剂及抑制雌激素合成药物：三苯氧胺（TMX）、氯三苯氧胺；③雄激素类：苯丙酸睾丸酮、甲基睾丸酮、氟羟甲睾酮；④抗雄激素类：氟他胺（Fugerel）；⑤黄体酮类：甲羟孕酮（MPA）、甲地孕酮（MA）；⑥芳香化酶抑制剂：氨鲁米特（AG）、福美司坦（FMT）、瑞宁得（Arimidex）；⑦肾上腺皮质激素：泼尼松、地塞米松；⑧甲状腺素类：甲状腺素。

作用机制：肿瘤的生长与某种激素水平相关，通过应用某种激素或抗激素与某一受体竞争性结合，从而阻断激素作用；另一作用通过抑制激素的合成来改变肿瘤生长所依赖的内分泌环境，从而达到抑制肿瘤生长的目的。

（6）杂类：①金属类：抗癌锑（sb-71）、顺铂（顺氯氨铂，DDP）、卡铂（CBP）；②酶类：L-门冬酰胺酶（L-ASP）；③抗转移类：丙亚胺（ICRF-159）；④其他：丙卡巴肼（甲基苄肼，PCZ）、达卡巴嗪（氮烯咪胺，DTIC）、羟基脲（HU）、去甲斑蝥素等。

作用机制：这类药物来源、化学结构及作用机制均不相同。①铂类：主要具有烷化剂样作用，与细胞亲核基因结合，引起 DNA 的交叉联结，导致 DNA 复制障碍，从而抑制癌细胞的分裂，为细胞周期非特异性药物；②酶类：L-门冬酰胺酶，能将肿瘤组织周围的门冬酰胺水解为门冬氨酸及氨，造成门冬酰胺减少，而肿瘤组织中无门冬酰胺合成酶，完全依赖外源性门冬酰胺供应，干扰了肿瘤细胞蛋白质的合成，肿瘤细胞生长受到抑制，导致肿瘤死亡；③雷佐生：其双内酰亚胺键在体内可解开与核酸、蛋白质中的氨基、巯基等发生酰化反应，从而抑制 DNA、RNA 和蛋白质合成。

2. 根据抗肿瘤药物对各期肿瘤细胞的敏感性不同分类

（1）细胞周期非特异性药物（CCNSA）：CCNSA 能杀死增殖周期中各时相的肿瘤细胞甚至包括 G_0 期细胞，这类药物可直接作用 DNA，或与 DNA 形成复合物，影响 DNA 的功能，从而杀死癌细胞。这类药物包括全部的烷化剂、大部分抗癌抗生素及铂类药物。

（2）细胞周期特异性药物（CCSA）：CCSA 主要杀伤处于增殖周期的某一时相细胞，G_0 期细胞对其不敏感，S 期和 M 期细胞对其敏感。这类药物包括抗代谢药（S 期）和植物药（M 期）。

抗代谢药中的阿糖胞苷（Ara-C）和羟基脲（HU），主要干扰 DNA 的合成，而不抑制 RNA 和蛋白质的合成，因此是典型的 S 期药物，有的称为 S 期时相特异性药物。抗代谢药中的 6-巯基嘌呤、5-氟尿嘧啶和甲氨蝶呤在干扰生物大分子 DNA 合成的同时，也抑制 RNA 和蛋白质的合成，使细胞分裂速度减慢，因而使处于 S 期的细胞减少，故不是典型的 S 期药物。

植物药中的 VCR、VLB 等能干扰微管蛋白的装配，从而阻断纺锤丝的形成，使恶性细胞处于中期而不继续增殖，称为 M 期时相特异性药物。

（四）抗肿瘤药物的毒性

随着抗肿瘤药物种类的迅速增多及作用靶点的日益丰富，其相关的毒性反应正变得越来越复杂。充分地了解、监控和预防毒性反应的发生，不仅可以更加有效地利用药物的治疗作用，减少或避免药物毒性造成的损害，还有助于更好地理解药物的药理学作用。

1. 消化系统毒性

（1）恶心和呕吐：恶心和呕吐是常见的化疗相关不良反应。化疗药物诱发呕吐的机制包括：①直接作用于呕吐中枢；②刺激消化道黏膜内的嗜铬细胞释放大量的 5-羟色胺和多巴胺等神经递质，激活中枢的化学感受器，并进一步将信号传导至呕吐中枢引起呕吐。已知参与恶心、呕吐反射的神经递质有5-羟色胺、多巴胺、组胺、阿片类物质、P物质和乙酰胆碱等。化疗引起的恶心、呕吐可分为 3 种形式：急性、迟发性和预期性。急性是指恶心、呕吐发生于给药后的 24 小时以内，高峰期在 5~6 小时。迟发性指给药 24 小时后发生的呕吐。预期性指未经历用药或发生于给药前的呕吐，与心理作用有关。

（2）口腔黏膜炎：口腔黏膜炎与细胞毒性药物对细胞分裂旺盛的口腔黏膜细胞的直接损伤和继发性感染等因素有关。典型的临床表现是在化疗后 1~2 周，口腔内出现伴有烧灼样疼痛的黏膜萎缩、红肿，甚至深浅不一的溃疡，严重者可形成大片的白色伪膜。黏膜炎可因感染或其他损伤加重，也可随着化疗药物的停止应用而逐渐修复。

（3）腹泻：化疗相关性腹泻的主要原因是药物对肠道黏膜的急性损伤所导致的肠道吸收和分泌失衡。腹泻的程度可以从轻度到威胁生命，并可严重影响患者的生活质量和对治疗的依从性。

2. 骨髓抑制

化疗药物可以诱导骨髓中分裂旺盛的造血细胞凋亡，并导致不同功能分化阶段的血细胞，主要包括白细胞、血小板和红细胞数量的减少。除博莱霉素和门冬酰胺酶外，大多数细胞毒性药物均有不同程度的骨髓抑制。不同药物对白细胞、血小板和红细胞的影响程度有所不同。粒细胞单核细胞集落刺激因子、粒细胞集落刺激因子、促血小板生成因子和促红细胞生成素等可以通过诱导造血干（祖）细胞向不同血细胞的分化和增殖，一定程度上降低药物对骨髓抑制的程度和持续时间。

3. 肺毒性

多种化疗药物可以导致肺、气道、胸膜和肺循环系统的损伤。导致药物性肺损伤的机制目前认为主要有以下 3 种：①药物或其在肺内的代谢产物对肺的直接损伤；②超敏反应；③药物代谢的个体差异，某些个体可表现为对药物的高吸收、低代谢和高蓄积。最常见的药物性肺损伤为间质性肺病和肺纤维化。临床症状主要为隐匿性发病的呼吸困难和咳嗽，可伴有发热。在病变初期，胸片检查可无异常征象，以后逐渐出现典型的弥漫性肺间质浸润的表现。

4. 心脏毒性

心肌细胞属于有限再生细胞，因此心脏的毒性可表现为慢性和长期性，临床表现可包括充血性心力衰竭、心肌缺血、心律失常和心包炎等。心脏毒性的发生，可与药物的累积剂量有关。

5. 神经毒性

化疗药物可以造成中枢和外周神经毒性。中枢神经毒性可表现为急性的非细菌性脑膜炎以及慢性进展的偏瘫、失语、认知功能障碍和痴呆。外周神经毒性是因药物对缺少血脑屏障保护的外周神经细胞损伤，包括感觉和运动神经损伤。感觉神经损伤可表现为四肢末端的感觉异常、感觉迟钝、烧灼感、疼痛和麻木，运动神经损伤可表现为肌无力和肌萎缩。

6. 皮肤毒性

化疗药物所致的皮肤损伤多种多样，随着药物种类的迅速增多，皮肤损伤的临床表现越来越复杂和多样。主要的皮肤毒性包括手足综合征、放射回忆反应、痤疮样皮疹、色素沉着、甲沟炎和指甲改变等。

7. 脱发

正常人体的毛囊生发过程十分旺盛，化疗药物或放疗可以使毛囊的生发功能受到抑制甚至破坏，可以导致暂时性或永久性脱发。脱发可发生于化疗后的数天至数周内，其程度与化疗药物的种类、剂量、化疗间期长短和给药途径等相关。脱发主要表现为头发脱落，也可有眉毛、睫毛、阴毛等其他部位毛发的脱落。因多数化疗药物对毛囊干细胞没有损伤，脱发通常是暂时性，但如果毛囊干细胞损伤，则可能导致永久性脱发。

8. 肾和膀胱毒性

化疗药物可以直接损伤肾小球、肾小管、肾间质或肾的微循环系统，导致无症状的血清尿素氮、肌酐升高，甚至急性肾衰竭，也可因药物在肾小管液中的溶解度饱和导致的排泄障碍和肿瘤溶解综合征等间接因素导致损伤。预防和治疗肾脏毒性的方法主要有根据肾小球滤过率调整药物剂量、水化利尿以及碱化尿液等。

大剂量环磷酰胺和异环磷酰胺可引起出血性膀胱炎，主要与其代谢产物对膀胱黏膜的损伤有关，同时应用美司钠可预防出血性膀胱炎的发生。

9. 肝脏毒性

化疗药物引起的肝脏毒性可以是急性肝损害，包括药物性肝炎、静脉闭塞性肝病，也可以因长期用药引起肝慢性损伤，如纤维化、脂肪变性、肉芽肿形成和嗜酸性粒细胞浸润等。药物性肝炎通常与个体特异性的超敏反应和代谢特点相关。化疗药物也因可对免疫系统的抑制作用，激活潜伏的乙型和丙型肝炎病毒，导致肝损伤。

10. 其他

一些抗癌药物也可以引起过敏反应、不同程度的血栓性静脉炎，有些药物一旦外渗，可导致局部组织坏死。

11. 远期毒性

化疗药物的远期毒性主要包括生殖毒性和第二肿瘤的发生，前者包括致畸和不育等；化疗可引发第二肿瘤，主要为非淋巴细胞性白血病，烷化剂类药物引起的白血病通常发生于初次治疗的 2 年以后，5～10 年是高峰期。

（五）抗肿瘤药物的耐药性

1. 概念

（1）天然抗药性：肿瘤细胞在化疗开始前即有抗药性。

（2）获得性抗药性：一些肿瘤细胞开始时对化疗敏感，在化疗过程中，敏感细胞不断被杀灭，残留的肿瘤细胞逐渐获得抗药性。

（3）多药耐药性（MDR）：有些癌细胞不仅对同类药产生抗药性，还对非同类、多种作用机制和化学结构不同的药物也产生耐药，这种广谱耐药的现象称为"多药耐药性"。MDR多见于植物类药和抗癌抗生素。

2. 肿瘤细胞耐药性机制

肿瘤细胞耐药性机制有以下几点：①药物的转运或摄取过程障碍；②药物的活化障碍；③靶酶质和量的改变；④增加利用酶的代谢途径；⑤分解酶增加；⑥修复机制增加；⑦由于特殊的膜糖蛋白增加，而使细胞排出药物增多；⑧DNA 链间或链内交联减少；⑨激素受体减少或功能丧失等。多药耐药（MDR）产生的机制包括转运蛋白（P-糖蛋白、多药耐药相关蛋白、肺耐药蛋白）、谷胱甘肽（GSH）解毒酶系统、DNA 修复机制与 DNA 拓扑异构酶含量或性质的改变等。

3. P-糖蛋白（PgP）耐药机制

P-糖蛋白是一种能量依赖性药物输出泵，能将细胞内药物"泵"出细胞外，降低细胞内药物浓度，一般称为典型 MDR。P-糖蛋白其分子量为 1.7×10^5，约 1 280 个氨基酸组成，它由 *mdr-1* 基因编码，位于细胞膜。PgP 有两个端：N 端位于细胞膜内侧，具有药物结合的特殊功能，可与胞浆中的药物结合；C 端位于细胞膜外侧，可将 N 端结合的药物"泵"出。当化疗药物入细胞内时，P-糖蛋白选择性的把胞浆内的化疗药物排除细胞外，降低细胞内药物浓度，减少化疗药物对"靶"分子的杀伤作用，而产生耐药。P-糖蛋白整个过程需要ATP 酶的参与，是一个主动耗能的过程。因此，PgP 是一种能量依赖性药物输出泵。

（六）抗肿瘤药物的不良反应

1. 抗肿瘤药物的双重性

一是抗肿瘤药具有杀伤癌细胞的作用，即其治疗作用；同时，对人体的某些正常组织器官细胞也有一定损害，这就是抗肿瘤药的不良反应。不良反应包括不良反应、毒性反应、后效应和特殊反应等。

2. 按不良反应的性质分类

（1）一般分类：①急性毒性；②亚急性毒性；③慢性毒性。

（2）WHO 分类：①急性毒性和亚急性毒性；②慢性毒性和后期毒性。

（3）临床分类。

1）立即反应：过敏性休克、心律失常、注射部位疼痛。

2）早期反应：恶心、呕吐、发热、过敏反应、流感样症状、膀胱炎。

3）近期反应：骨髓抑制、口腔炎、腹泻、脱发、周围神经炎、麻痹性肠梗阻、免疫抑制。

4）迟发反应：皮肤色素沉着、心毒性、肝毒性、肺毒性、内分泌改变、不育症、致癌作用。

（4）按脏器分类：造血器官；胃肠道；肝；肾和尿路系统；肺；心脏；神经系统；皮肤；血管和其他特殊器官；局部反应；全身反应：发热、倦怠、变态反应、感染、免疫抑制、致畸性和致癌性等。

（5）按转归分类：①可逆性；②非可逆性。

（6）按后果分类：①非致死性；②致死性。

3. 按程度分类

（1）Karnofsky 分级。

1）轻度反应（＋）：无须治疗。

2）中度反应（＋＋）：需要治疗。

3）重度反应（＋＋＋）：威胁生命。

4）严重反应（＋＋＋＋）：促进死亡或致死。

（2）WHO 分级：分 0、1、2、3、4 度。

（3）ECOG 分级：分 0、1、2、3、4 度，因毒性死亡者为 5 度。

三、放疗

自 19 世纪末发现 X 线和镭以来，用射线治疗恶性肿瘤已有显著发展。目前，临床上大约有 70% 的肿瘤患者需要接受放疗，对一些较局限的对放射线较敏感的肿瘤，放疗已作为首选的治疗方法，并在应用中收到了良好的效果。随着放疗技术的不断发展，一些新的放疗技术逐渐运用到临床治疗中，如 X 刀和 γ 刀，原子和重离子放疗，非常规分割放疗等。

放疗的治疗方式分为外放射及内放射。外放射是比较传统的放疗方法，指放射源单纯从身体外部定时、定向、集中照射机体某一部位，常见的有 X 线、钴－60、加速器等。内放射是比较新的放疗技术，通过把高强度的微型放射源送入人体腔内或配合手术插入肿瘤组织内，近距离杀伤肿瘤，最常用的为同位素治疗。

放疗运用灵活，可以单独治疗，也可与手术、化疗配合治疗。与手术治疗相同，放疗一般也分为根治性放疗和姑息性放疗。根治性放疗适用于无转移的癌症，照射面积大、剂量高，容易出现不良反应。姑息性放疗则以减轻痛苦、缓解症状、延长生命为主要目的，适用于晚期肿瘤治疗。

放疗虽然对肿瘤细胞有比较直接的杀死和抑制作用，但有较大的不良反应，会对人体的正常组织形成破坏。而且由于放疗只能对原发灶进行治疗，无法杀死转移已经转移的肿瘤细胞。

放疗方法及在临床中的应用详见本书第九章。

四、生物免疫疗法

生物免疫疗法在近几十年兴起，它是运用生物技术和生物制剂对从患者体内采集的免疫细胞进行体外培养和扩增后疏导患者体内，以人体自身免疫功能抵抗肿瘤的新型治疗方法。

生物免疫疗法原则上是通过调整和提高机体的免疫功能而达到治疗肿瘤的目的，但由于人体的免疫系统是复杂的，多方面的，具有高度的异质性及特异性，目前来看，生物免疫疗法还处于尝试阶段。而且单靠免疫效应只能杀死一定数量的癌细胞，对于晚期带有较多癌组织、特别是带有实体瘤的患者，相对显得无能为力，更谈不上抵抗肿瘤的复发和转移。

五、靶向治疗

随着现代医学发展和分子生物学技术的提高，人们已经充分认识到化学药物结合生物治疗在恶性肿瘤多学科综合治疗中的重要性，发现能够指导放、化疗的生物标志物将有助于提高放、化疗的效果并减少其不良反应，高效的生物分子靶向治疗在肿瘤的治疗中也占有越来越重要的位置。

肿瘤的靶向治疗是指能够与肿瘤生长、进展和扩散相关的特异性分子（分子靶标）相互作用的药物或其他物质，通过特异性地干预这些靶点而阻止肿瘤生长和扩散。肿瘤的靶向治疗有时被称为"分子靶向药物""分子靶向治疗""个体化医学"等。

（一）靶向治疗

靶向治疗与标准的化疗不同：①靶向治疗作用于与肿瘤相关的特异性分子靶标，而绝大部分的化疗针对增生、分裂较快的正常细胞和肿瘤细胞；②靶向治疗是根据与其相互作用的靶标准确地选择和设计的，而许多化疗方案则是以杀死细胞为目的；③靶向治疗常常是抑制细胞生长（阻滞细胞增生），而化疗药物则是产生细胞毒性（杀死肿瘤细胞）。

目前靶向治疗主要集中在抗肿瘤药物的研制方面，它是个体化医学的基础，其特点是利用患者的基因组、核酸和蛋白的相关信息来预防、诊断和治疗疾病。

肿瘤在发生、发展过程中获得了6种生物学功能，包括持续的增生信号、逃避生长抑制、对细胞死亡的抵抗能力、永生化的复制、诱导血管生成及促进侵袭和转移。这些生物学特性导致基因组的不稳定性。研究发现肿瘤细胞能够进行能量代谢的重编程和免疫逃逸；除肿瘤细胞的上述特性外，肿瘤间质（肿瘤微环境）对肿瘤的发生和发展也起着非常重要的作用。

靶向制剂指一类能使药物浓集于靶器官、靶组织、靶细胞且疗效高、不良反应小的靶向给药系统，为第四代药物剂型，且被认为是抗癌药的适宜剂型。此类药物有非细胞毒性和靶向性的特点，主要对肿瘤细胞起调节和稳定作用。目前已在临床上广为应用并已取得一定成效的分子靶向治疗药物有四大类：①表皮生长因子单靶点信号传导抑制剂：如伊马替尼、吉非替尼、厄洛替尼等；②抗肿瘤单克隆抗体：如利妥昔单抗、曲妥珠单抗、西妥昔单抗、尼妥珠单抗等；③新生血管抑制剂：如贝伐珠单抗、重组人血管内皮抑素等；④多靶点抗肿瘤靶向治疗药：如索拉非尼（多吉美）、凡德他尼等。

（二）利妥昔单抗

1. 药理作用

利妥昔单抗是一种嵌合鼠/人的单克隆抗体，该抗体与纵贯细胞膜的 CD20 抗原特异性结合。此抗原位于前 B 细胞和成熟 B 淋巴细胞，但在造血干细胞、后 B 细胞、正常血浆细胞或其他正常组织中不存在。该抗原表达于 95% 以上的 B 淋巴细胞型的非霍奇金淋巴瘤。在与抗体结合后，CD20 不被内在化或从细胞膜上脱落。CD20 不以游离抗原形式在血浆中循环，因此，也就不会与抗体竞争性结合。利妥昔单抗与 B 淋巴细胞上的 CD20 结合，并引发 B 细胞溶解的免疫反应。细胞溶解的可能机制包括补体依赖性细胞毒性（CDC）和抗体依赖性细胞的细胞毒性作用（ADCC）。此外，体外研究证明，利妥昔单抗可使药物抵抗性的人体淋巴细胞对一些化疗药的细胞毒性敏感。

2. 适应证

复发或耐药的滤泡性中央型淋巴瘤（国际工作分类 B、C 和 D 亚型的 B 细胞非霍奇金淋巴瘤）。未经治疗的 CD20 阳性 Ⅲ～Ⅳ 期滤泡性非霍奇金淋巴瘤，应与标准 CVP 化疗（环磷酰胺、长春新碱和泼尼松）8 个周期联合治疗。CD20 阳性弥散大 B 细胞性非霍奇金淋巴瘤（DLBCL），应与标准 CHOP 化疗（环磷酰胺、多柔比星、长春新碱、泼尼松）8 个周期联合治疗。

3. 用法用量

须稀释后静脉滴注。无菌条件下，用氯化钠注射液或 5% 葡萄糖注射液稀释到浓度为 1 mg/mL，通过专用输液管给药。初次滴注，起始滴注速度 50 mg/h；最初 60 分钟过后，可每 30 分钟增加 50 mg/h，直至最大速度 400 mg/h。以后的滴注，起始滴注速度可为 100 mg/h，每 30 分钟增加 100 mg/h，直至最大速度 400 mg/h。

用于滤泡性非霍奇金淋巴瘤，单药治疗，成人一次 375 mg/m²，每周 1 次，22 天疗程内共给药 4 次。首次治疗后复发患者，一次 375 mg/m²，每周 1 次，连续 4 周。

弥散大 B 细胞性非霍奇金淋巴瘤联合 CHOP，一次 375 mg/m²，每个化疗周期的第 1 天使用，化疗的其他组分应在本品应用后使用。

不推荐本品在治疗期间减量使用，与标准化疗合用时，标准化疗药剂量可以减少。

4. 注意事项

（1）细胞因子释放综合征或肿瘤溶解综合征。出现严重细胞因子释放综合征的患者应立即停止滴注，并予对症治疗，严密监护至症状和体征消失。

（2）超敏反应。

（3）约 50% 的患者会出现输液相关不良反应，约 10% 的患者较严重，出现低血压、呼吸困难和支气管痉挛。

（4）滴注期间可能出现一过性低血压，滴注前 12 小时及滴注期间应考虑停用抗高血压药。有心脏病史的患者在滴注过程中应严密监护。

（5）可能导致严重的皮肤黏膜反应。

（6）定期检查全血细胞计数。骨髓功能差的患者慎用。

5. 不良反应

可见疼痛，不适，腹胀，高血压，心动过缓，心动过速，直立性低血压，心律失常，腹泻，消化不良，厌食症，淋巴结病，高血糖，外周水肿，乳酸脱氢酶（LDH）增高，低钙血症，肌张力增高，头晕，焦虑，感觉异常，感觉过敏，易激惹，失眠，神经质，咳嗽，鼻窦炎，支气管炎，呼吸道疾病，阻塞性细支气管炎，盗汗，出汗，单纯疱疹，带状疱疹，泪液分泌疾病，结膜炎，味觉障碍。

6. 禁忌证

对本品的任何组分和鼠蛋白过敏者，妊娠及哺乳期妇女。

7. 药物的相互作用

目前尚未见本药与其他药物相互作用的报道。当患者存在人抗鼠抗体（HAMA）或人抗嵌合抗体（HACA）滴度时，若使用其他诊断或治疗性单克隆抗体，会产生过敏或超敏反应。

（三）曲妥珠单抗

1. 药理作用

曲妥珠单抗是一种重组 DNA 衍生的人源化单克隆抗体，选择性地作用于人表皮生长因子受体-2（HER2）的细胞外部位。此抗体属 IgG1 型，含人的框架区，以及能与 HER2 结合的鼠抗-p185 HER2 抗体的互补决定区。人源化的抗 HER2 抗体是由悬浮于无菌培养基中的哺乳动物细胞（中国仓鼠卵巢细胞 CHO）产生的，用亲和色谱法和离子交换法纯化，包括特殊的病毒灭活的去除程序。

HER2 原癌基因或 *C-erbB2* 编码单一的受体样跨膜蛋白，分子量 185 kD，其结构上与表皮生长因子受体相关。在原发性乳腺癌患者中观察到有 25%～30% 的患者 HER2 过度表达。*HER2* 基因扩增的结果是这些肿瘤细胞表面 HER2 蛋白表达增加，导致 HER2 受体活化。

研究表明，HER2 过度表达的肿瘤患者较无过度表达的无病生存期短。HER2 的过度表达可通过以下方法诊断：对肿瘤组织块以免疫组化为基础的评价法，组织或血浆样品的 ELISA 法或荧光原位杂交法（FISH）。

曲妥珠单抗是抗体依赖的细胞介导的细胞毒性作用（ADCC）的潜在介质。在体外研究中，曲妥珠单抗介导的 ADCC 被证明在 HER2 过度表达的癌细胞中比 HER2 非过度表达的癌细胞中更优先产生。

2. 适应证

HER2 过度表达的转移性乳腺癌，已接受过 1 个或多个化疗方案的转移性乳腺癌，联合紫杉类药物治疗未接受过化疗的转移性乳腺癌。

3. 用法用量

静脉滴注：初次剂量一次 4 mg/kg，90 分钟内输入。

维持剂量，一次 2 mg/kg，每周 1 次，如初次剂量可耐受，则维持剂量可于 30 分钟内输完。治疗持续到疾病进展为止。

4. 注意事项

（1）须在有经验的医师监测下用药。

（2）观察到有心脏功能症状和体征：与蒽环类药物和环磷酰胺合用时心脏不良事件风险增加。治疗前应进行全面的基础心脏评价，治疗中应评估左室功能，若出现显著的左室功能减退应考虑停药。监测并不能发现全部将发生心功能减退的患者。

（3）在灭菌注射水中，苯甲醇作为防腐剂，它对新生儿和 3 岁以下的儿童有毒性。对于苯甲醇过敏的患者，应用注射用水重新配制。

（4）不能使用 5% 葡萄糖注射液为溶剂，因其可使蛋白凝固，不可与其他药物混合输注。

5. 不良反应

可见疼痛，乏力，寒战，发热，感冒样症状，感染，白细胞减少，血小板减少，贫血，肝毒性，心功能不全，血管扩张，低血压，畏食，便秘，腹泻，消化不良，腹胀，呕吐，恶心，周围水肿，关节痛，肌肉疼痛，焦虑，抑郁，眩晕，失眠，感觉异常，嗜睡，哮喘，咳嗽增多，呼吸困难，鼻出血，肺部疾病，胸腔积液，咽炎，鼻炎，鼻窦炎，瘙痒，皮疹。

6. 禁忌证

对本品或其他成分过敏者，妊娠及哺乳期妇女。

7. 药物的相互作用

正式的本药在人体内与其他药物相互作用的研究，未观察到临床试验中与其共同使用的药物有临床明显的相互作用。

（四）西妥昔单抗

1. 药理作用

本品可与表达于正常细胞和多种癌细胞表面的表皮生长因子受体（EGFR）特异性结

合，并竞争性阻断表皮生长因子（EGF）和其他配体，如转化生长因子 α（TGF-α）的结合。本品是针对 EGFR 的 IgG_1 单克隆抗体，两者特异性结合后，通过对与 EGFR 结合的酪氨酸激酶（TK）的抑制作用，阻断细胞内信号转导途径，从而抑制癌细胞的增殖，诱导癌细胞的凋亡，减少基质金属蛋白酶和血管内皮生长因子的产生。

本品单剂治疗或与化疗、放疗联合治疗时的药动学呈非线性特征。当剂量从 20 mg/m² 增加到 400 mg/m² 时，药物曲线下面积（AUC）的增加程度超过剂量的增长倍数。当剂量从 20 mg/m² 增加到 200 mg/m² 时，清除率（CL）从 0.08 L/（m²·h）下降到 0.02 L/（m²·h），当剂量 >200 mg/m² 时，CL 不变。表观分布容积（Vd）与剂量无关，接近 2～3 L/kg。本品 400 mg/m² 滴注 2 小时后，平均最大血药浓度（Cmax）为 184 μg/mL（92～327 μg/mL），平均消除半衰期（$t_{1/2}$）为 97 小时（41～213 小时）。按 250 mg/m² 滴注 1 小时后，平均 Cmax 为 140 μg/mL（120～170 μg/mL）。在推荐剂量下（初始 400 mg/m²，以后每周 250 mg/m²）到第 3 周时，本品达到稳态血药浓度，峰值、谷值波动范围分别为 168～235 μg/mL 和 41～85 μg/mL。平均 $t_{1/2}$ 为 114 小时（75～188 小时）。

2. 适应证

与伊立替康联用治疗表达 EGFR、经伊立替康治疗失败的转移性结直肠癌。

3. 用法用量

静脉滴注：初始剂量一次 400 mg/m²，滴注 120 分钟，之后每周给药 1 次，1 次 250 mg/m²，滴注 60 分钟，最大滴注速率不得超过 5 mL/min。治疗持续至病情进展。

4. 注意事项

（1）如出现轻中度超敏反应，应减慢本品的滴注速度，一旦发生严重超敏反应，应立即并永久停用，并进行紧急处理。

（2）给药时发生呼吸困难可能与本品相关。老年患者、体能状况低下或伴有肺部疾病的患者可能存在更高的与呼吸困难相关的风险。

（3）发生严重（3 级）皮肤反应，须中断治疗。

（4）体能状况低下或伴有心肺疾病的患者慎用。

（5）注意监测血清中镁的水平，需要时应补充镁。

（6）用药过程中及用药结束后 1 小时内，须密切监测患者的状况，并须配备复苏设备。

（7）首次滴注本品之前，患者须接受抗组胺药物治疗，建议在一次使用本品前都进行这种治疗。

（8）伊立替康须在本品滴注结束 1 小时后开始使用。

（9）本品须在有经验的医师指导下使用。建议检测 EGFR。

5. 不良反应

可见急性气管阻塞，支气管痉挛，喘鸣，嘶哑，说话困难，风疹，低血压，发热，寒战，恶心，皮疹，结膜炎，呼吸困难，粉刺样皮疹，指甲病，甲床炎，低血镁症。

6. 禁忌证

已知对本品有严重超敏反应（3 级或 4 级）者，妊娠及哺乳期妇女。

7. 药物的相互作用

伊立替康不会影响西妥昔单抗的安全性，反之亦然。一项正式的药物相互作用研究显示，单剂量（350 mg/m² 体表面积）伊立替康不会影响本品的药代动力学性质。同样，本品也不会影响伊立替康的药代动力学性质。尚未进行本品与其他药物相互作用的人体研究。

（五）吉非替尼

1. 药理作用

吉非替尼是一种选择性 EGFR 酪氨酸激酶抑制剂，该酶通常表达于上皮来源的实体瘤。对于 EGFR 酪氨酸激酶活性的抑制可妨碍肿瘤的生长、转移和血管生成，并增加肿瘤细胞的凋亡。在体内，吉非替尼广泛抑制异种移植于裸鼠的人肿瘤细胞衍生系的肿瘤生长，并提高化疗、放疗及激素治疗的抗肿瘤活性。在临床实验中已证实吉非替尼对局部晚期或转移性非小细胞肺癌具客观的抗肿瘤反应并可改善疾病相关的症状。

2. 适应证

既往接受过铂化合物和多西他赛治疗或不适于化疗的晚期或转移性非小细胞肺癌。

3. 用法用量

口服：一次 250 mg，每日 1 次，空腹或与食物同服。

4. 注意事项

（1）接受本品治疗的患者，偶尔可发生急性间质性肺病，部分患者可因此死亡。伴有先天性肺纤维化、间质性肺炎、肺尘病、放射性肺炎、药物诱发性肺炎的患者出现这种情况时死亡率增加。若患者气短，咳嗽和发热等呼吸道症状加重，应中断治疗，及时查明原因。当证实有间质性肺病时，应停药并进行相应治疗。

（2）应告诫患者有眼部症状、严重或持续的腹泻、恶心、呕吐或畏食加重时应立即就医。

（3）定期检查肝功能，氨基转移酶轻中度升高者慎用，严重升高者停药。

（4）治疗期间可出现乏力症状，影响驾驶及操纵机器能力。

（5）不推荐用于儿童或青少年。

5. 不良反应

可见腹泻，消化道反应，口腔黏膜炎，脱水，口腔溃疡，胰腺炎，脓疱性皮疹，指甲异常，多形红斑，血管性水肿，荨麻疹，皮肤干燥，瘙痒，痤疮，肝功能异常，氨基转移酶升高，乏力，脱发，体重下降，外周性水肿，结膜炎，眼睑炎，睫毛生长异常，弱视，角膜糜烂，角膜脱落，眼部缺血/出血，鼻出血，血尿，国际标准化比值（INR）升高，出血性膀胱炎，胰腺炎，呼吸困难，间质性肺病。

6. 禁忌证

对本品或赋形剂有严重过敏反应者，妊娠及哺乳期妇女。

7. 药物的相互作用

体外试验证实吉非替尼通过 CYP3A4 代谢。在健康志愿者中将吉非替尼与利福平同时给药，吉非替尼的平均 AUC 降低 83%，在健康志愿者中将吉非替尼与伊曲康唑合用，吉非替尼的平均 AUC 增加 80%。由于药物不良反应与剂量及作用时间相关，该结果可能有临床意义。与能引起胃 pH 持续升高 ≥5 的药物合用，可使吉非替尼的平均 AUC 减低 47%。

（六）厄洛替尼

1. 药理作用

厄洛替尼的临床抗肿瘤作用机制尚未完全明确。厄洛替尼能抑制与 EGFR 相关的细胞内酪氨酸激酶的磷酸化。对其他酪氨酸激酶受体是否有特异性抑制作用尚未完全明确。EGFR表达于正常细胞和肿瘤细胞的表面。在临床前研究中没有观察到潜在致癌性的证据。

2. 适应证

两个或两个以上化疗方案失败的局部晚期或转移的非小细胞肺癌。

3. 用法用量

口服：一次 150 mg，每日 1 次，进食前 1 小时或进食后 2 小时服用。

4. 注意事项

同服华法林或其他双香豆素类抗凝药的患者应定期监测凝血因子时间或 INR。

5. 不良反应

可见皮疹，腹泻，腹痛，食欲下降，乏力，呼吸困难，咳嗽，恶心，呕吐，感染，口腔黏膜炎，荨麻疹，皮肤干燥，结膜炎，干燥性角结膜炎，肝功能异常，丙氨酸转氨酶（ALT）、天冬氨酸转氨酶（AST）和胆红素升高。

6. 禁忌证

妊娠及哺乳期妇女。

7. 药物的相互作用

尚不明确。

（七）索拉非尼

1. 药理作用

索拉非尼是一种新颖的二芳基尿素，化学名 4 - 4 -［3 -（4 - 氯 - 3 - 三氟甲基 - 苯基）- 酰脲］- 苯氧基 - 吡啶 - 2 - 羧酸甲胺，临床使用的是索拉非尼的甲苯磺酸盐。索拉非尼是一种口服多激酶抑制剂，具有靶向抑制肿瘤细胞增殖和肿瘤血管生成的作用。索拉非尼采取"多靶点"方式攻击肿瘤细胞，对 Raf-1 激酶、B-Raf、血管内皮细胞生长因子受体（VEGFR）-2、血小板源性生长因子受体（PDGFR）、Fms 样酪氨酸激酶-3（Flt-3）和干细胞生长因子（c-KIT）均具有抑制作用。它一方面可以通过上游抑制受体酪氨酸激酶 KIT 和 FLT-3，以及下游抑制 RAF/MEK/ERK 途径中丝氨酸—苏氨酸激酶，减少肿瘤细胞增生；另一方面，通过上游抑制受体酪氨酸激酶 VEGFR 和 PDGFR，以及下游抑制 RAF/MEK/ERK 途径中丝氨酸—苏氨酸激酶，减少肿瘤血管生成。

2. 适应证

不能手术的晚期肾细胞癌。

3. 用法用量

口服，一次 0.4 g，每日 2 次，空腹或伴低脂、中脂饮食服用，治疗持续至患者不能临床受益或出现不可耐受的不良反应。出现不良反应时，剂量可减为 0.4 g，每日 1 次或隔日 1 次，必要时停药。

4. 注意事项

（1）注意治疗期间血压变化、出血风险、骨髓抑制。

（2）合用华法林的患者应定期进行相关检查。

（3）有活动性出血倾向的患者应慎用，且不宜进行肌内注射，因本品可能诱发血小板减少，使患者易出现出血、碰伤或血肿等情况。

（4）既往进行过骨髓抑制治疗（包括放疗和化疗）的患者慎用。

（5）活动性感染（包括真菌感染或病毒感染）患者在应用本品前宜先进行相关治疗，曾感染过带状疱疹、单纯疱疹等疱疹病毒或有其他病毒感染既往史的患者，化疗后感染可能复发。

（6）本品在儿童患者中的安全性和有效性尚未得到验证。

（7）肝病、黄疸或肾病患者慎用。

5. 不良反应

可见淋巴细胞减少，白细胞减少，中性粒细胞减少，血小板减少，贫血，低磷血症，低钠血症，脱水，腹泻，皮疹，脱屑、瘙痒、红斑，皮肤干燥，脱发，手足综合征，血压升高，疲劳、虚弱，发热，恶心，呕吐，吞咽困难，食欲减退，口腔炎，头痛，面部潮红，便秘，肢体疼痛，关节炎，脂肪酶升高，淀粉酶升高，胰腺炎，勃起功能障碍，男性乳房发育，声嘶，耳鸣，抑郁。

6. 禁忌证

对本品或非活性成分严重过敏者，妊娠及哺乳期妇女。

7. 药物的相互作用

索拉非尼与多柔比星或伊立替康合用时，后两者的药时曲线下面积（AUC）将分别增加21%和26% ~42%，目前尚不清楚上述现象是否具有临床意义，但一般建议索拉非尼与上述两种药物合用时应注意密切观察。索拉非尼与酮康唑合用时较安全。从理论上说，任何能够诱导CYP3A4的药物均能加快索拉非尼的代谢，降低其血药浓度和临床疗效。索拉非尼是CYP2C9的竞争性抑制剂，因此，它有可能会升高其他经CYP2C9代谢药物的血药浓度。当索拉非尼与其他治疗范围较窄的CYP2C9底物［如塞来昔布、双氯芬酸、屈大麻酚、四氢大麻酚（THC）、苯妥英或磷苯妥英、吡罗昔康、舍曲林、甲苯磺丁脲、托吡酯和华法林等］合用时应注意观察，以防出现严重不良反应。

（八）舒尼替尼

1. 药理作用

苹果酸舒尼替尼是一种能抑制多个受体酪氨酸激酶的小分子，可抑制血小板衍生生长因子受体（PDGFRα 和 PDGFRβ）、血管内皮生长因子受体（VEGFR1、VEGFR2 和 VEGFR3）、干细胞因子受体（KIT）、Fms 样酪氨酸激酶-3（FLT3）、1 型集落刺激因子受体（CSF-1R）和神经胶质细胞系衍生的神经营养因子受体（RET）。在表达受体酪氨酸激酶靶点的肿瘤模型的体内实验中，舒尼替尼能抑制多个受体酪氨酸激酶（PDGFRβ、VEGFR2、KIT）的磷酸化进程；在某些动物肿瘤模型中显示出抑制肿瘤生长或导致肿瘤消退和/或抑制肿瘤转移的作用。体外实验结果表明舒尼替尼能抑制靶向受体酪氨酸激酶（PDGFR、RET 或 KIT）表达失调的肿瘤细胞生长，体内实验结果表明其能抑制 PDGFRβ 和 VEGFR2 依赖的肿瘤血管形成。

2. 适应证

伊马替尼治疗失败或不能耐受的胃肠道间质瘤（GIST），不能手术的晚期肾细胞癌（RCC）。

3. 用法用量

口服：一次 50 mg，每日 1 次，服药 4 周，停药 2 周（4/2 给药方案）。与食物同服或不同服均可。

4. 注意事项

（1）若出现充血性心力衰竭的临床表现应停药。无充血性心力衰竭临床证据但射血分数＜50%，以及射血分数低于基线20%的患者也应停药或减量。

（2）本品可延长心电图 QT 间期，且呈剂量依赖性，应慎用于已知有心电图 QT 间期延长病史、服用抗心律失常药物或有相应基础心脏疾病、心动过缓和电解质紊乱的患者。

（3）用药期间如果发生严重高血压，应暂停使用，直至高血压得到控制。

（4）育龄妇女用药时应避孕；哺乳期妇女用药时应停止哺乳。

5. 不良反应

可见食欲减退，恶心，腹泻，腹痛，便秘，乏力，味觉改变，畏食，呕吐，黏膜炎/口腔炎，消化不良，发热，高血压，皮疹，手足综合征，皮肤变色，外周性水肿，出血，左心室功能障碍，心电图 QT 间期延长，静脉血栓事件，可逆性后脑白质脑病综合征（RPLS），头晕，头痛，背痛，关节痛，肢痛，体重改变，灵敏性下降，精神功能改变，视力丧失，结膜炎，嗜睡，呼吸困难，AST/ALT、脂肪酶、碱性磷酸酶、淀粉酶、总胆红素、间接胆红素、肌酐升高；低钾血症、高钠血症，左心室射血分数下降，血小板减少，白细胞减少，淋巴细胞减少，甲状腺功能降低。

6. 禁忌证

对本品或非活性成分严重过敏者。

7. 药物的相互作用

尚不明确。

（九）伊马替尼

1. 药理作用

甲磺酸伊马替尼能在体外细胞水平上抑制 bcr-abl 酪氨酸激酶，能选择性抑制 bcr-abl 阳性细胞系细胞、Ph 染色体阳性的慢性粒细胞白血病和急性淋巴细胞白血病患者新鲜细胞的增殖或诱导其凋亡。此外，甲磺酸伊马替尼还可抑制血小板衍化生长因子受体（PDG-FR）、干细胞因子（SCF），c-KIT 受体的酪氨酸激酶，从而抑制由 PDGF 和干细胞因子介导的细胞行为。

2. 适应证

慢性髓性白血病急变期、加速期或 INF-α 治疗失败后的慢性期患者，不能切除和/或发生转移的恶性胃肠道间质肿瘤（GIST）的成人患者。

3. 用法用量

口服：成人每日 1 次，儿童和青少年每日 1 次或分 2 次服用，宜在进餐时服用，并饮一大杯水，不能吞咽胶囊的患者（儿童），可将胶囊内药物分散于水或苹果汁中。

CML 患者慢性期，400 mg/d；急变期和加速期，600 mg/d，只要有效，就应持续服用。不能切除和/或转移的恶性 GIST：400 mg/d，治疗后如未获得满意效果，若无药品不良反应，可考虑增加剂量至 600 mg/d。治疗剂量应依据出现的不良反应做调整。

4. 注意事项

（1）儿童患者水潴留可能不出现可以识别的水肿，水潴留可以加重或导致心力衰竭，严重心力衰竭者、青光眼的患者应慎用。

（2）可能出现胃肠道出血和肿瘤内出血，在治疗初始应监测患者的胃肠道症状。

（3）有肝功能损害者慎用。

（4）定期检查血常规、肝功能。

5. 不良反应

可见恶心，呕吐，腹泻、腹胀，消化不良，便秘，食管反流，口腔溃疡，肌痛，肌痉挛，关节肿胀，水潴留，疲劳，发热，畏寒，胃肠道出血，肿瘤内出血，败血症，肺炎，性功能障碍，肝坏死，单纯疱疹，带状疱疹，上呼吸道感染，胃肠炎，骨髓抑制，中性粒细胞减少，血小板减少，食欲减退，体重增加，脱水，高尿酸血症，低钾血症，低钠血症，抑郁，焦虑，性欲降低，意识模糊，头痛，头晕，味觉障碍，失眠，感觉异常，嗜睡，周围神经病变，记忆损害，结膜炎，流泪增多，视物模糊，视网膜出血，青光眼，心力衰竭，心动过速，高血压，低血压，潮红，四肢发冷，呼吸困难，肝酶升高，皮肤干燥，毛发稀少，色素沉着。

6. 禁忌证

对本品活性物质或任何赋形剂过敏者，妊娠及哺乳期妇女。

7. 药物的相互作用

（1）CYP3A4 抑制剂：健康志愿者同时服用单剂酮康唑（CYP3A4 抑制剂）后，甲磺酸伊马替尼的药物暴露量大大增加（平均最高血浆浓度和曲线下面积可分别增加 26% 和 40%），因此同时服用甲磺酸伊马替尼和 CYP3A4 抑制剂（如酮康唑、伊曲康唑、红霉素和克拉霉素）时必须谨慎。

（2）CYP3A4 诱导剂：在临床研究中发现，同时给予苯妥英药物后，甲磺酸伊马替尼的血浆浓度降低，疗效减低。其他诱导剂如地塞米松、卡他咪嗪、利福平、苯巴比妥和含有 St John 麦汁浸膏制剂等，可能有类似问题，但尚未进行专门研究，因此同时服用这些药物时须谨慎。

（3）甲磺酸伊马替尼可使下列药物改变血浆浓度甲磺酸伊马替尼使辛伐他汀（CYP3A4 底物）的平均 Cmax 和 AUC 分别增加 2 倍和 3.5 倍。当同时服用本药和治疗窗狭窄的 CYP3A4 底物（如环孢素、匹莫齐特）时应谨慎。甲磺酸伊马替尼可增加经 CYP3A4 代谢的其他药物（如苯二氮䓬类、二氢吡啶、钙通道阻滞剂和 HMG-CoA 还原酶抑制剂等）的血浆浓度。

（4）在与抑制 CYP3A4 活性相似的浓度下，甲磺酸伊马替尼还可在体外抑制细胞色素 P450 异构酶 CYP2D6 的活性，因此在与甲磺酸伊马替尼同时服用时，有可能增加全身与 CYP2D6 底物的接触量，由于尚未做专项研究，用药时仍应谨慎。

（5）甲磺酸伊马替尼在体外还可抑制 CYP2C9 和 CYP2C19 的活性，同时服用华法林后可见到凝血酶原时间延长。因此在甲磺酸伊马替尼治疗的始末或更改剂量时，若同时在用双香豆素，宜短期监测凝血因子时间。

（6）应告知患者避免使用含有对乙酰氨基酚的非处方药和处方药。

六、物理治疗

二氧化碳激光和液氮冷冻等物理疗法也常用于肿瘤的治疗。其中激光疗法具有能力密度高、定位准确等优点，经适度聚焦后对病灶做无血切除术。冷冻疗法主要通过冷冻时细胞内外形成冰晶，从而损伤癌细胞。另外，还可采用超声聚焦及射频技术等物理方法治疗。

七、中医药治疗

中医学是我国的传统医学，也是我国肿瘤治疗的特色，中医治疗肿瘤最早源于周朝，在宋朝正式以"癌"记载于医书。近年来中医不断发展，实验证实有效的中草药近 200 种，其中近半数已进行了较为系统的临床验证。

肿瘤的中医药治疗主要采取扶正与祛邪相结合的辨证施治原则，能明确提高患者免疫力，在改善肿瘤患者全身情况、扶正培本方面有很好的效果，但对肿瘤局部的控制作用较差，不如放化疗的效果明显，因此要正确认识中医药的优缺点，切忌盲目相信中药"包治肿瘤"。

在抗肿瘤复发和转移上，中医药缺乏标准，缺乏相关的临床数据，作用并不明确。

（石光跃）

第二章

食管癌

第一节　食管癌的病因与诊断

食管癌是常见的消化道恶性肿瘤之一，全世界食管癌的发病率在恶性疾病中排第八位，每年约有 30 万人死于食管癌。其发病率和死亡率各国差异很大。我国是世界上食管癌高发地区之一，每年平均病死约 15 万人，男性多于女性，发病年龄多在 40 岁以上。

一、流行病学及病因学

我国食管癌发病率男性约为 31.66/10 万，女性约为 15.93/10 万，占各部位癌死亡的第二位，仅次于胃癌。国外食管癌以亚、非、拉某些地区的黑人、中国人、印度人和日本人及巴西、智利等地的居民发病率较高，而欧洲、北美和大洋洲地区发病率很低。我国发病率以河南省为最高，此外，江苏、山西、河北、福建、陕西、安徽、湖北、山东、广东等省均为高发区。

食管癌组织类型分为鳞状细胞癌和腺癌，全世界在地方性流行区以鳞状细胞癌最为常见，我国以鳞状细胞癌为主，占 80% 以上，但在非地方性流行区，如北美和许多西欧国家，则腺癌已超过鳞癌，占 50% 以上。食管腺癌最大的危险因素是胃食管反流性疾病（GERD）和巴雷特食管。GERD 是一个常见的现象，影响着超 30% 的西方人，GERD 与高体重指数有关。巴雷特食管是食管腺癌发病的最重要的危险因素，其病变主要为食管正常鳞状上皮被柱状上皮和腺上皮取代。

食管癌的人群分布与年龄、性别、职业、种族、地理、生活环境、饮食生活习惯、遗传易感性等有一定关系。经已有调查资料显示，食管癌可能是多种因素所致的疾病，已提出的病因因素如下。①化学病因：亚硝胺。这类化合物及其前体分布很广，可在体内、外形成，致癌性强。在高发区的膳食、饮水、酸菜，甚至患者的唾液中，测亚硝酸盐含量均远较低发区为高。②生物性病因：真菌。在某些高发区的粮食中、食管癌患者的上消化道中或切除的食管癌标本上，均能分离出多种真菌，其中某些真菌有致癌作用。有些真菌能促使亚硝胺及其前体的形成，更促进癌肿的发生。③缺乏某些微量元素：钼、铁、锌、氟、硒等在粮食、蔬菜、饮水中含量偏低。④缺乏维生素：缺乏维生素 A、维生素 B_2、维生素 C 以及动物蛋白、新鲜蔬菜、水果摄入不足，是食管癌高发区的一个共同特点。⑤烟、酒、热食热饮、口腔不洁等因素：长期饮烈性酒、嗜好吸烟、食物过硬、过热、进食过快，引起慢性刺激、炎症、创伤或口腔不洁、龋齿等均可能与食管癌的发生有关。吸烟和大量饮酒是鳞癌的主要危险因素。戒烟后鳞癌的发病风险会大大降低。而且，这些患者常有消化道以外的癌症病史，如头颈部癌及肺癌的病史。吸烟也是腺癌的一个确定的危险因素，但过度饮酒只是中度风险。与鳞癌不同，戒烟后腺癌的发病风险仍保持不变。⑥食管癌遗传易感因素：有肿瘤家族史或者有食管癌的癌前疾病或癌前病变者。总之，引起食管癌的因素是复杂的、多方面的。有些可能是主导因素，有些可能是促进因素，也有些或许只是一些相关现象。因此，食管癌的病因尚有待继续深入研究。

二、病理与分期

食管是长管状的器官，是消化道最狭窄的部分。它的上端在环状软骨处与咽部相连接，下端穿过横膈膜肌 1~4 cm 后与胃贲门相接。从门齿到食管入口处的距离约 15 cm，到贲门约 40 cm。食管的三个生理狭窄（图 2-1）：第 1 个狭窄位于环状软骨下缘，即相当第 6 颈椎下缘平面，距门齿 15 cm；第 2 个狭窄位于左主支气管及主动脉弓处，即第 4~5 胸椎的高度，距门齿约 25 cm；第 3 个狭窄位于横膈膜肌的食管裂孔处，距门齿 35~40 cm。食管的这三个狭窄，是异物滞留和食管癌的好发部位。

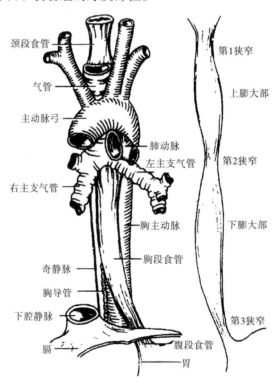

图 2-1　食管的三个生理狭窄

食管的组织结构食管壁分黏膜、黏膜下层、肌层和外膜 4 层。黏膜：包括上皮层和固有层。黏膜下层：由疏松结缔组织组成，内有血管、淋巴管和神经丛。肌层：分两层，内层环行和外层纵行。肌肉收缩产生蠕动，推动食物进入胃内。外膜：除腹段为浆膜外，其余为纤维膜。

食管的淋巴系统由食管黏膜、黏膜下层、肌层发出的淋巴输出管，离食管后分两路，短输出管进入食管旁淋巴结；长输出管走行一段距离后进入食管附近淋巴结。了解淋巴的流行方向，有助于了解食管癌经淋巴道转移的规律，如颈段食管癌常有颈部淋巴结转移，晚期食管癌可有锁骨上淋巴结转移。

食管没有分泌和消化的功能，它主要的功能是通过蠕动把食团输送到胃里。在正常情况下，食物从咽部到达胃的贲门所需时间是：液体约4s，固体食物为6～9s。如果有外伤、异物、炎症或肿瘤，食物下咽就会发生困难。

食管的解剖分段（图2-2）采用美国癌症联合会（AJCC）2009分段标准。①颈段：自食管入口至胸骨柄上沿的胸廓入口处，内镜检查距门齿15～20 cm。②胸段：又分为上、中、下三段。胸上段：上自胸廓入口，下至奇静脉弓下缘水平，内镜检查距门齿20～25 cm；胸中段：上自奇静脉弓下缘，下至下肺静脉水平，内镜检查距门齿25～30 cm；胸下段：上自下肺静脉水平，向下终于胃，内镜检查距门齿30～40 cm。食管胃交界：凡肿瘤中心位于食管下段、食管胃交界及胃近端5 cm，并已侵犯食管下段或食管胃交界者，均按食管腺癌TNM分期标准进行分期；胃近端5 cm内发生的腺癌未侵犯食管胃交界者，可称为贲门癌，连同胃其他部位发生的肿瘤，皆按胃癌TNM分期标准进行分期。胸中段食管癌较多见，下段次之，上段较少。

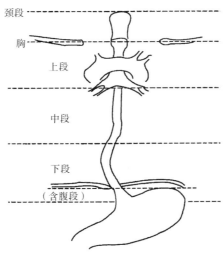

图2-2 食管的解剖分段

按病理形态，临床上可将食管癌分为4型。①髓质型：管壁明显增厚并向腔内外扩展，使癌瘤的上下端边缘呈坡状隆起。多数累及食管周径的全部或绝大部分。切面呈灰白色，为均匀致密的实体肿块。②缩窄型（即硬化型）：瘤体形成明显的环行狭窄，累及食管全部周径，较早出现阻塞。③蕈伞型：瘤体呈卵圆形扁平肿块状，向腔内呈蘑菇样突起，故名蕈伞。隆起的边缘与其周围的黏膜境界清楚，瘤体表面多有浅表溃疡，其底部凹凸不平。④溃疡型：瘤体的黏膜面呈深陷而边缘清楚的溃疡。溃疡的大小和外形不一，深入肌层，阻塞程度较轻。

扩散及转移：癌肿最先向黏膜下层扩散，继而向上、下及全层浸润，很易穿过疏松的外膜侵入邻近器官。癌转移主要经淋巴途径：首先进入黏膜下淋巴管，通过肌层到达与肿瘤部位相应的区域淋巴结。颈段癌可转移至喉后、颈深和锁骨上淋巴结；胸段癌转移至食管旁淋巴结后，可向上转移至胸顶纵隔淋巴结，向下累及贲门周围的膈下及胃周淋巴结，或沿着气管、支气管至气管分叉及肺门。但中、下段癌也可向远处转移至锁骨上淋巴结、腹主动脉旁和腹腔丛淋巴结，这均属晚期。血行转移发生较晚。

食管癌的 TNM 分期标准见表 2-1。

表 2-1　食管癌的 TNM 分期标准

T：原发肿瘤

Tx：原发肿瘤不能测定

T_0：无原发肿瘤证据

Tis：原位癌

T_1：肿瘤只侵及黏膜固有层和黏膜下层

T_2：肿瘤侵及肌层

T_3：肿瘤侵及食管纤维膜

T_4：肿瘤侵及邻近器官

N：区域淋巴结

Nx：区域淋巴结不能测定

N_0：无区域淋巴结转移

N_1：区域淋巴结转移

M：远处转移

Mx：远处转移不能测定

M_0：无远处转移

M_1：有远处转移

胸上段食管癌

M_{1a}：颈淋巴结转移

M_{1b}：其他的远处转移

胸中段食管癌

M_{1a}：不应用

M_{1b}：非区域淋巴结或其他的远处转移

胸下段食管癌

M_{1a}：腹腔动脉淋巴结转移

M_{1b}：其他的远处转移

临床分期

0 期	Tis	N_0	M_0
Ⅰ 期	T_1	N_0	M_0
Ⅱ A 期	T_2	N_0	M_0
Ⅱ B 期	T_3	N_0	M_0
Ⅲ 期	T_1	N_1	M_0
Ⅳ 期	T_2	N_1	M_0

续表

临床分期			
ⅣA 期	T_3	N_1	M_0
ⅣB 期	T_4	任何 N	M_0
	任何 T	任何 N	M_1
	任何 T	任何 N	M_{1a}
	任何 T	任何 N	M_{1b}

注：食管癌的区域淋巴结定义，颈段食管癌：颈部淋巴结，包括锁骨上淋巴结；胸段食管癌：纵隔及胃周淋巴结，不包括腹腔动脉旁淋巴结。

三、临床表现

早期时症状常不明显，但在吞咽粗硬食物时可能有不同程度的不适感觉，包括咽下食物哽噎感，胸骨后烧灼样、针刺样或牵拉摩擦样疼痛。食物通过缓慢，并有停滞感或异物感。哽噎停滞感常通过吞咽水后缓解。症状时轻时重，进展缓慢。中晚期食管癌典型的症状为进行性咽下困难，先是难咽干的食物，继而半流食，最后水和唾液也不能咽下。常吐黏液样痰，为下咽的唾液和食管的分泌物。患者逐渐消瘦、脱水、无力。持续胸痛或背痛表示为晚期症状，癌已侵犯食管外组织。当癌肿梗阻所引起的炎症水肿暂时消退，或部分癌肿脱落后，梗阻症状可暂时减轻，常误认为病情好转。若癌肿侵犯喉返神经，可出现声音嘶哑；若压迫颈交感神经节，可产生霍纳综合征；若侵入气管、支气管，可形成食管、气管或支气管炎，出现吞咽水或食物时剧烈呛咳，并发生呼吸系统感染。后者有时也可因食管梗阻致内容物反流入呼吸道而引起。最后出现恶病质状态。若有肝、脑等脏器转移，可出现黄疸、腹水、昏迷等状态。

体格检查时应特别注意锁骨上有无肿大淋巴结、肝有无肿块和有无腹水、胸腔积液等远处转移体征。

四、诊断

（一）高危因素

食管癌高发区，年龄在 40 岁以上，有肿瘤家族史或者有食管癌的癌前疾病或癌前病变者是食管癌的高危人群。

（二）症状

吞咽食物时有哽噎感、异物感、胸骨后疼痛，或明显的吞咽困难等，考虑有食管癌的可能，应进一步检查。

吞咽食物时有哽噎感、异物感、胸骨后疼痛一般是早期食管癌的症状，而出现明显的吞咽困难一般提示食管病变为进展期。

临床诊断为食管癌的患者出现胸痛、咳嗽、发热等，应考虑有食管穿孔的可能。

（三）体征

（1）大多数食管癌患者无明显相关阳性体征。

（2）临床诊断为食管癌的患者近期出现头痛、恶心或其他神经系统症状和体征，骨痛、肝肿大、皮下结节、颈部淋巴肿大等提示远处转移的可能。

（四）辅助检查

1. 血液生化检查

对于食管癌，目前无特异性血液生化检查。食管癌患者血液碱性磷酸酶或血钙升高考虑骨转移的可能，血液碱性磷酸酶、谷草转氨酶、乳酸脱氢酶或胆红素升高考虑肝转移的可能。

2. 影像学检查

（1）食管造影检查：是可疑食管癌患者影像学诊断的首选，应尽可能采用低张双对比方法。对隐伏型等早期食管癌无明确食管造影阳性征象者应进行食管镜检查，对食管造影提示有外侵可能者应进行胸部 CT 检查。

（2）CT 检查：胸部 CT 检查目前主要用于食管癌临床分期、确定治疗方案和治疗后随访，增强扫描有利于提高诊断准确率。CT 能够观察肿瘤外侵范围，T 分期的准确率较高，可以帮助临床判断肿瘤切除的可能性及制订放疗计划；对有远处转移者，可以避免不必要的探查术。

（3）超声检查：主要用于发现腹部脏器、腹部及颈部淋巴结有无转移。

（4）MRI 和 PET-CT：均不作为常规应用，需要时进一步检查。MRI 和 PET-CT 有助于鉴别放化疗后肿瘤未控、复发和瘢痕组织；PET 检查还能发现胸部以外更多的远处转移。

3. 内镜检查

是食管癌诊断中最重要的手段之一，对于食管癌的定性定位诊断和手术方案的选择有重要的作用。是拟行手术治疗的患者必需的常规检查项目。此外，内镜检查前必须充分准备，建议应用去泡剂和去黏液剂，仔细观察各部位，采集图片，对可疑部位应用碘染色和放大技术进一步观察，进行指示性活检，这是提高早期食管癌检出率的关键。提高食管癌的发现率，是现阶段降低食管癌死亡率的重要手段之一。

五、鉴别诊断

食管癌的鉴别诊断，除病史、症状和体征外，在很大程度上有赖于 X 线和内窥镜检查，而最后的诊断需要经病理组织学诊断证实。食管癌须与以下疾病相鉴别。

1. 食管贲门失弛缓症

患者多见于年轻女性，病程长，症状时轻时重。食管钡餐检查可见食管下端呈光滑的漏斗型狭窄，应用解痉剂时可使之扩张。

2. 食管良性狭窄

可由误吞腐蚀剂、食管灼伤、异物损伤、慢性溃疡等引起的瘢痕所致。病程较长，咽下困难发展至一定程度即不再加重。经详细询问病史和 X 线钡餐检查可以鉴别。

3. 食管良性肿瘤

主要为少见的平滑肌瘤，病程较长，咽下困难多为间歇性。X 线钡餐检查可显示食管有圆形、卵圆形或分叶状的充盈缺损，边缘整齐，周围黏膜纹正常。

4. 癔球症

多见于青年女性，时有咽部球样异物感，进食时消失，常由精神因素诱发。本病实际上并无器质性食管病变，也不难与食管癌鉴别。

5. 缺铁性假膜性食管炎

多为女性，除咽下困难外，尚可有小细胞低色素性贫血、舌炎、胃酸缺乏和反甲等表现。

6. 食管周围器官病变

如纵隔肿瘤、主动脉瘤、甲状腺肿大、心脏增大等。除纵隔肿瘤侵入食管外，X 线钡餐检查可显示食管有光滑的压迹，黏膜纹正常。

（刘　颖）

第二节　食管癌的临床治疗与预防

食管癌的治疗需要各学科的专业知识，可分外科治疗、放射治疗、化学治疗和综合治疗。两种以上疗法同时或先后应用称为综合治疗。结果显示以综合治疗效果较好。

一、手术治疗

手术治疗是食管癌的首选方法。

（一）手术适应证

若全身情况良好，有较好的心肺功能储备，无明显远处转移征象者，可考虑手术治疗。一般以颈段癌长度 <3 cm、胸上段癌长度 <4 cm、胸下段癌长度 <5 cm 切除的机会较大。然而也有瘤体不太大但已与主要器官，如主动脉、气管等紧密粘连而不能切除者。对较大的鳞癌估计切除可能性不大而患者全身情况良好者，可先采用术前放疗，待瘤体缩小后再做手术。

（二）手术禁忌证

（1）全身情况差，已呈恶病质。或有严重心、肺或肝、肾功能不全者。

（2）病变侵犯范围大，已有明显外侵及穿孔征象，如已出现声音嘶哑或已有食管气管瘘者。

（3）已有远处转移者。

（三）术前评估

在手术之前，对所有患者都应该评估其生理状况能否接受食管切除。在手术之前应该根据内镜超声、胸腹部 CT 和 PET-CT 进行临床分期，以评估可切除性。接受食管切除手术的患者应该是生理状况较适宜，癌肿较局限可切除，位于胸段食管（距会厌超过 5 cm）与腹内段的食管。颈段食管癌或胸段食管癌距会厌不超过 5 cm 者，应接受根治性放化疗。可切除的胸段食管癌（距会厌超过 5 cm）或贲门癌：Tis 或 T_{1a}，定义为肿瘤侵犯黏膜但不侵犯黏膜下层，可考虑内镜黏膜切除术（EMR），其他烧灼技术，或在有经验的中心行食管切除术。位于黏膜下层或更深的肿瘤需手术治疗。$T_1 \sim T_3$，肿瘤可切除，即使有区域淋巴结转移（N_1）。T_4，肿瘤仅累及心包、胸膜或膈肌者是可切除的。可切除的 ⅣA 期：病变位于低位食管，腹腔淋巴结可切除且腹腔动脉、主动脉或其他器官未被累及。不可切除的食管癌：T_4 肿瘤累及心脏、大血管、气管或邻近器官，包括肝脏、胰腺、肺和脾脏，是不可切除的。不可切除的ⅣA期：癌肿位于低位食管，腹腔淋巴结不可切除且腹腔动脉、主动脉或其他器官包括肝脏、胰腺、肺和脾脏被累及。不可切除的ⅣB期：远处转移或非区域淋巴结转移。

（四）手术方式与方法

手术方式取决于外科医生的经验和习惯，以及患者的意愿。

1. 食管癌根治术

是对食管癌进行手术切除的全称，包括肿瘤切除、肿瘤上下端足够长度的食管、受累组织器官的切除、胃切除和周围软组织、淋巴结清扫、消化道重建等，以及术前中后的围术期处理的全过程。

手术径路常用左胸切口（图2-3）；中段食管癌切除术也有用右胸切口（图2-4）。联合切口有用胸腹联合切口或左颈、胸、腹三切口。手术方法应根据病变部位及患者具体情况而定。对肿瘤的根治性切除，应注意长度和广度。原则上应切除食管大部分。切除的长度应在距癌瘤上、下 5~8 cm 甚至更长。切除的广度应包括肿瘤周围的纤维组织及所有淋巴结的清除（特别注意颈部、胸顶上纵隔、食管气管旁和隆凸周围、腹内胃小弯、胃左动脉及腹主动脉周围等处）。有学者认为癌常沿黏膜下的纵长侵犯较广或癌灶有时可能呈多灶型出现，故宜做全食管切除术。

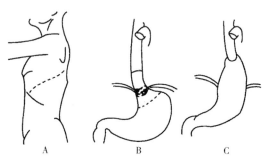

图2-3 左胸切口食管癌切除术

A. 左胸侧后切口；B. 食管、胃切除范围；C. 主动脉弓下食管胃吻合术

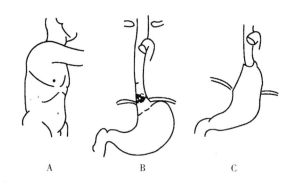

图2-4 右胸切口及腹部切口食管癌切除术

A. 右胸及腹部切口；B. 食管胃切除范围；C. 主动脉弓上食管胃吻合术

食管下段癌，与代食管器官吻合多在主动脉弓上；而食管中段或上段癌则应吻合在颈

部。常用的代食管器官是胃（图2-5），有时用结肠（图2-6）或空肠。常见的术后并发症是吻合口瘘和吻合口狭窄。

经食管裂孔钝性剥除食管癌做食管内翻拔脱术可用于心、肺功能差，患早期癌而不宜做开胸手术者。但此法可并发喉返神经麻痹及食管床大出血，应掌握适应证及止血技巧。现已逐渐发展对心肺功能差者采用电视胸腔镜下辅助食管癌切除术。对晚期食管癌，不能根治或放射治疗、进食有困难者，可作姑息性减状手术，如食管腔内置管术、食管胃转流吻合术、食管结肠转流吻合术或胃造瘘术等。这些减状手术有可能发生并发症，应严格掌握适应证和手术技术。

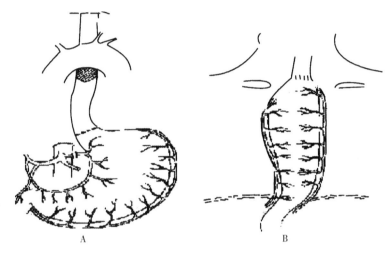

图2-5　食管切除术后胃代食管术
A. 上、中段食管癌的切除食管范围；B. 胃代食管，颈部吻合术

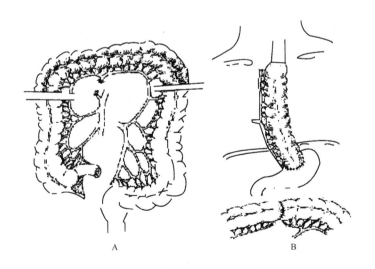

图2-6　横结肠代食管术

2. 电视胸腔镜（VATS）在食管癌诊断与治疗中的应用

目前 VATS 行食管癌切除的主要术式有经右胸胸腔镜分离切除食管、腹腔镜游离胃、行

颈部食管吻合。

3. 食管癌术后饮食

术后 3 ~ 4 天鼻胃管已经拔除，肛门已经有排气时，说明可以进食了，但此时最好不要进食。术后 6 ~ 7 天，可进流质食物，注意少吃多餐。术后 9 ~ 10 天，进半流质食物，如稀饭等，也要坚持少吃多餐。一般在术后半个月，按照少吃多餐的原则吃多种食物，以半流食为主。术后 2 个月基本可以恢复普通饮食，每日 3 ~ 4 餐，宜选质软的食物。进食后不能马上躺下来，因贲门已经切除，易导致食物或胃液反流，最好是散步 40 分钟后再躺下休息。饮食宜清淡、高营养的易消化食物，避免进食刺激性食物，如生蒜、辣椒、胡椒等。戒烟酒。饭后可喝少量开水或淡盐水，以冲淡食管内的食物和黏液，预防食管黏膜损伤和水肿。

（五）术后常见并发症及处理

1. 吻合口瘘

颈部吻合口瘘对患者生命不造成威胁，经引流多能愈合；胸内吻合口瘘对患者造成极大威胁，病死率甚高，胸内吻合口瘘多发生在术后 5 ~ 10 天，患者呼吸困难及胸痛，X 线检查有液气胸征，口服碘水可见造影剂流出食管腔，应立即放置胸腔闭式引流、禁食，使用有效抗生素及支持治疗。吻合口瘘的发生原因与出现时间有一定关系。早期瘘（术后 3 天内）多与吻合技术、吻合部位与吻合方式有关。中期瘘多与患者年龄、全身因素、胃上提牵拉过度造成血运不良、术后处理、术后颈部切口及胸腔内局部感染有关。晚期瘘与患者年龄、全身因素有关。

一般保守治疗：禁食、胸腔闭式引流、充分引流（局部换药治疗），静脉应用广谱抗生素控制感染，有效的营养支持（静脉高营养或空肠造瘘）及纠正水电解质紊乱。手术治疗：吻合口瘘修补术和吻合口切除术。

手术适应证为：①一般状况尚好，可以耐受二次手术；②症状出现时间短，胸内感染轻；③胸胃长度足够长，切除原吻合口后可再行高位吻合；④经保守治疗无效或症状突然加重。手术方法：吻合口瘘修补术和吻合口切除术。

2. 肺部并发症

包括肺炎、肺不张、肺水肿和急性呼吸窘迫综合征等，以肺部感染较为多见，应引起高度重视；术后鼓励患者咳嗽、咳痰，加强呼吸道管理以减少术后肺部并发症的发生。

3. 乳糜胸

为术中胸导管损伤所致，多发生于术后 2 ~ 10 天，患者觉胸闷、气急、心悸。胸腔积液乳糜试验阳性；一旦确诊，应放置胸腔闭式引流，密切观察引流量，流量较少者，可给予低脂肪饮食，维持水电解质平衡及补充营养，部分患者可愈合。对乳糜流量大的患者，应及时剖胸结扎乳糜管。

4. 胸胃排空障碍（胸胃梗阻）

（1）原因：①术中切除迷走神经主干及分支；②胃解剖位置变异；③胃泌素分泌减少；④术后胃肠减压不够充分；⑤食管裂孔回缩与周围组织粘连引起胃出口狭窄。

（2）诊断：拔除胃管后出现胸闷、气短、心悸、呼吸不畅、呼吸困难、呕吐，呕吐物多为棕绿色或咖啡色胃液，再次置入胃管后症状明显缓解，而再次拔除胃管后又出现上述症状；胸片可见胸胃明显扩张，并可见液平面。术侧呼吸运动减弱，呼吸音明显减弱或消失，可有振水音。胃肠造影或胃镜检查示胃扩张，蠕动减弱，但幽门部基本通畅。

（3）治疗：①保守治疗：禁食，胃肠减压，口服胃动力药，纠正电解质紊乱，保持酸碱平衡，补充微量元素及维生素，保持内环境稳定。加强营养，提供足够热量，可适量输注白蛋白、全血或血浆。一般经保守治疗后胸胃排空障碍即可好转。②手术治疗：如果梗阻系机械因素引起，经保守治疗，症状未见好转同时梗阻严重不能维持营养，可剖胸或剖腹后根据梗阻原因进行手术处理。

5. 吻合口出血

（1）原因：应激性溃疡；术中牵拉、挤压、挫伤胃黏膜；吻合口出血。

（2）诊断：贫血症状；术后经胃管可吸出咖啡色或淡红色血性液体，甚至呕血；黑便。

（3）治疗：①保守治疗：给予抗酸药如甲氰脒呱或奥美拉唑；必要时补液，输血，应用止血药；②手术治疗：术后胃管吸出血性液体或胸腔引流出血性液体超过 150 mL/h 且连续 5 小时无减少趋势或经大量输血而休克症状无明显改善或估计胸内有大量积血者，均应立即剖胸止血。

6. 吻合口狭窄

（1）原因：①手术因素：吻合口过小，食管与胃黏膜对合不整齐，缝线过密，打结过紧等；②术后吻合口感染，吻合口瘘；③术后进食较晚或进流食或半流食时间过长；④吻合口恶性病变复发。初期症状多为进食梗阻感并进行性加重，患者营养状况较差，食管钡餐可见吻合口狭窄，同时吻合口上方食管代偿性扩张；吻合口可呈线型、"S"型、倒圆锥型。

（2）治疗：①扩张治疗：手术 1 个月以后方可进行。根据食管钡餐和食管镜获得的吻合口情况，采用不同型号的沙氏软质探条扩展器，在食管镜及引导钢丝的引导下对吻合口狭窄进行扩张。术后 1 小时患者即可进食普食。②保守治疗：输液，保持酸碱平衡，补充微量元素及维生素，保持内环境稳定。加强营养，提供足够热量，可适量输注白蛋白、全血或血浆。同时积极予扩张治疗。③手术治疗：扩张失败、吻合口狭窄严重不能维持营养同时可以耐受手术者可进行手术治疗。经胃腔内环行切除吻合瘢痕。贲门术后，可行胃大弯顶端与食管侧侧吻合术。如无法重建吻合口，则行空肠造瘘术。

7. 反流性食管炎

（1）原因：①贲门切除后失去正常括约功能；②胃正常生理功能受影响，使幽门痉挛。

（2）诊断：患者症状多为反酸、胸骨后疼痛、烧灼感。此外，食管镜检查及活检、食管内滴酸试验、食管下端吸取反流液检查、消化道钡餐均是比较准确的诊断标准。

（3）治疗：①根据美国胃肠病学会建议，正确的生活指导对治疗很重要。建议患者进低脂、高蛋白饮食，少食多餐；避免进食过冷、过热食物，不吸烟，不饮浓茶、咖啡、烈酒。减肥。保持大便通畅。忌用抗乙烯胆碱药、茶碱、钙通道阻滞剂、安定、麻醉剂等药物。进餐 3 小时后睡眠，睡眠时将床的头端垫高 15～20 cm。经过以上生活指导，可望对 25% 的患者减轻或缓解临床症状。②抑酸药物：包括质子泵抑制剂和 H_2 受体拮抗剂。抑酸药可以通过抑制胃酸，减轻胃酸对食管黏膜的刺激而缓解症状。③内镜治疗：近年来临床上采用内镜下抗反流手术进行反流性食管炎的治疗。这种方法又称为胃底折叠术。通过内镜下缝合术在远端食管内制造一个折叠，将胃底缠绕食管而恢复食道下括约肌的功能。这种方法可以恢复食管下括约肌的功能，减轻胃灼热的严重程度和频率，减少反流使反流性食管炎治愈。④手术治疗：由于反流性食管炎是由术后吻合口丧失括约功能所致，因此各种手术方式的核心都是重建吻合口部位的瓣膜功能。近年来出现的各种手术方式主要有：食管胃吻合包埋缝缩法，保留贲门附加 Nissen 式手术的食管切除术，食管置入术，胃壁肌瓣遮盖式胃—食管吻合术。

8. 声带麻痹

声音嘶哑、咳嗽无力、进水时呛咳是因为喉返神经损伤，大多数是暂时的，一年后将自愈，且目前无特殊有效的治疗方法。

9. 其他

并发症有血胸、气胸及胸腔感染，根据病情进行相应的处理。

二、放疗

放疗（根治性、术前、术后、姑息性）是整个食管癌治疗的一部分。

1. 放疗和手术综合治疗

放疗可增加手术切除率，也能提高远期生存率。术前放疗后，休息 2～3 周再做手术较为合适。对术中切除不完全的残留癌组织处做金属标记，一般在术后 3～6 周开始术后放疗。

2. 单纯放疗

多用于颈段、胸上段食管癌，因手术难度大，手术并发症多，疗效常不满意；也可用于有手术禁忌证而病变不长，尚可耐受放疗者。

三、化疗

采用化疗与手术治疗相结合或与放疗、中医药相结合的综合治疗，有时可提高疗效，或使食管癌患者症状缓解，存活期延长。但要定期检查血常规，并注意药物反应。

四、预防

我国在 20 世纪 50 年代末就开始了食管癌防治的研究，在高发区农村建立防治研究点。对高发区人群中采取宣教和应用食管细胞学诊断方法开展普查，以求早发现，早治疗，提高治愈率。20 世纪 80 年代后期采用维生素和中草药等做化疗预防和人群干预试验。具体措施有：①病因学预防：改良饮水（减少水中亚硝胺及其他有害物质）、防霉去毒、改变不良生活习惯、应用化学药物（亚硝胺阻断剂）等；②发病学预防：应用预防药物（维 A 酸类化合物，维生素 B、C、E、K 等），积极治疗食管上皮增生，处理癌前病变，如食管炎、息肉、憩室等；③健康教育：大力开展防癌宣传教育，普及抗癌知识，在高发区人群中做普查、筛检。

（刘　颖）

第三章

肺癌

第一节 肺癌的病因和诊断

一、发病原因

肺部肿瘤，即肺癌，是发病率和死亡率增长最快，对人类健康和生命威胁最大的恶性肿瘤之一。近几十年来许多国家都报道肺癌的发病率和死亡率均明显增高，男性肺癌发病率和死亡率均占所有恶性肿瘤的第一位，女性发病率占第二位，死亡率占第二位。

肺癌的病因复杂，迄今尚未完全清楚。公认的发病原因如下所示。

（一）吸烟

所有有关肺癌发病原因的权威性调查均把吸烟列为最重要的因素。对不同国家和地区、不同种族和人群、不同时间和方式的调查结果都表明：吸烟者发生肺癌的机会显著多于不吸烟者，长期吸烟与肺癌发生关系密切，吸烟者肺癌的发生率和死亡率较不吸烟者高 10 倍以上。纸烟燃烧的烟雾中，含有 22 种致癌物质，主要有尼古丁、苯并芘、亚硝胺和放射性元素钋等。动物实验发现，暴露在香烟烟雾中的仓鼠、大鼠易发生呼吸道肿瘤，用烟雾凝聚物涂抹鼠和家兔的皮肤可诱发皮肤癌，把这种凝聚物注射于大鼠肺内则可引起肺癌。烟的致癌性毋庸置疑。资料显示：吸烟与肺癌发生成正相关。吸烟时间越长，数量越大，开始吸烟时的年龄越小，则肺癌的发病率与死亡率越高。而其中吸烟时间的长短比吸烟的数量更为重要。由于吸烟的历史越长越容易患肺癌，戒烟后患肺癌的危险性缓慢下降，戒烟 5 年以上肺癌发生率开始下降，戒烟 10 ~ 15 年后，肺癌的发生率与死亡率与不吸烟人群几近相同。近年来，被动吸烟问题引起了人们的关注，据研究，吸烟者的配偶发生肺癌数量 2 倍于夫妻均不吸烟者，其发生肺癌的危险度随配偶吸烟量的增加而增高，被动吸烟的危害性可见一斑。而孕妇受被动吸烟的危害尤为严重，不仅本人受害而且祸及胎儿，造成畸形胎。儿童如长期处于被动吸烟环境，患支气管炎的机会便大大增加，日后患肺癌和其他癌症及心血管疾病的概率也会高于无烟环境的儿童。此说绝非危言耸听，已为长期的调查资料所证实。基于对这个问题的认识，世界上众多国家把商店、剧院、车站等公众活动场所列为无烟区，以减少被动吸烟的危害。

（二）大气污染

全球工业化进展在带给人类物质文明享受的同时，对环境污染造成的恶果也日益显现。

许多致癌性工业原料和产品的生产不仅使生产和使用过程中与其接触者深受其害，还使工业废气和致癌物质污染了大气。各种交通工具，特别是汽车排出的烟尘和废气严重污染了环境，而致癌物质（主要是苯并芘）主要来源于煤和石油的燃烧。此外，家庭小环境的空气污染也不可小觑，燃料的不完全燃烧、食用油有害物质污染及过度加热的烹饪方式、狭小的空间及通风不良的厨房，都造成居室小环境的空气污染并造成部分家庭妇女发生肺癌。

（三）职业性致癌因素

1. 无机砷

美国癌症研究所 Lee 报告：暴露于三氯化二砷中的工人肺癌死亡率 3 倍于对照组，工作 15 年以上者可高达 8 倍。杀虫剂制造业、炼铜业、炼镍业和金矿等与无机砷接触的工人，肺癌的病死率高于一般人群 7 倍。

2. 石棉

石棉尘肺是石棉工人的常见疾病，不同资料统计，石棉尘肺有 1/9～1/3 发展成肺癌或胸膜间皮瘤，石棉工人胸膜间皮瘤的病死率竟达一般人群的 100 倍，石棉工人患肺癌的机会是一般人群的 15 倍。在动物实验中，石棉尘能诱发大鼠和小鼠的肺癌。

3. 铬

调查资料显示：与铬酸盐接触的工人肺癌死亡率是一般人群的 5～25 倍。在动物实验中，接触亚铬酸盐矿尘和燃烧产物的大鼠嘴部可发生溃疡性鳞癌，将多种铬酸盐粉注入大鼠肌肉和腹腔内，诱发了高比例的局部肉瘤、肺癌或纵隔肿瘤。

4. 煤焦油

煤焦油中含有苯并芘一类的多环芳烃，具有致癌性，国内外的调查显示，煤气、炼焦和沥青工人肺癌发病率较一般人群为高。在动物实验中，实验小鼠的肺癌发生率高于对照组。

5. 其他

镍、铍、芥子气、二氯甲醚、氯甲甲醚、煤的燃烧产物、烟草的加热产物、放射性物质（如铀、镭衰变过程中产生的氡和氡子体）、电离辐射、微波辐射及长期接触与吸入粉尘，均可诱发肺癌。除了上述比较明确的职业性致癌因素外，铝、铝化合物的粉尘、石油、矿物油、石蜡、氯乙烯橡胶黏合剂及金属锡均与肺癌发生有关。

（四）肺部慢性病变刺激

慢性交气管炎、肺结核、弥漫性肺间质纤维化患者，肺癌发生率较正常人高。据国外研究，慢性支气管炎患者的肺癌发生率，较无慢性交气管炎者约高出 1 倍。此外，已愈合的结核病灶所形成的肺部瘢痕也可发生肺癌。

此外，病毒感染、真菌毒素（黄曲霉素）、维生素 A 缺乏，机体免疫状态低下、内分泌失调、家族遗传、原癌基因活化（如基因突变、扩增、过度表达）及抑癌基因缺失、突变，失去了对细胞调控的平衡能力等因素，对肺癌的发生可能起综合性的作用。

二、类型

（一）大体分型

1. 以肿瘤发生部位分型

（1）中央型：肿瘤发生在段以上的支气管，即发生在叶支气管及段支气管。

（2）周围型：肿瘤发生在段以下的支气管。

（3）弥漫型：肿瘤发生在细支气管或肺泡，弥漫分布于两肺。

2. 以肿瘤肉眼形态分型

（1）管内型：肿瘤限于较大的支气管内，呈息肉状或菜花状向管腔内突起，少数有蒂。也可沿管腔蔓延，呈管套状，多数无管腔外浸润。

（2）管壁浸润型：肿瘤浸润较大的支气管管壁，管壁黏膜皱壁消失，表面呈颗粒状或肉芽状。管壁增厚，管腔狭窄，并常向管壁外肺组织内浸润。

（3）结节型：肿块呈圆形或类圆形，直径小于 5 cm，与周围组织分界清楚时，肿块边缘常呈小分叶状。

（4）块状型：肿块形状不规则，直径大于 5 cm，边缘呈大分叶状，与周围肺组织分界不清。

（5）弥漫浸润型：肿瘤不形成局限的肿块，而呈弥漫的浸润，累及肺叶或肺段的大部分与大叶性肺炎相似。

（二）组织学分型

肺癌的组织学分型方法较多，迄今尚未完全统一，一般按细胞分化程度和形态特征，分为鳞状上皮细胞癌、腺癌、小细胞癌、大细胞癌、细支气管—肺泡癌和混合型肺癌 6 类，其特点分述如下。

1. 鳞状上皮细胞癌（鳞癌）

鳞状上皮细胞癌为最常见的类型，占原发性肺癌的 40% ~ 50%，多见于老年男性，80% ~ 85% 有吸烟史，癌变处黏膜皱褶不规则，随之融合成粗细不均的颗粒，最后形成结节样颗粒或息肉样突起。肿瘤多发于肺门附近的叶、段支气管小分叉处，鳞癌偏向管内生长，故早期即可引起管腔狭窄，导致阻塞性肺炎和肺不张。癌组织极易变性、坏死，形成空洞或脓肿。鳞癌分化程度不同，根据细胞形态及排列等不同分为高度、中度、低度分化鳞癌，分化好的鳞癌生长缓慢，转移较晚，常有局部肋骨破坏。

2. 腺癌

腺癌占原发性肺癌的 25% 左右，与吸烟关系较小，与肺组织炎性瘢痕关系密切，多生长在肺边缘小支气管的杯状细胞和黏液腺。向管外生长的倾向性较大，但也可沿肺泡壁蔓延。常在肺边缘部形成 2 ~ 4 cm 的肿块。近胸膜可见乳白色斑块，并有胸膜内陷。典型腺癌细胞呈腺体样或乳头样结构，圆形或椭圆形，胞浆丰富，核多偏位，核膜较清楚。腺癌富于血管，故局部浸润及血行转移较鳞癌早，易转移至肝、脑，更易累及胸膜引起胸腔积液。

3. 小细胞癌

小细胞癌在肺癌中恶性程度最高，发病率次于鳞癌和腺癌，约占原发性肺癌 1/5。发病年龄多在 40 ~ 50 岁，多有吸烟史。其中燕麦细胞型和中间型细胞浆内含有神经分泌型颗粒，能分泌 5-羟色胺、儿茶酚胺、组胺和激肽等，也可分泌特异性神经原性烯醇酶，引起各种副癌综合征。小细胞癌好发于肺门附近的大支气管，趋向黏膜下浸润。常侵犯管外肺实质，易与肺门、纵隔淋巴结融合成团块，易误诊为纵隔肿瘤。癌细胞体积小，类圆形或棱形，胞浆少，类似淋巴细胞。癌细胞生长快，侵袭力强，远处转移早。确诊时 70% 已有转移，手术时发现 70% ~ 100% 血管受侵犯，脑、肝、骨髓、肾上腺为常见的转移器官。

4. 大细胞癌

大细胞癌为一种由大小不一的多边形细胞组成的未分化癌，呈实性巢状排列，瘤细胞脑浆丰富，细胞核大，核仁明显，核分裂象多见。此型可发生在肺门附近或肺边缘的亚段支气管，常发生大片出血、坏死和空洞形成。发生转移较小细胞癌晚，手术切除机会较小细胞癌多。

5. 细支气管—肺泡癌

细支气管—肺泡癌别称肺泡癌，是一种分化较好的原发性腺癌，生长方式和临床表现比较特殊，故单分一类。好发于中年，男女发病率相近，占肺癌的2%～5%。病因尚不明确，有学者认为与慢性炎症引起的瘢痕和肺间质纤维化有密切关系，而与吸烟关系不大。典型的细支气管—肺泡癌分化较好，细胞呈高柱状，核大小均匀，无明显异型，多位于细胞基底部。胞浆丰富，呈嗜酸染色。癌细胞多沿肺泡壁和支气管生长，肺泡结构保持完整，肺泡腔内有黏液沉积。分化较差的癌细胞多呈立方型，核大小不均，排列不整齐，可形成乳头向肺泡腔内突出。本型可引起局部淋巴结和血行播散，但较一般腺癌少见。单发性肺泡癌的病程较长可达十余年，转移慢，手术切除机会多，5年生存率高，约80%；但细胞分化差者，其预后与一般肺腺癌无异。

6. 混合型肺癌

不同类型癌细胞混合存在。以腺癌和鳞癌混合较为常见。

三、临床表现

（一）肿瘤引起的症状和体征

1. 咳嗽、咳痰

中央型肺癌早期即可出现刺激性呛咳，无痰或有少量白色黏痰，因肿瘤压迫导致支气管腔狭窄，咳嗽带高音调金属音。支气管狭窄远端常发生继发性感染，出现咳嗽加重和浓痰。

2. 胸痛

肿瘤累及胸膜或纵隔，可产生不同程度的胸部钝痛；肿瘤侵入胸壁、肋骨或压迫肋间神经，则胸痛尖锐剧烈，且有局部压痛，并因呼吸、咳嗽、变换体位而加重。

3. 气急、发绀

弥漫性细支气管癌病变广泛，影响气体弥散，气急呈进行性加重，并有发绀。此外，癌性淋巴管炎、大量胸腔积液、心包积液也可引起或使气急加重。

4. 咯血

癌组织血管丰富，痰内常间断或持续带血；当肿瘤侵蚀大血管时，可出现大咯血。

5. 哮鸣音

常表现为单侧性局限性哮鸣音，不因咳嗽而改变。

6. 发热

多因肺部继发感染所引起。

（二）纵隔受累的症状和体征

纵隔受累的症状与体征可因原发性肿瘤直接侵犯或转移性肿瘤累及纵隔的大血管、神经等所产生。出现纵隔组织受累表现时，往往表示病期已较晚。

1. 声音嘶哑

癌肿或转移性淋巴结压迫喉返神经（左侧多见）时，出现声音嘶哑。

2. 膈肌麻痹

癌肿或转移性淋巴结压迫膈神经时，出现同侧膈肌麻痹，X线透视可见膈升高，呼吸时出现矛盾运动。

3. 上腔静脉压迫综合征

癌肿或转移性淋巴结压迫上腔静脉时（常见于右上叶小细胞癌），头部和上腔静脉回流受阻，头面部及上半身可出现瘀血、水肿。

4. 霍纳综合征

位于肺尖部的肺癌常压迫颈交感神经，引起同侧瞳孔缩小、上眼睑下垂、额部少汗。

5. 吞咽困难

癌肿压迫食管时，出现吞咽困难。

6. 气急、发绀、心律失常

癌肿累及心包、心肌时，引起心包积液，出现心脏压塞症状。表现为呼吸困难、面色苍白、发绀、水肿、颈静脉怒张、波动、吸气时扩张，并可出现心动过速等心律失常；叩诊时心浊音界扩大，听诊时心音遥远、可听到心包摩擦音；X线片上可见心脏扩大，超声显像可明确心包积液。

7. 胸腔积液

癌肿累及胸膜及胸导管均可导致胸腔积液出现。

（三）肿瘤转移引起的症状

1. 淋巴结

肺癌可转移到身体任何部位的淋巴结，最常见锁骨上淋巴结转移。右肺、左下叶及舌段的淋巴引流为气管旁淋巴结，由此再转移到锁骨上淋巴结。少数情况可通过胸壁而转移到同侧腋下淋巴结。

2. 腹部器官

肺癌肝转移可通过超声显像、CT及放射性核素扫描做出诊断，肝功能检测具有参考价值。小细胞癌胰腺转移患者可出现胰腺炎症状及阻塞性黄疸。各种类型的肺癌都可能转移到胃肠道，腹膜后淋巴结和肾上腺转移也并非少见，临床上多无症状 CT 腹部检查可能做出诊断。

3. 骨

小细胞癌易发生脊柱转移，多为溶骨性病变，少数为成骨性。脊柱转移可压迫椎管，导致阻塞及压迫症状，肺癌转移至肢体内骨以股骨、肱骨较为常见。当关节受累时可发生关节积液，抽吸液中有时可找到癌细胞。

4. 中枢神经系统

肺癌向脑、脑膜、脊髓等中枢神经系统转移以小细胞癌比例最高，依次为未分化大细胞癌、腺癌，鳞癌最少。肺尖及周围型肺癌发生脑转移较多，约有10%的肺癌患者发生脑转移，常见头痛、恶心、呕吐等颅内压增高症状及精神状态改变；少见的症状为癫痫发作、脑神经受累、偏瘫、失语及小脑功能障碍等。脑膜转移虽不如脑转移常见，但在小细胞肺癌患者中却常有发生，其症状与脑转移相似。脊髓转移可出现神经根痛及不同程度的运动障碍、感觉障碍和自主神经功能障碍。

（四）副癌综合征

部分肺癌患者可伴有一种或多种肺外症状即副癌综合征，其中以骨、关节病变及内分泌引起的综合征较为常见。这些征象可随肿瘤的治疗而消退。临床上主要的副癌综合征有以下6种。

1. 杵状指（趾）和肥大性骨关节病

杵状指（趾）发生快，有疼痛感及甲床周围环绕红晕。肥大性骨关节病以长骨末端疼痛、骨膜增生、新骨形成、关节肿胀疼痛为特点，但不出现关节畸形或强直。二者常同时伴发，多见于鳞癌，也可见于其他类型的肺癌。肺癌切除后，37%的患者疼痛立即减轻或消失，84%术后1个月消失。但杵状指（趾）消失非常缓慢。当肿瘤复发时，上述症状又可出现。

2. 内分泌紊乱症状

肿瘤可分泌促肾上腺皮质激素样的肽类物质，引起库欣综合征，表现为肌力减弱、水肿、高血压、血糖升高等皮质醇增多的症状；分泌甲状旁腺样激素，引起多尿、烦渴、心律失常、高钙血症、低磷血症和精神紊乱等；分泌促性腺激素引起男性乳房肥大；合成并分泌抗利尿激素，引起稀释性低血钠综合征，发生全身水肿、嗜睡等水中毒表现。内分泌紊乱多见于燕麦细胞癌。

3. 神经肌肉综合征

有4%～14%的肺癌患者（特别是小细胞癌患者）出现重症肌无力、小脑运动失调、眼球震颤、多发性周围神经炎及精神改变。其发生机制可能与自身免疫或免疫反应有关，也可能因肿瘤细胞产生箭毒样物质，代谢异常或内分泌紊乱引起。

4. 皮肌炎

皮肌炎常与恶性肿瘤伴发，14%～20%的皮肌炎患者伴有内脏肿瘤，40岁以上的皮肌炎患者伴发肿瘤率更高。其中又以与肺癌合并存在的机会较多。该病主要表现为肌无力，任何部位肌肉皆可侵犯，但往往四肢肌肉首遭累及，肢体近端肌肉又比远端的更易受损。肩胛带和骨盆带肌肉通常最早波及。通常有抬臂、头部运动及下蹲后站起困难，严重者不能翻身，并出现声嘶、吞咽及呼吸困难。皮损多出现于面部，特别于上眼睑处发生紫红色斑，且逐渐弥漫地向面部其他部位及颈、胸部扩展。有些病例躯干部也可出现皮疹，呈弥漫性或局限性黯红色斑疹或丘疹。

5. 黑棘皮病

主要表现为腋窝及肢体的屈面皮肤增厚及色素沉着，手掌、足底及口腔黏膜也可受累，上述改变可出现在肺癌发现之前，或者伴随肺癌同时出现。

6. 弥散性血管内凝血（DIC）

各种细胞类型的肺癌均可出现弥散性血管内凝血，可能与肿瘤组织释放促凝血因子有关。患者常发生皮下瘀斑、血肿等现象。肺鳞癌患者有时可伴有紫癜症。

四、辅助检查

（一）X线检查

肺部的X线检查为发现肺癌的常规方法，具有重要价值。5%～10%的患者无任何症状，而在 X 线检查时发现，但必须结合其他检查才能确诊。除常规 X 线胸部透视、正、侧位胸部平片检查外，可做高电压摄片、局部点片、体层摄片检查等，其对明确肿块的形态、部位，了解肺门和纵隔淋巴结的肿大、支气管的扭曲变形、阻塞等情况均有帮助。而选择性肺血管造影、支气管碘油造影、食管吞钡等项检查，有助于评价手术治疗的可能性。

不同类型肺癌 X 线表现分述如下。

1. 周围型肺癌

（1）肺内孤立性病灶。

（2）形态：病灶直径小于 1 cm 时，表现为炎症样不规则浸润性病灶，1～2 cm 时，呈片状或小结节状；2～4 cm 时，为结节状或球形，大于 4 cm 时，为不规则块影，有时近似肺段形状；大于 8 cm 时，常伴明显外侵。

（3）轮廓：轮廓可不整，呈分叶状，有切迹或凹入。

（4）边缘：绝大多数癌肿边缘与正常肺分界不明显，典型者为细短毛刺影，约有 30% 的肺癌出现此征。

（5）密度：当肿瘤直径小于 2 cm 时，瘤体密度小而不均匀，这与直径小于 2 cm 的结核球浓密而均匀的密度有着明显的不同。

（6）空洞：肿瘤供养动脉的闭塞引起肿瘤中心的坏死，坏死组织经支气管咳出后 X 线片上出现壁厚、偏心、内缘凹凸不平的空洞，如有继发感染，洞内可出现液平。空洞出现率为 100%，多见于鳞状细胞癌。

（7）病灶邻近肺野的变化：癌肿临近肺野内可见小节段性肺炎、肺不张。X 线表现：病灶内侧（肺门方向）有不规则断续的点线状阴影，肺血管纹理增粗模糊，提示肿瘤向肺门淋巴道转移；原发病灶附近出现小结节性病灶，称为癌性卫星征，提示肿瘤的局部肺转移；很多大小不等的结节密集分布于段或叶内，表现为段性或叶性实变，称为"癌性实变"，为肿瘤局部转移的征象。

2. 中央型肺癌

（1）局限性肺气肿：这是中央性肺癌的早期征象，表现为终末细支气管弹性下降。X 线表现为某一肺段或肺叶比较透亮部分。

（2）阻塞性肺炎：是相对早期的 X 线征象，中央型肺癌 60%～80% 发生在段支气管内，20%～40% 涉及叶支气管。由于肿瘤发生于段、叶管腔内，使之引流不畅而易发生感染，表现为段性或叶性分布的浸润性病灶，阴影淡而均匀，伴肺血管纹理增深。位置相对固定，反复发作。

（3）肺不张：瘤体加上炎性水肿或分泌物阻塞管腔时，即可出现肺不张。大多数患者先有阻塞性肺炎，尔后出现肺不张。肺不张的直接征象为：叶间裂移位；密度增加；血管和支气管聚集靠拢。肺不张的间接征象为：肺门和纵隔向患侧牵引移位；横膈上抬；相邻肺组织代偿性肺气肿；肋间隙狭；肺疝形成。如为单纯性肺不张，一般呈扇形或尖端指向肺门的三角形，如肺不张伴肺门肿块时，下缘呈状，为上叶肺癌伴不张的特征性改变。

（4）管壁肿块：如癌肿在管壁蔓延并向管壁外生长，使管壁增厚并形成围绕支气管的肿块，此时管腔内虽有稍不规则的狭窄，但无严重阻塞，故无间接征象。管壁肿块往往为长圆形，长径大于横径，走向与支气管一致，支气管体层摄影检查可显示病变支气管的狭窄和其周围的管壁肿块影，但只有当体层面与支气管轴的方向一致时，才能在体层摄影上清楚显示。

（5）肺门肿块：若肿瘤向管外生长向肺门方向蔓延，常产生单侧性、不规则性的肺门部肿块，肿块也可能由支气管癌与转移性肺门或纵隔淋巴结融合而成。

3. 弥漫型肺癌

由细支气管肺泡癌通过气道或血道向两侧肺广泛播散，表现为两侧肺广泛分布的细小结节，多为不对称性分布。随着病情的进展则有融合趋势，在融合病灶内可出现支气管充气征。病灶间常有增深的网状阴影。

4. 特殊类型肺癌的 X 线表现

（1）肺段型肺癌：当肿瘤原发于肺段或亚段支气管时，未侵及叶支气管，不形成肺不张和阻塞性肺炎，也不形成肺门肿块，病灶体积小，仅见肺段的近端密度较为致密，且较为宽大，此时须做侧位后倾斜体层摄影，可显示病变肺段的近端支气管狭窄和中断。当肿瘤较大形成肿块时，则表现为肺野内孤立性病变。

（2）纵隔型肺癌：病变类似纵隔肿块，但原发灶位于肺内，易误诊为纵隔肿瘤。表现可分 3 种：上叶完全性肺不张，包绕了肺门和纵隔的肿大淋巴结，不张的上叶外缘光滑紧贴于纵隔上，酷似纵隔肿瘤，应注意肺不张引起的肺野血管纹理减少和代偿性肺纹理移位，有助于发现肺不张的存在，做正位倾斜支气管体层摄影可明确诊断；发生于纵隔旁的周围型肺癌，其内缘紧贴纵隔，并与纵隔胸膜粘连，肿瘤外缘一般较毛糙，做病灶体层摄影可进一步与纵隔肿瘤相鉴别；某些恶性程度较高的肿瘤，尤其是中央型小细胞癌，原发病灶很小，但有较大的纵隔淋巴结转移灶，因而易误诊为纵隔肿瘤。

5. 不同病理类型肺癌的 X 线表现

（1）鳞状细胞癌：起源于支气管黏膜的上皮细胞，以壁内蔓延为主，向腔内凸出明显。病灶以中央型为多，常有阻塞性肺气肿、肺炎、肺不张。高电压摄影、支气管体层摄影或造影可见支气管腔内有息肉样或结节状肿瘤影，或呈鼠尾样狭窄，或阻塞。肺门及纵隔淋巴结转移，一旦平片上出现肺门肿块，已属晚期，说明肿瘤已穿被支气管壁或发生淋巴结转移。周围型肺鳞癌大于 4 cm 时，其中心易发生坏死和空洞，发生率可达 30%。肿瘤可跨叶生长。

（2）腺癌：多为周围型，常为小于 4 cm 的孤立球形病变，贴近叶间胸膜者由于胸膜的限制而呈半圆形。

（3）小细胞癌：主要在支气管黏膜下，沿长轴方向扩展，故多为中央型，并迅速穿破支气管壁呈壁外生长。常迅速转移到淋巴结，形成肺门与纵隔肿块，有时原发灶不明显，仅表现为肺门淋巴结融合的肿块影。

（4）大细胞癌：周围型肺癌肿瘤体积较大，边缘光滑，可有大分叶，有时与鳞癌难以区别。空洞少见，多有肺门及纵隔淋巴结转移。如合并癌性淋巴管炎则有日光放射状阴影。中央型肺癌由于支气管阻塞较轻，很少有肺不张。

（5）细支气管—肺泡癌：一般又可分为：局限型，局限于一叶（段）的肿块表现为肺野内孤立性病变，肿块内有支气管充气征象，病灶边缘模糊，有时为细小放射状毛刺，个别也有长而平直的星芒状毛刺，此型肺癌可出现胸膜凹陷征，但此征也可出现在腺癌甚至肉芽肿性病变中；多发结节型，结节为粟粒或黄豆大小，以中、下肺野内侧带较密集，两上肺稀少，结节密度中等，边缘模糊，有融合趋势，肺纹理有时呈网状结构阴影；肺炎浸润型，由大量结节融合而成，肺泡上皮为癌细胞所置换或填充，实质上是癌性肺泡炎，X线表现与一般肺炎难以区别，须在病灶体层上仔细分析。

6. 肺癌转移的X线表现

（1）淋巴结肿大：肿瘤沿肺门和纵隔淋巴管蔓延一般转移到肺门淋巴结，引起肺门淋巴结肿大，肿大的淋巴结密度较大，故能在X线片上显示。平片上显示肺门阴影增宽和肺门肿块，肺门淋巴结转移灶多时形成环绕肺门的多个球形阴影，支气管体层摄影，尤其是侧左支气管体层摄影显示更为清晰，表现为各段叶支气管和血管分叉处淋巴结肿大。

右侧气管旁淋巴结肿大，外缘呈不规则凸出弧形或分叶状致密影；左侧则表现为左肺动脉上方主动脉弓左缘与左肺上叶肺尖后段支气管之间有局部凸起的圆形块影；位于主动脉弓下与左主支气管之间的淋巴结肿大，可显示左主支气管管壁与主动脉之间软组织增宽，距离增大，临床上可出现声音嘶哑。

肺下静脉旁淋巴结肿大，可在相当于气管权与横膈之间1/2处、正常肺下静脉汇合处见血管轮廓模糊，代之以分叶状致密肿块影。此外，上腔静脉、肺动脉、奇静脉造影有助于明确有无纵隔淋巴结转移，如X线片表现为血管管腔狭窄、充盈缺损、僵直不规则，甚至阻断，提示该处肿瘤侵犯，手术已不能彻底切除。

（2）淋巴道转移：可发生在同侧或两侧，表现为肺纹理异常增深，并有粟粒状阴影，最后可融合成大片浸润状阴影。

（3）血行转移：同侧或对侧肺野内见多个结节性病灶，大小不一，阴影较淡，发展快，也可分叶或形成空洞。

（4）支气管播散：癌肿沿支气管或肺泡泡间孔扩散，可引起肺叶或全肺弥漫性浸润，其表现与支气管肺炎或粟粒性肺结核相似。

（5）胸腔积液：8%～15%的肺癌患者可发生胸腔积液，产生速度快且多为血性。有时原发灶很小或为胸水掩盖不易发现，而以胸水为其首发症状。X线检查能明确胸腔积液的存在，但不能区别积液的性质，而检查不仅能早期发现胸水，而且能鉴别血性抑或渗出液。

（6）膈肌麻痹：患侧膈肌麻痹，产生矛盾运动，提示膈神经受侵。

（7）心包积液：表现为心影对称性、进行性增大，呈烧瓶样。心脏搏动明显减弱。

（8）局部侵犯：周围型肺癌可直接侵犯胸膜、肋骨及脊柱；肺门和纵隔附近的癌肿可侵犯喉返神经、膈神经、肺血管、食管等，产生相应的X线征象。

（9）骨转移：当病灶直径达1～1.5cm，或骨脱钙使骨质密度降低50%～75%时，骨密度降低区才能在X线片上显示出来。因此，骨转移X线表现往往落后于放射性核素扫描。周围型肺癌的骨转移可能性比中央型肺癌大。骨转移的好发部位与解剖特点有关，以转移到肺周围的骨骼最多，占46.5%。其中肋骨居首，胸椎次之，这是因肺的淋巴管与肋骨后部的淋巴管有间接或直接的交通。肺癌的组织学类型与骨转移也有一定的关系，小细胞癌有产生成骨性转移的倾向，腺癌也可伴有成骨性转移。而鳞癌绝大部分为溶骨性转移。

（二）CT检查

电子计算机体层扫描（CT）对发现气管、主动脉周围、脊柱旁沟、肺门附近的早期隐蔽性肺癌、纵隔淋巴结转移和胸膜病变的范围，常能提供可靠依据。常规CT对肺内病灶的显影虽有一定作用，但对显示肿块边缘的毛刺、分叶、密度等有时不如分层片清楚，近年选用高分辨CT（HRCT）层厚1.5～3mm及快速螺旋式CT，在很大程度上优于常规X线检查，其在肺癌诊断方面的主要用途及优点如下。

（1）用于常规胸片上易于重叠的解剖部位的显示，如肺门后方，胸后方，后肋膈角，肺尖，心后区，脊柱旁和奇静脉食管隐窝等。

（2）利用不同的窗宽、窗位来确切划分不同的软组织（肿瘤、纵隔、胸膜），定量测得CT值，并可灵敏查出钙化灶。

（3）对痰脱落细胞检查阳性，而常规X线检查阴性或影像显示不满意时，可借助CT进行诊断，CT有时能发现支气管内的微小病灶。

（4）确定肿瘤在纵隔内的侵犯范围及对其他器官（脑、肝、肾上腺等）的转移情况。

（三）核磁共振（MRI）

核磁共振的对比度、分辨率均优于CT，较CT更易鉴别和明确实质性肿块与血管的关系，无放射性损害又无须造影剂增强，而且能显示肿块旁气管、支气管树及支气管、血管受压和移位。对气管、支气管内病变、肺尖部的肿瘤和肿瘤与心血管的关系显示均十分清楚。核磁共振的缺点是对肺内病灶的显示不如CT。胸部MRI主要用于特殊部位的肿瘤，如肺上沟瘤，脊柱旁沟、膈面附近与胸壁纵隔关系密切的肿瘤；如疑为神经源肿瘤时，显示肿瘤来源及相应解剖关系；也用于胸壁肿瘤的定性定位诊断及有CT增强扫描禁忌证的患者。

（四）脱落细胞检查

脱落细胞检查是一项简单而有效的早期诊断方法。由于肺癌起源于支气管上皮，癌细胞容易脱落于痰中并随痰排出。部分肺癌的早期，常常在X线胸片上未见异常，却在痰中已发现癌细胞的踪迹，部分患者还能查出肿瘤的组织类型，阳性率可达60%，这样不仅能达到早期诊断的目的，还可为治疗方法的选择和化疗方案的制定提供可靠依据。晚期癌细胞阻塞支气管引起继发感染，可使细胞溶解不易辨认，影响检出率。若无痰液，可用10%高渗盐水或15%~20%丙二醇超声雾化导痰，或者环甲膜穿刺注入生理盐水5~10 mL，促使痰液排出。胸水和支气管灌洗液也可离心沉淀后检查脱落细胞。肺癌患者第一次痰液送检，直到癌细胞的可能性仅有20%，3次送检即可达到60%，检查的次数越多，阳性率越高。因方法简便，阳性率高，没有痛苦，且费用低廉，可重复检查，应把脱落细胞检查列为肺癌的常规检查。由于存在一定的假阳性，加之无法定位，该检查尚有一定的局限性，需要结合其他检查方法为患者确诊。

（五）纤维支气管镜检查

支气管镜检查是诊断肺癌的有效手段，镜下可观察到气管隆突是否增宽、固定，且可窥视4级、5级支气管，用特制的细胞刷、刮勺或活检钳摘取或刮取可疑的黏膜组织做病理检查。阳性率可达80%~90%。

1. 纤维支气管镜下肺癌的形态特点

为了提高纤维支气管镜对肺癌的确诊率，气管镜检查必须结合X线胸片。凡X线胸片见到肺门块影者，支气管镜下一般能见到病变，且多在主支气管、叶支气管或段支气管。在镜下表现为支气管瘤块，活检或刷检易取到病理学诊断组织：若肿瘤位于段或亚段支气管，则往往仅见到间接表现，如支气管外压迫性狭窄或阻塞，不能直接见到肿瘤。此种情况应考虑经支气管穿刺活检及支气管冲洗脱落细胞检查；凡X线显示肺野周围型块影，往往镜下不能见到肿瘤或肿瘤的间接征象，此种病灶应在X线透视下，引导镜管进入瘤块相应的肺段行活检及刷检，术后连续 3 天收集痰液做脱落细胞检查以提高阳性率；如痰液脱落细胞查见肿瘤细胞而 X 线胸片未见瘤块，首先要对患者的口腔、舌根、口咽、鼻咽和食管进行仔细检查，排除以上部位肿瘤后行纤维支气管镜检查，对气管、支气管树的叶、段、亚段及可疑病灶反复活检及刷检，以提高确诊的可能性。

2. 纤维支气管镜检查的适应证

（1）局限或广泛的气管或支气管阻塞性病变。

（2）少量咯血或痰血患者。

（3）痰中找到癌细胞，但 X 线胸片病变部位不明显者。

（4）发现手术禁忌证及指导手术患者的术式选择。

3. 纤维支气管镜检查的禁忌证

（1）咯血。纤支镜管径小，遇有较多出血时不但影响视野，甚至会发生窒息。

（2）严重肺功能减退者，必要时在充分供氧及心脏监护下小心进行。

（3）肺部严重感染及高热者。

（4）疑有主动脉瘤者。

（5）一般情况严重衰弱者。

4. 纤维支气管镜检查的并发症

纤维支气管镜检查的并发症。纤维支气管镜检查是一项比较安全的检查，但仍有少数受检患者出现出血、发热、喉头水肿、缺氧、窒息、麻药过敏等并发症，因而操作时应仔细谨慎，动作轻柔，并及时正确处理并发症。

（六）纵隔镜检查

纵隔镜检查是诊断纵隔淋巴结转移的有效手段，虽然 X 线断层摄片、CT 及 ^{67}Ga 扫描等检查也能显示肺癌纵隔淋巴结转移情况，但肿块要在 1~2 cm 以上才能显示，且不能获得组织学诊断。因此，纵隔镜检查在肺癌的诊断及分期上仍有其地位。

纵隔镜检查时在肋骨切迹处做 3~4 cm 横切口，切开颈阔肌，中线分开带状肌达气管，气管前壁可作为手指向下分离和插入镜管的引导，先顺气管向下到隆突区，然后分别分离右侧气管旁和左侧气管旁。探查的要点是摸清正常结构和相互关系，如气管有无偏位，无名动脉、主动脉弓、两侧总支气管的分叉及两侧气管旁沟等。应特别注意气管旁、奇静脉及隆突下淋巴结，并注意肿大的淋巴结与大血管的关系。肺癌的转移淋巴结一般都较硬，如须钳取活组织时最好先行穿刺实验，穿刺也可取到标本做细胞学检查。

进行纵隔镜检查，如熟悉纵隔解剖，操作耐心仔细，一般情况下并发症并不多见，文献报道并发症发生率为 1%，病死率为 0.09%。常见并发症有以下几种：出血、胸膜损伤、喉返神经损伤、食管损伤、气管损伤、纵隔炎及创口感染。

（七）组织检查

手术摘除浅表淋巴结，如锁骨上、前斜角肌或腋下淋巴结做病理检查，可判断有无肿瘤转移及其细胞类型。活组织取材方法如下：若肿瘤紧贴胸壁，则在 X 线定位下，用特制的细针做经皮穿刺肺活组织检查；靠近肺门大血管旁的肿块，可在 CT 定位下直接穿刺；胸腔积液性质不明，疑有胸膜肿瘤或肺癌转移时，可在胸腔穿刺时用钝头钩针钩取小块壁层胸膜，或者在胸腔镜直接窥视下活检。上述操作可有出血和气胸等并发症，宜慎重选择，精心操作。凡严重心、肺功能不全，或者疑有出血性疾病和肺血管瘤，应列为肺活检禁忌证。

（八）放射性核素肺扫描

亲肿瘤显像放射药物，如^{67}Ga-枸橼酸、^{169}Yb-枸橼酸、^{57}CO-博来霉素、^{113}Tn-博来霉素及^{99m}Tc-博来霉素等具有亲癌特性，即癌肿组织部位浓聚较多，而在良性病变及正常组织浓聚较少，依此来鉴别肺肿瘤的良、恶性，但此项检查无特异性，假阳性率较高，故诊断价值有限。

（九）血清学检查

免疫学研究发现，部分肿瘤患者的血清和切除的肿瘤组织中，含有一种或多种生物活性物质，包括激素、酶、抗原和癌胚蛋白等。如神经特异性烯醇化酶（NSE）作为小细胞癌的血清标志物，其阳性率高达 40% ~100%，敏感性达 70%。NSE 水平与病情分期肿瘤负荷密切相关。癌胚抗原（CEA）对肺腺癌阳性率较高，为 60% ~80%，可能反映病情变化。鳞癌相关抗原（SCC-Ag）对鳞癌诊断和鉴别诊断、观察病情变化具有临床意义。但上述标志物都缺乏特异性，仅可作为肺癌的辅助检查。

（十）手术探查

对高度怀疑肺癌的病例，经上述各种方法检查都不能确诊，且有切除条件者，应及时手术探查，以免失去手术切除机会。

五、原发性肺癌的早期诊断

凡年龄在 40 岁以上，尤其是男性吸烟者，出现下列症状，应警惕肺癌的可能，进行必要的检查。

（1）刺激性咳嗽持续 2 周以上，治疗无效；或者原有慢性呼吸道疾病，咳嗽性质改变者。

（2）持续痰中带血而无其他原因可解释者。

（3）单侧性局限性哮鸣音，不因咳嗽而改变者。

（4）反复同一部位的肺炎，特别是段性肺炎。

（5）原因不明的肺脓肿，无毒性症状，无大量脓痰，无异物吸入史，抗炎治疗效果不佳者。

（6）原因不明的四肢关节疼痛及杵状指（趾）。

（7）X 线检查表现为局限性肺气肿，段、叶性肺不张，孤立性圆形病灶，以及单侧肺门阴影增深、增大者。

（8）原有的肺结核病灶已稳定，而其他部位出现新病灶；或者在抗结核药物治疗下，阴影反而增大；或者有空洞形成，痰检结核菌阴性者。

（9）不明原因的迁移性、栓塞性下肢静脉炎。

（10）无中毒症状的胸腔积液，增长快，多为血性。

六、肺癌的鉴别诊断

肺癌应与以下疾病相鉴别。

（一）肺结核

1. 肺结核球

应与周围型肺癌相鉴别，结核球多见于年轻患者，病灶多位于肺上叶尖后段和下叶背段。一般无症状。病灶边界清楚，可有包膜，密度高，有时含钙点，周围有纤维结节状病灶，常多年不变。

2. 肺门淋巴结核

易与中央型肺癌相混淆。结核多见于青少年，多有发热等中毒症状，结核菌素试验常呈阳性，抗结核治疗有效。而肺癌多见于中年人，病情发展快，呼吸道症状明显。痰脱落细胞检查及纤维支气管镜检查有助于明确诊断。

3. 粟粒型肺结核

应与弥漫型细支气管—肺泡癌相鉴别。粟粒型肺结核患者年龄较轻，有发热等全身中毒症状，但呼吸道症状不明显。X线上表现为病灶细小、分布均匀、密度较淡的粟粒样结节。经纤维支气管镜肺活组织检查常可明确诊断。

（二）肺炎

约有1/4的肺癌患者早期以肺炎形式出现，应与一般肺炎相鉴别。若起病缓慢，无中毒症状，抗生素治疗炎症吸收缓慢，或者在同一部位反复发生肺炎时，应考虑肺癌可能。尤其是段、叶性肺炎伴有体积缩小者，肺部慢性炎症机化，形成团块状的炎性假瘤，易与肺癌相混淆。肺炎假瘤往往形态不整，边缘不齐，有密度较深核心，常伴有胸膜增厚，病灶长期无变化。

（三）肺脓肿

癌性空洞继发感染，应与原发性肺脓肿相鉴别。前者先有肺癌症状，如慢性咳嗽、反复血痰，然后出现感染、咳嗽加剧。原发性肺脓肿起病急，中毒症状严重，常有寒战、高热、咳嗽、咳大量脓臭痰；肺X线片呈均匀的大片炎性阴影，中有薄壁空洞及液平；血常规白细胞及中性粒细胞增多。

（四）结核性胸膜炎

结核性胸膜炎胸液多透明，草黄色，有时为血性。癌性胸液则多为血性。癌肿阻塞性肺炎引起的胸液也可呈草黄色，癌肿阻塞淋巴管引起的胸液为漏出液。结核性与癌性胸膜炎渗液的检查有助于诊断。

（五）纵隔淋巴瘤

颇似中央型肺癌，淋巴瘤常为双侧性，可有发热等全身症状，但支气管刺激症状不明显，痰脱落细胞检查阴性。

（六）肺部良性肿瘤

许多良性肿瘤如肺平滑肌瘤、肺血管瘤、肺脂肪瘤、横纹肌母细胞瘤、浆细胞瘤应与肺癌相鉴别，有些肺部良性肿瘤在X线片与恶性肿瘤很相似，如支气管腺瘤、错构瘤等，须调动多种检查手段，仔细区分，避免误诊。

七、肺癌的临床分期

ACJJ发布肺癌国际TNM分期新标准，如表3-1~表3-4所示。

表 3-1　原发肿瘤 T 定义

分期		定义
T_0		无原发肿瘤证据
T_x		原发肿瘤不能被评价，痰或支气管灌洗液中找到恶性细胞，但影像支气管镜未发现肿瘤
Tis		原位癌
T_1：肿瘤最大径≤3 cm，被肺或脏层胸膜包绕，未侵及叶支气管近端	T_{1a}	肿瘤最大径≤2 cm
	T_{1b}	肿瘤最大径>2 cm 但≤3 cm
T_2：肿瘤最大径>3 cm 但≤7 cm，或具有以下任一特征：①侵犯主支气管，距离隆突≥2 cm；②侵犯脏层胸膜；③肺不张或阻塞性肺炎搏击肺门区域，但未累及一侧全肺	T_{2a}	肿瘤最大径>3 cm 但≤5 cm
	T_{2b}	肿瘤最大径>5 cm 但≤7 cm
T_3		肿瘤最大径>7 cm；或直接侵及胸壁、膈肌、纵隔胸膜、壁层心包；或肿瘤位于主支气管内距气管隆嵴<2 cm，但未累及气管隆嵴；或相关肺不张或阻塞性肺炎波及至一侧全肺；或分开的肿瘤位于同一肺叶
T_4		任何大小的肿瘤侵犯下列结构：纵隔、心脏、大血管、气管、喉返神经食管、椎体、气管隆嵴；或分开的肿瘤病灶位于原发肿瘤同侧的不同肺叶

表 3-2　区域淋巴结 N 定义

分期	定义
N_x	区域淋巴结不能被评价
N_0	无区域淋巴结转移
N_1	同侧支气管周围或肺门及肺内淋巴结转移，包括直接侵犯
N_2	同侧纵隔和/或气管隆嵴下淋巴结转移
N_3	对侧纵隔，对侧肺门、同侧或对侧斜角肌或锁骨上淋巴结转移

表 3-3　远处转移 M 定义

分期	定义
M_0	无远处转移
M_1	远处转移
M_{1a}	分开的肿瘤病灶位于对侧肺叶内伴有胸膜结节或出现恶性胸膜或心包积液
M_{1b}	其他远处转移

表 3-4　TNM 分期组合

未确定癌	T_x	N_0	M_0
0 期	Tis	N_0	M_0
Ⅰ A 期	$T_{1a,b}$	N_0	M_0
Ⅰ B 期	T_{2a}	N_0	M_0
Ⅱ A 期	T_{2b}	N_0	M_0
	$T_{1a,b}$	N_1	M_0
	T_{2a}	N_1	M_0
Ⅱ B 期	T_{2b}	N_1	M_0
	T_3	N_0	M_0
Ⅲ A 期	$T_{1a,b}$；$T_{2a,b}$	N_2	M_0
	T_3	N_1，N_2	M_0
	T_4	N_0，N_1	M_0
Ⅲ B 期	T_4	N_2	M_0
	任何 T	N_3	M_0
Ⅳ 期	任何 T	任何 N	M_1

（高艳芳）

第二节　肺癌的临床治疗

一、手术治疗

手术治疗为治疗早期肺癌的首选方法。凡适合手术的确诊或拟诊肺癌的患者，均应及时争取手术，非小细胞癌的手术疗效比较好，术后 5 年平均生存率为 25%～40%；按 TNM 分期评估的原位癌或隐性肺癌，经手术切除可获根治；直径小于 2 cm 的周围型肺癌或局限于大支气管壁的 Ⅰ 期中央型肺癌，术后 5 年生存率达 50%～70%；鳞癌切除机会多，5 年生存率高，腺癌次之，小细胞癌最差；近年来对小细胞癌的手术治疗趋向积极，认为 Ⅰ 期无淋巴结转移的小细胞肺癌，也可进行手术治疗。

（一）手术禁忌证

凡有严重心、肝、肺、肾疾病并有功能不全，肿瘤已有远处转移，气管隆嵴固定、增宽，癌性胸腔积液等，均不宜手术治疗。对国际肺癌分期中的 Ⅲ B 期和 Ⅳ 期的患者，属手术禁忌证，临床表现如下。

1. 颈淋巴结转移

触到颈淋巴结肿大者，一般宜行细针穿刺活检，约 10% 的患者证实为转移癌。肺癌发生胸腔外转移列为手术禁忌者中，约 50% 系锁骨上淋巴结转移，颈淋巴结转移大多为同侧，若两侧均有肿大淋巴结，则往往伴有其他远处转移灶。腋窝淋巴结转移有时可能是癌扩散的第一个征象，大多为同侧上叶癌累及壁层胸膜所致。

2. 癌性淋巴管炎

是肺癌肺内淋巴结的逆行性癌扩散，患者往往有明显气急，X 线表现为同侧的肺纹理增粗和纵隔影增宽。

3. 肺内转移癌

肺内转移癌预后差，不宜行广泛性手术。

4. 远处脏器转移

有肝、肾上腺或其他实体脏器转移征象者，约 1% 分化较差或为小细胞癌。

5. 上腔静脉阻塞征

5%～10% 肺癌患者的首发症状是上腔静脉阻塞征。上腔静脉受压迫大多因肿瘤直接侵犯上腔静脉，以右肺上叶病变多见，除上腔静脉受阻外，部分患者往往伴有锁骨上淋巴结转移。

6. 食管推压

约有 3% 的肺癌患者钡餐检查时发现食管推压现象，多因纵隔淋巴结肿大所致。

7. 膈神经麻痹

约有 1% 的肺癌患者首诊时有膈神经麻痹，膈神经麻痹并非手术探查的绝对禁忌证，但在膈肌麻痹肺癌患者的手术探查中发现，约一半的患者已有远处扩散。

8. 左侧喉返神经麻痹

约 3% 患者首诊时有声音嘶哑，其中大部分是左侧喉返神经受累，多见于左上叶中央型肺癌。右侧喉返神经麻痹多发生于右上叶癌患者。左侧喉返神经受累而无其他癌扩散征象者并非手术的绝对禁忌证。

9. 气管镜检查

气管镜检查发现以下情况者，手术探查应慎重考虑：气管隆嵴增宽、固定或溃疡形成；气管隆嵴受肿瘤侵犯；气管受肿瘤压迫；两侧主支气管均被肿瘤累及。

（二）常用手术方式

1. 全肺切除

肿瘤已直接侵犯到肺叶之外，超过肺叶切除的范围时才考虑一侧全肺切除，需要行全肺切除的病例，都应清除纵隔淋巴结，一般是在肺切除后，纵隔区已充分暴露时，根据病灶的部位、肿瘤淋巴道的病理学及手术中的发现，有选择地对气管隆嵴下、食管旁、主动脉和奇静脉等部位的淋巴结做分区清除术。

患者一侧全肺切除术后一般均应行闭合胸腔引流，以引出胸腔渗液，并借此了解出血、渗出液情况。引流管一般在 2～3 天拔出，并用抗生素控制感染。

全肺切除根据病灶切除的彻底性和手术清除范围可分为单纯性全肺切除，即一侧全肺切除及淋巴结切除；根治性全肺切除，即在单纯性全肺切除的基础上加上纵隔淋巴清除术。一侧全肺切除后，如仍有肉眼可见的癌灶残留时，手术后可综合应用其他治疗。

2. 肺叶切除

病灶在左侧一般为上叶或下叶切除，在右侧除上、中、下叶切除外还有上中、中下等双叶切除术。由于肺的血管和支气管变异多，肺叶切除应根据肺门结构解剖情况，分别处理。一般上叶切除放置上、下两条引流管，下叶或中下叶切除可按常规放置下胸管。淋巴结清除和支气管残端的处理按肺癌规范性切除术。

根据国际肺癌会议通过的肺癌分期，0 期、Ⅰ 期、Ⅱ 期和ⅢA 期的患者，无其他手术禁忌证者，考虑行规范性手术切除。手术切除的原则为彻底切除原发病灶及相应的各线淋巴结，并尽可能地保留正常肺组织，因此要尽量少做全肺切除（特别是右侧）。对于ⅢA 期的患者可行姑息性病灶切除，将残余肿瘤位置标记，术后补充放疗。

支气管残端的处理在肺癌规范性肺叶切除术中非常重要，周围型肺癌的支气管残端可以按传统方式处理。中央型肺癌支气管残端长度不宜超过 2 cm，或行楔形袖式切除。病变起于支气管或已累及支气管开口者，应行袖形切除。

3. 袖形肺叶切除术

袖形肺叶切除适合于肿瘤已累及主支气管开口者外，特别适合高龄及心肺功能较差的患者，这类患者若不做袖形切除，往往要做一侧全肺切除。袖型肺叶切除可分为支气管袖形切除术及支气管和肺动脉切除成形术。5% ~10% 的肺癌患者病变已累及上叶及上叶支气管开口，须做总支气管段切除，将中下叶或下叶与总支气管残端或气管侧壁吻合。如肺动脉干在相应处受肿瘤侵犯时，也可将受累血管段切除，对端吻合。在做支气管袖状吻合时，可将支气管插入对侧肺单侧通气，也可用双腔导管。吻合完毕后可用适合口周围组织或胸膜、心包等，将吻合口覆盖，既可减少漏气，又可减轻吻合口张力。一般应放置上下 2 条引流管。手术结束，麻醉气管导管未拔除前，可行纤维支气管镜检查，观察吻合口情况，并将下叶的分泌物吸尽。术后 2 ~3 天，若疑有下叶痰液积留，也可在床旁行纤维支气管镜检查并吸痰。

4. 肺段切除

采用肺段切除治疗肺癌的指征有：心、肺功能不佳的高龄患者，病灶小于 3 cm，为周围型；对侧已行肺叶切除的肺癌患者，其新病灶小于 4 cm，为周围型；有角化的高度分化肺癌，无淋巴结转移者。行肺段切除后的 5 年生存率为 25% ~50%，无淋巴结转移的腺癌，肺段切除的疗效与肺叶切除相似。但对小细胞癌，肺段切除后易在短期内出现复发或转移。

5. 淋巴结切除

淋巴结切除的范围应根据病变的原发部位及转移情况分别做 1 线、2 线及 3 线清除。清除的方法：一般 1 线、2 线淋巴结可以与切除的肺叶整块取下，等标本取下后，充分暴露纵隔，根据情况分别切除 3 线及 4 线淋巴结。为了减少大面积清扫的并发症，纵隔淋巴结的清除不必强求整块的区域性清扫，可以采取各线淋巴的区域性摘除术。为了减少切断淋巴管可能引起癌的医源性扩散，在摘除淋巴结时尽量采取电外科技术，并用氮芥液（氮芥 2 mg +水 100 mL）冲洗创面。术中尽可能做快速病理检查，纵隔阳性淋巴结区应放置标记以便术后放疗。

二、放疗

放疗也属于局部根治性治疗，可改变肺癌的自然发展规律，解除阻塞症状，为手术切除创造条件。少数病例可获根治。单纯放疗效果不满意，若同时辅以化疗，则可提高疗效。对不宜手术的病例，因支气管阻塞引起的呼吸困难，骨转移引起的剧烈疼痛，脑转移引起的颅内压增高，均可采用放疗，取得暂时缓解。对全身情况不佳，有严重的心、肝、肾功能不全者，应列为禁忌。小细胞癌、鳞癌和腺癌对放疗的敏感照射性依次递减，故在正常组织可以耐受的情况下，放射剂量应依次递增。一般以 5 ~7 周照射 40 ~70 Gy（4 000 ~7 000 cGy）为宜。精心设计多野超分割照射，严格控制剂量和疗程，常可减少和防止放射性反应，如白细胞减少、放射性肺炎、放射性肺纤维化、放射性食管炎、放射性脊髓损伤等。近年来开展的腔内后装放疗肺癌，认为有较好的近期疗效和姑息治疗效果。腔内照射安全，剂量分布均匀，定位准确，对周围组织损伤少，对腔内病变的疗效优于外照射。

（一）小细胞肺癌的放疗

小细胞癌局部放疗配合全身化疗的方案，可获得满意的疗效，5 年生存率可达 7% ~ 32%。由于小细胞癌脑转移率高，可考虑预防性脑放疗。关于小细胞癌的放射剂量，一般认为，临床肿瘤 GTW 为 4 Gy，1.5 Gy，每日 2 次每周 10 次照射。提倡用缩野照射技术，尽量减少正常肺组织的受量。当化疗和放疗间隔使用时，放疗置于化疗前后 2 个疗程的休息期内进行。放疗早点进行优于推迟。

（二）非小细胞肺癌的放疗

1. 术前放疗

目前对术前放疗评价不一，然而比较一致的看法是常规术前放疗无必要，但对一部分经选择的患者术前放疗可能有益。如肺上沟瘤伴 Pancoast 综合征，或肿瘤已侵及肺门及纵隔主要脏器，或肿瘤侵犯胸壁，估计手术切除不彻底，胸壁会有残留。只要掌握合适的放射剂量和间隔时间，术前放疗不会增加手术的并发症。

2. 术后放疗

对术后放疗能否提高局部肿瘤控制率和生存率的问题仍有争议，部分学者对此持否定态度，然而也有不少文献报道支持在有选择的患者中使用术后放疗。综合现有研究结果表明，术后放疗对肺门及纵隔淋巴结阴性的患者无益处，但能显著提高纵隔淋巴结阳性患者的生存率。目前对术后放疗的评价基本趋于一致，即术后放疗对病理证实手术切缘阳性、纵隔淋巴结转移或肿瘤残存于胸腔内的病例能提高生存率。

3. 根治性放疗

肺癌患者中的 70% ~80% 或因病灶不适合手术，或因有手术禁忌证而无法接受手术治疗。在这些患者中，只要一般情况尚可，都可接受放疗。根治性放疗可给予无远处转移、肿瘤局限于胸腔，即病期早于ⅢA 期，且预计的放射范围小于 150 cm^2 者。放疗后 1、3、5 年生存率分别为 30% ~50%、10% 和 5% 左右。对于肺内病灶太大（放射野大于 150 cm^2）、肺功能严重损害或已有远处转移的患者，可给予姑息性放疗，旨在抑制肿瘤生长，缩小肿瘤体积，减轻症状，延长患者生存期。

4. 放疗技术

（1）放疗和手术的间隔时间：术前放疗后 1 个月左右行手术治疗，因放疗结束后 1 个月内肿瘤还会继续缩小，同时放疗的急性反应，如照射区的充血、水肿等，在 1 个月内会逐渐消退，这些都有利于手术切除肿瘤。过早手术会造成术中出血过多，而手术拖延过久，则受抑制的肿瘤可能会再次活跃生长，同时，放疗造成的肿瘤与周围组织的粘连纤维化逐步出现，给手术切除增加困难。术后放疗在患者恢复后即可进行，一般辅助化疗后 2 ~4 周开始。

（2）放射的范围：根治性放疗照射野应包括临床肿瘤和亚临床灶，包括临床肿瘤边界以外 0.5 ~1 cm 正常肺。原发肿瘤位于上叶或中叶者，照射野包括原发灶、阳性淋巴结区域，不做淋巴结预防照射。原发灶来自下叶者，照射野应包括原发灶、同侧肺门和阳性淋巴结区域，不做淋巴结预防照射。肺尖癌须照射原发灶、同侧锁骨上淋巴结引流区及阳性淋巴区域。伴有 Pancoast 综合征者还应考虑包括与原发灶相应水平的那段脊髓。不管原发灶位于哪一叶，只照射阳性淋巴结区域，不做淋巴结预防照射。胸腔内肿瘤照射采用三维适形放疗等精确放疗技术，当剂量照到脊髓最大耐受量后改为避开脊髓照射，必要时最后用小野加量照射。

姑息性放疗照射野只包括临床可见的原发灶和转移灶，不包括亚临床灶。术前放疗照射范围同根治性放疗，一般采用三维适形放疗等精确放疗技术，术后放疗照射范围包括术后肿瘤残留灶，若肺门或纵隔淋巴结转移，还应包括同侧肺门和阳性纵隔淋巴结区域。采用三维适形放疗等精确放疗技术，以最大程度的保护正常组织，提高肿瘤疗效。

（3）总剂量、分割次数和治疗总时间：根治性放疗一般使用常规照射方法，即每日 1 次，每次 1.8 ~ 2 Gy，每周照射 5 天。亚临床灶剂量为 45 ~ 50 Gy，原发灶和临床可见肺门纵隔淋巴结为 60 ~ 70 Gy。自 20 世纪 80 年代中期起非常规放疗方法开始被应用，主要有两种，超分割放疗每日照 2 次，间隔大于 6 小时，每次 1.1 ~ 1.2 Gy，每周 5 个治疗日，亚临床灶剂量为 50 ~ 55 Gy，原发灶剂量为 65 ~ 72 Gy；加速超分割放疗每日照 2 次，每次间隔 8 小时，每次 1.5 Gy；每周 7 天照射，亚临床灶剂量为 15 天照射 30 次共 45 Gy，原发灶剂量为 20 天照射 40 次共 60 Gy。初步的临床结果显示上述非常规分割治疗方法对某些患儿如ⅢA期的疗效较常规疗效为佳。

姑息性放疗一般提倡短疗程快速照射，以减少患者往返接受照射的麻烦。如肿瘤量为 2 周照射 10 次共 30 Gy。放疗 1 个月后，若放疗效果好，病情稳定，可再给肿瘤量 2 周照射 10 次共 30 Gy。当然也可用常规放疗方法，肿瘤量 40 ~ 66 Gy。

术前放疗可用常规放疗方法，肿瘤量为 50 Gy，一般不超过 50 Gy，因为过高的放射量会增加手术的并发症。也可试用快速放疗 2 周照射 10 次共 30 Gy。

术后放疗使用常规放疗，若无肿瘤残留，仅病理检查纵隔淋巴结有肿瘤转移者，照射量为 45 ~ 50 Gy。若切缘阳性或临床肿瘤残留，可再缩小照射野，仅包括残留灶加量到 60 ~ 70 Gy。

（4）正常组织允许的放射剂量：脊髓，最高剂量（前后相对野上缘以下 2 cm 处的脊髓）不应超过 5 周照射 25 次共 50 Gy。

心脏：当小于 40% 体积的心脏受照时，V40≤80%；V45≤60%；V60≤30%；Mean≤35 Gy，但值得注意的是，该耐受剂量来自国外 NCCN 指南建议，对国人应适当降低剂量。

（5）腔内近距离后装放疗：随着放射后装技术的进步，特别是计算机控制的先进后装机的问世，使对体内狭小腔内癌肿的近距离放疗成为可能。使用腔内后装近距离放疗，作为原发性肺癌的一种辅助性放疗和姑息放疗手段，该技术的主要优点是能给局部肿瘤高剂量放射，而对周围正常组织的放射剂量较小。同时，放射源在不同部位的驻留时间可受计算机调控，能根据病灶范围，采用计算机优化方案，因而对肿瘤的杀灭效应强，对正常组织保护好。该技术的缺点是放射的有效范围有限，且剂量随距离增加而迅速衰减，对于直径大于 4 cm 的瘤体即无法给整个肿瘤均匀的足够剂量。所以，腔内近距离后装放疗必须和外放射相结合，作为外放射的补充加量才能发挥其作用。

该技术主要适应证有：因气管、支气管腔内肿瘤阻塞产生段、叶及全肺不张或阻塞性肺炎患者，在外放射的同时，给予腔内近距离放疗，以增加阻塞部位的放射剂量；足量外放射后，原发肿瘤仍有残留，直径小于 4 cm，腔内近距离放疗作为一种局部加量放射的手段；

支气管切缘阳性，或手术后支气管残端复发，腔内照射能减少外放射的总量。

（三）放疗并发症

1. 食管损伤

急性放射性食管炎较为常见，出现在放疗开始后 2 周左右，表现为进食疼痛，部位在胸骨后。当放疗与化疗药物（如环磷酰胺、阿霉素）合用时更为严重。食管损伤包括食管狭窄、粘连、溃疡和瘘管形成等。

2. 肺损伤

急性放射性肺炎很常见，常发生于放疗开始后 6 周左右，表现为刺激性咳嗽、气急、高热、胸闷，常伴肺部感染。放射性肺炎的发生及程度与肺接受的放射剂量有关，也与照射体积、每次分割剂量、是否与化疗合用及放疗前肺部已存在的疾病有关。

3. 心脏损伤

放疗期间的急性心脏损害常常通过心电图、心功能检查发现，表现为心电图 ST 改变等，后期的心脏损害表现为心包炎，一般少见。化疗药物阿霉素会增加放疗性的心脏损伤，对老年人及有心脏病史者应避免两者同用。

4. 脊髓炎

主要为后期损伤，发生于放疗后 2 年以上，表现为横断性截瘫。只要把脊髓的放射剂量限制在安全范围内，一般不会发生脊髓的放射损伤。

三、化疗

由于医药科学技术的进步，高效、低毒的抗癌药物不断出现，使得化疗在肺癌的治疗地位已显得非常重要，不同组织学类型的肺癌对化疗的敏感也有所不同，小细胞癌最为敏感，鳞癌次之，腺癌最差。临床上现多趋向于将肺癌分为小细胞肺癌（SCLC）和非小细胞肺癌（NSCLC）两大类型，并据此选择化疗方案。为了增加疗效、延长缓解期，减低毒性、延缓耐药性的产生，目前国内外倾向于间歇、短程和联合用药，多选择以铂类为基础的双药方案。

化疗在大多数非小细胞肺癌的治疗中并非首选治疗方法。化疗主要用于小细胞肺癌及不能手术治疗的非小细胞肺癌，手术及放疗的辅助治疗，以及局部并发症的缓解治疗。化疗可使不能手术的晚期非小细胞肺癌，以及小细胞肺癌的生存期明显延长；辅助化疗可使放疗和手术治疗的疗效提高。

1. 肺癌化疗的适应证

（1）小细胞肺癌，一经确诊即开始化疗。

（2）无手术切除或放疗条件的非小细胞肺癌。

（3）对手术或放疗的患者辅以化疗以提高疗效。

（4）用于局部并发症，如上腔静脉综合征、癌性胸膜炎等的姑息性治疗，可缓解症状。

2. 停药或修正治疗方案的指征

（1）小细胞肺癌化疗一个疗程疾病进展，非小细胞肺癌化疗两个疗程疾病进展，或化疗显效后肿瘤复发或恶化。

（2）白细胞 2 000～3 000 个/毫米以下或血小板 50 000 个/毫米以下，且无积极有效的支持治疗，如输注白细胞及血小板、良好的隔离条件、使用有效的抗生素预防感染等措施。

（3）出血及感染。

（4）严重的胃肠反应。

（5）重要脏器的并发症，如严重的心、肝、肾、肺及中枢神经系统损害等。

四、免疫治疗

近年来，干扰素（IFN）、肿瘤坏死因子（TNF）、LAK 细胞、肿瘤浸润淋巴细胞（TIL）、单克隆抗体（MBAB）等陆续应用于临床，其中 LAK 细胞及 TIL 应用较广。此外，以单克隆抗体作为导向载体，把具有杀伤肿瘤细胞的物质如放射性核素化疗药物输送到肿瘤部位，以消灭肿瘤细胞。

五、肺癌的靶向治疗

近年来，肺癌的分子靶向治疗取得了较大的进展，靶向治疗新药不断涌现，在临床试验或正式临床应用中取得非常鼓舞人心的结果。

肺癌是目前发病率和死亡率最高的恶性肿瘤，其治疗也成为人们关注的焦点，传统的化疗和放疗由于缺乏特异性，取得疗效的同时也往往给患者带来较大的毒副作用。因此，选择肺癌细胞特异的分子靶点，应用针对该靶点的药物进行治疗，在取得明显疗效的同时，又避免对正常细胞的伤害。这种高效低不良反应的治疗模式，越来越被肿瘤学术界和广大患者所认同。近年来，随着对肺癌分子生物学行为的不断深入研究，发现了多个可用于治疗的特异性靶位点，有多种靶向治疗药物已被 FDA 批准用于临床应用或正在进行临床试验研究，以下简要介绍这一领域的一些主要进展。

肺癌分子靶向治疗常用的治疗靶点有：细胞受体、信号传导和抗血管生成等，其中表皮生长因子受体（EGFR）是目前最为主要的靶点，有多种药物均是针对此靶点，且在临床试验或临床应用中取得很好疗效。

常见肺癌分子靶向药物主要有两类。

（一）小分子化合物类药物

1. Iressa（ZD1839，Gefitinib）

Iressa（ZD1839，Gefitinib）是一种口服表皮生长因子受体—酪氨酸激酶（EGFR-TK）拮抗剂，属小分子化合物，2003 年 5 月被 FDA 批准单药用于经含铂类或泰素帝方案化疗失败的晚期非小细胞肺癌。EGFR 高表达的肿瘤细胞侵袭性强、易转移、疗效差，患者预后不好。EGFR 的表达与肿瘤细胞的酪氨酸激酶活性有关，EGFR 过表达的肿瘤细胞接受细胞生长信号，激活细胞内某些基因表达，加速细胞分化，释放更多的血管生成因子和促转移因子。抑制 EGFR 的过度表达可以抑制肿瘤细胞的生长。目前 Iressa 主要用于治疗非小细胞性肺癌（NSCLC），对乳腺癌、前列腺癌及头颈部肿瘤等也证实有效。

2. OSI-774（Tarceva，erlotinib，R 1415，CP 358774，NSC 718781）

OSI-774（Tarceva，erlotinib，R 1415，CP 358774，NSC 718781）也是一种表皮生长因子受体—酪氨酸激酶（EGFR-TK）拮抗剂，属小分子化合物，2002 年 9 月，美国 FDA 批准其作为标准方案治疗无效的晚期 NSCLC 的二线或三线治疗方案。

3. 盐酸埃克替尼

备受关注的肺癌分子靶向药盐酸埃克替尼一直被视为"国产易瑞沙"。在 2011 年我国完全自主知识产权的小分子靶向抗癌新药凯美纳（盐酸埃克替尼）疗效得到证实，终获成功。盐酸埃克替尼是以表皮生长因子受体激酶为靶标的新一代靶向抗癌药，完全由我国科学工作者和肿瘤临床专家自主原创，经历8年时间研制而成，其第一个适应证是晚期非小细胞肺癌。

4. 克唑替尼

克唑替尼用于治疗间变性淋巴瘤激酶（ALK）阳性的局部晚期和转移的非小细胞肺癌（NSCLC）。

5. 其他小分子化合物类治疗药物

其他的靶向药物包括：CI-1033，一种不可逆的 ERB 酪氨酸激酶抑制剂；PKI166、GW572016 和 EKB569，均可同时抑制 EGFR 和 HER2 的双功能酪氨酸激酶抑制剂；SCH66336，一种蛋白激酶 C 抑制剂；LY317615，一种蛋白激酶 Cb 抑制剂；TNP-470，一种血管内皮抑素；SU6668，SU11248，PTK787/ZK222584 和 ZD6474，均为血管内皮生长因子受体抑制剂；SCH66336 和 R115 777，均为法尼醇蛋白转移酶抑制剂，可特异抑制多药耐药蛋白1和蛋白20。这些小分子化合物靶向治疗药物治疗肺癌，包括小细胞肺癌（SCLC）和非小细胞肺癌（NSCLC）的临床试验研究均在进行之中。

（二）单抗类分子靶向药物

1. 贝伐单抗

贝伐单抗是首个被证实能提高进展期肺癌标准双化疗疗效的抗 VEGF 药物。贝伐单抗联合标准双化疗方案治疗 NSCL 可取得重大的临床获益，同时也增加了治疗相关死亡，美国 FDA 和 EMEA 批准以铂类药物为基础的化疗方案联合贝伐单抗可用于晚期非鳞型 NSCLC 患者的一线治疗方案。

2009 年世界肺癌大会和 ESMO 年会上公布的数据显示，SAiL 研究再次印证了既往研究中贝伐单抗与其他化疗方案联合应用的疗效与安全性数据，并有了进一步提高。SAiL 研究共纳入超过 2 000 例局部晚期或复发转移性非鳞癌 NSCLC 患者，选用的一线化疗方案基本涵盖了临床上可能应用的大部分选择。

贝伐单抗联合化疗治疗 NSCLC 的临床研究日益广泛，适应证逐渐放宽，如伴有脑转移或接受抗凝治疗目前不再视为禁忌证。研究证实，贝伐单抗联合标准化疗方案可明显改善患者总生存期、无进展生存期和缓解率。但出于安全考虑，很大一部分患者仍不符合贝伐单抗治疗入选标准，如鳞状细胞癌仍然视为禁忌证。此外，治疗老年患者其疗效不佳，且会增加不良反应，因此，使用贝伐单抗联合化疗治疗 NSCLC 前应充分权衡其疗效及风险。

2. 恩度

恩度的组成成分是重组人血管内皮抑制素，它并不直接杀死肿瘤，而是直接抑制肿瘤细胞赖以生长和扩散的血管。恩度于 2005 年起上市，用于晚期非小细胞癌临床治疗。临床表明，恩度耐受性良好，与细胞毒性药物联合应用不增加毒性，在进展期小细胞肺癌患者抗肿瘤方面有很高的临床获益率及良好耐受性。国内由孙燕院士等所做的恩度Ⅲ期临床研究初步结果表明，重组人血管内皮抑制素与第二、第三代两药含铂化疗方案具有良好协同作用，联合治疗晚期非小细胞肺癌安全性较好，有效性和临床收益率较高，且未增加化疗不良反应。

3. IMC-C225（cetuximab，Erbitux）

IMC-C225（cetuximab，Erbitux）是目前临床上最为先进的抗 EGFR 人/鼠嵌合单克隆抗体，有一系列的临床试验研究，将 IMC-C225 联合放疗或化疗用于头颈部肿瘤和肺癌，该药已在 2004 年 2 月初被 FDA 批准上市，与伊利替康联用治疗 EGFR 阳性，含伊利替康方案治疗失败的转移性结直肠癌及单药用于不能耐受伊利替康的 EGFR 阳性晚期结直肠癌。由于 IMC-C225 为人/鼠嵌合性单抗，尽管其鼠源性通过抗体稳定区的人源化已大大降低，但还是存在可变区的异源性问题，多次应用仍有人抗鼠抗体的产生影响疗效。其完全人源化的单抗 EIVLD-72000 治疗 EGFR 阳性的实体瘤的临床试验研究显示：显效率达 23%，稳定率达 27%，患者容易耐受，进一步的研究尚在进行之中。

4. Herceptin（Trastuzumab，赫赛汀）

Herceptin（Trastuzumab，赫赛汀）是一种针对 HER-27neu 原癌基因产物的人/鼠嵌合单抗，能特异地作用于 HER-2 受体过度表达的乳腺癌细胞。1998 年被美国 FDA 批准上市，与泰素联用，可作为 HER-2/neu 过度表达或不适合采取蒽环类药物治疗的乳腺癌的一线治疗方案。由于 16% ~ 57% 的 NSCLC 也存在 HER-2/neu 的过度表达，在临床前期的研究发现，Herceptin 与化疗药物对肺癌细胞系有协同杀伤作用，因此也有大量的临床试验研究将 Herceptin 用于 NSCLC 的治疗，临床试验证实，Herceptin 与化疗药物联用于 NSCLC 的治疗是安全和可行的。

（高艳芳）

第四章

胃癌

第一节　胃癌的临床表现与诊断

胃癌是全球及我国最常见的恶性肿瘤之一。2018 年统计数据表明，全球范围内胃癌发病率在恶性肿瘤中居第五位，其死亡率居第三位。尽管近年来胃癌发病率有所下降，但是在亚洲国家其发病率仍然较高。我国是胃癌的高发区，据 2019 年国家癌症中心公布的数据，我国胃癌发病率和死亡率均居恶性肿瘤的第三位，远高于世界平均水平。在广大医务工作者的不懈努力下，胃癌的理论基础、临床诊断和治疗研究等方面均取得了长足的进步。推动胃癌生存率提高主要依赖于各种诊断技术的进步和治疗方法的改进，包括诊断、系统治疗、手术、放疗及各种局部治疗手段的提升。

一、临床表现

胃癌起病隐匿，早期诊断困难，待出现明显的临床症状时，大多已为进展期，胃癌的早期诊断是提高疗效的关键。因为早期胃癌无特异性临床症状，所以临床医师应高度重视患者的非特异性症状，有以下情况应及早进行相关检查：慢性胃炎患者的症状近期内加重，体重下降；40 岁以上、无胃病史，近期内出现上腹疼痛不适、呕血、黑便、消瘦等症状；患有慢性萎缩性胃炎伴肠上皮化生、胃息肉、胃溃疡、糜烂性胃炎及手术后残胃；有胃癌家族史。

（一）症状

大多数早期胃癌患者无症状，少数可有饱胀不适、消化不良等轻微不适，或者仅有一些非特异性的消化道症状，因此仅凭临床症状，诊断早期胃癌十分困难。

进展期胃癌最早出现的症状是上腹痛，常同时伴有食欲缺乏、厌食、体重减轻。腹痛可急可缓，开始仅为上腹饱胀不适，餐后更甚，继之有隐痛不适，偶呈节律性溃疡样疼痛，但这种疼痛不能被进食或服用抑酸药缓解。患者常有早饱感及软弱无力。早饱感或呕吐是胃壁受累的表现，皮革胃或部分梗阻时这种症状尤为突出。

胃癌发生并发症或转移时可出现一些特殊症状。根据转移部位不同临床症状也不同，贲门癌累及食管下段时可出现吞咽困难，并发幽门梗阻时可有恶心呕吐，溃疡型胃癌出血时可引起呕血或黑便，继之出现贫血。胃癌转移至肝可引起右上腹痛、黄疸和（或）发热，转移至肺可引起咳嗽、呃逆、咯血，累及胸膜可产生胸腔积液而发生呼吸困难、胸痛、气喘，侵及胰腺时，可出现背部放射性疼痛。

（二）体征

早期胃癌无明显体征，进展期在上腹部可扪及肿块，有压痛。肿块多位于上腹偏右相当于胃窦处。如肿瘤转移至肝可出现肝肿大及黄疸，甚至出现腹水。腹膜转移时也可引起腹水，移动性浊音阳性。侵犯门静脉或脾静脉时有脾肿大。有远处淋巴结转移时可扪及菲尔绍淋巴结，质硬不活动。盆腔种植转移时直肠指检可在直肠膀胱凹陷扪及一板样肿块。一些胃癌患者可出现伴癌综合征，包括反复发作的浅表性血栓静脉炎及过度色素沉着、黑棘皮病、皮肌炎、膜性肾病，累及感觉和运动通路的神经肌肉病变等。

二、辅助检查

（一）实验检查

1. 早期胃癌三项

主要包括胃部腺体分泌的三种物质：血清胃蛋白酶原Ⅰ（PGⅠ）、Ⅱ（PGⅡ）和血清胃泌素17（G-17），它们在一定程度上可以反映尾部萎缩情况，有助于胃癌风险的分层管理，便于早期防治胃癌。

2. 血清肿瘤标志物

常用的有癌胚抗原（CEA）、癌抗原CA19-9、CA724、CA125等，对胃癌的诊断及术后病情监测有一定的临床意义。但根据多年的临床实践，上述肿瘤标志物检查阳性常见于肿瘤较大或有远处转移的进展期胃癌，为提高检测的临床价值，尤其强调联合检测、动态检测，对早期胃癌的诊断阳性率<5%，在可切除的病例中其阳性率也不超过23%。

3. 血常规、大便常规

胃癌患者常可见贫血，若伴有黑便或大便潜血阳性，提示可能当前伴有活动性出血。

（二）X线检查

1. 胃钡餐造影

X线征象主要有龛影、充盈缺损、黏膜皱襞的改变、蠕动异常及梗阻性改变。

2. 胃双重造影法

早期胃癌可见表面不光滑、边缘清晰，小的充盈缺损。龛影底部呈结节状，周边黏膜集中或仅表现为胃小区融合。

（三）内镜检查

1962年日本内镜学会提示早期胃癌的概念，后被国际公认，其定义是癌组织浸润深度仅限于黏膜层或黏膜下层，而不论有无淋巴结转移，也不论癌灶面积大小。如符合上述条件伴癌灶直径5.1~10mm称为小胃癌（SGC），直径小于5mm者为微小胃癌（MGC）。原位癌指癌灶仅限于腺管内，未突破腺管基底膜。如内镜活检证实为胃癌，但手术切除标本病理连续切片未发现癌则为"一点癌"。内镜下确诊胃癌有赖于病理诊断，因此内镜下取活检显得尤为重要。

（四）超声波检查

Yasudak于1995年报道641例胃癌用超声内镜作为术前检查的经验。经术后标本病理检查复核，对浸润深度诊断的正确率为79.6%。其中早期胃癌的诊断准确率达84.9%，而对转移的区域淋巴结的检出率为55%，所以对早期胃癌应用超声内镜检查有助于决定是否施行内镜下切除术，并可协助临床分期。

（五）CT 检查

胃癌在 CT 的表现与胃癌各型的大体病理形态改变基本上是一致的。与钡餐和胃镜相比较，CT 既能显示肿瘤腔内生长情况，又能显示肿瘤向腔外生长侵犯周围器官和远处转移的情况。胃癌的 CT 分期见表4-1。

表4-1 MOSS 参照临床分期提出如下 CT 分期

分期	CT 表现
Ⅰ期	腔内肿块，胃壁增厚小于1 cm，无转移
Ⅱ期	胃壁增厚超过1 cm，无周围脏器侵犯和转移
Ⅲ期	胃壁增厚超过1 cm，伴有邻近器官直接侵犯，但无远处转移
Ⅳ期	胃壁增厚伴远处转移，有或无邻近脏器侵犯

上述 CT 分期对胃癌术前手术切除性评估有重要的指导作用，凡 CT 发现有远处淋巴结转移和脏器转移或多脏器侵犯等，即 CT 认为是不可切除的，其可靠性大，可避免不必要的外科剖腹探查。

三、病理学分型

（一）大体类型

根据胃癌大体形态，临床上可分为早期胃癌和进展期胃癌。

1. 早期胃癌（EGC）

凡是病变仅侵及黏膜或黏膜下层，不论病灶大小和有无淋巴结转移均称为早期胃癌。癌灶直径5.1~10 mm 的早期胃癌称为小胃癌，约占早期胃癌的15%，癌灶直径在5 mm 以下的早期胃癌称为微小胃癌，约占早期胃癌的10%，一点癌（或称为超微小胃癌）是指胃镜检查黏膜活检证实为癌，而在手术后切除的胃标本上未能找到癌。直径大于40 mm 的早期胃癌称为浅表广泛型早期胃癌，此型胃癌的定性诊断与病变范围的确定同等重要，因为容易造成手术切缘的癌残留。早期胃癌的肉眼形态可分为3型（表4-2）。

表4-2 早期胃癌肉眼分型

Ⅰ型	隆起型	
Ⅱ型	浅表型	ⅡA 病变平坦
		ⅡB 病变稍凹陷
		ⅡC 病变稍隆起
Ⅲ型	凹陷型	
	混合型	ⅡA＋ⅡC
		ⅡC＋ⅡA
		ⅡC＋Ⅲ
		ⅡC＋ⅡA＋Ⅲ
		Ⅲ＋ⅡA
		Ⅲ＋ⅡC

2. 进展期胃癌（AGC）

进展期胃癌（AGC）又称中晚期胃癌，是指病变超过黏膜下层，侵犯肌层甚至更远。进展期胃癌常伴有淋巴结转移、邻近组织器官的浸润或远隔脏器的转移，分期较晚。Borrmann 分型法将 AGC 分为 5 型。

（1）Borrmann Ⅰ 型（结节型或巨块型）：较为少见，约为进展期胃癌的 6% ～8%。突入胃腔的癌肿外形呈结节状、巨块状、蕈伞状或菜花状，也为隆起型进展期胃癌。癌肿边界清楚，癌周胃壁浸润范围也较小，具有明显的局限性，镜检观察，一般多在 10 mm 以内。

（2）Borrmann Ⅱ 型（溃疡局限型）：本型占进展期胃癌的 30% ～40%。癌肿呈略隆起的溃疡型，癌周为环堤，呈局限型。癌肿基底与健胃界限也很清楚。镜检观察，癌周胃癌浸润范围不超过 20 mm。

（3）Borrmann Ⅲ 型（溃疡浸润型）：此型最常见，占进展期胃癌的 45% ～48%。癌中心为溃疡，癌周环堤有明显的癌组织向周围浸润，环堤为边缘不清楚的斜坡状。环堤基底与健胃界限不清楚。

（4）Borrmann Ⅳ 型（弥漫浸润型）：约占进展期胃癌的 15%。癌细胞与胃壁各层弥漫型浸润生长，胃壁增厚，不向胃腔内隆起也不形成溃疡。肿瘤组织与健胃界限不清楚。临床上很难确定，当肿瘤组织浸润累及全胃时，整个胃壁肥厚，胃腔缩小而僵硬，呈皮革状，称为皮革状胃癌（皮革胃）。本型胃癌恶性程度高，较早发生淋巴转移。

（5）Borrmann Ⅴ 型：为不能分型的胃癌，少见。主要包括两种类型的肿瘤：一种为不能列入 Borrmann Ⅰ ～Ⅳ 型中的任何一型的胃癌，形态特征为癌腔向胃腔内突出，呈结节型，但其基底部有浸润，顶部可有浅表溃疡。另一种为类似早期胃癌的进展期胃癌，即在术前胃镜、术后大体标本观察时，均诊断为早期胃癌。但病理组织学检查确诊为进展期胃癌，另外极其罕见的向胃外生长的胃癌也应列入此型。

（二）组织学类型

在组织学上，有若干不同的分类方法，主要有以下几种。

1. 世界卫生组织分类（WHO）分类法

（1）乳头状腺癌。

（2）管状腺癌。

（3）低分化腺癌。

（4）黏液腺癌。

（5）印戒细胞癌。

（6）未分化癌。

（7）特殊型癌，包括类癌、腺鳞癌、鳞状细胞癌、小细胞癌等。目前我国胃癌的组织学分型也多采用上述分类方法。

2. 芬兰 Lauren 分类法

（1）肠型胃癌，见表 4-3。

（2）弥漫性胃癌，见表 4-3。

（3）混合型胃癌。

表 4-3　肠型胃癌和弥漫性胃癌的比较

项目	肠型胃癌	弥漫性胃癌
组织发生学	肠上皮化生上皮	正常胃黏膜上皮
流行病学	胃癌高发区多见，与环境因素有关	胃癌低发区多见，与遗传因素有关
性别	男性多见	女性多见
年龄	多发于老年	多发于中、青年
好发部位	胃窦、贲门	胃体
大体类型	结节型多见，其次为溃疡限局型和溃疡浸润型	溃疡浸润型多见，其次为结节型和溃疡限局型
浸润范围	局限	广泛
癌旁黏膜	广泛萎缩性胃炎伴肠上皮化生	无或小片萎缩性胃炎伴肠上皮化生
预后	较好	较差

四、临床分期

评估胃癌各种治疗的临床效果必须以胃癌的病理分期为临床基础。到目前为止，胃癌的分期仍未完全一致，较常使用的是美国胃癌分期系统、日本胃癌分期系统和国际抗癌联合会胃癌分期 3 种。中华人民共和国卫健委（现国家卫生健康委员会）发布的自 2010 年 11 月 1 日开始实施的《胃癌诊断标准》中指出胃癌的病理分期诊断标准应参照美国癌症联合委员会（AJCC）颁布的国际分期标准（最新版）。TNM 分期标准中，原发肿瘤状况（T）依据肿瘤浸润深度划分，淋巴结转移状况（N）按照转移淋巴结的数目划分，远处转移状况（M）以是否有远处脏器转移而定。

胃癌 TNM 分期（AJCC 2017 版）标准如下。

1. 原发肿瘤（T）

T_x：原发肿瘤无法评价。

T_0：未发现肿瘤。

Tis：原位癌：肿瘤位于上皮内，未侵犯黏膜固有层；高度发育不良。

T_1：肿瘤侵犯固有层、黏膜肌层或黏膜下层。

T_{1a}：肿瘤侵犯固有层、黏膜肌层。

T_{1b}：肿瘤侵犯黏膜下层。

T_2：肿瘤侵犯固有肌层肿瘤侵犯浆膜下层，未穿透脏腹膜（肿瘤可穿透固有肌层并延伸至胃绞痛或胃肝韧带，或进入大网膜或小网膜，但未穿透覆盖这些结构的内脏腹膜为 T_3；如覆盖胃韧带或大网膜的内脏腹膜穿孔为 T_4）。

T_3：肿瘤穿透浆膜下结缔组织而不侵犯内脏腹膜或邻近结构（胃的邻近结构包括脾脏、横结肠、肝脏、膈肌、胰腺、腹壁、肾上腺、肾脏、小肠和后腹膜。壁内延伸至十二指肠或食道不被认为侵犯了邻近的结构，但可根据这些部位侵犯程度的大小进行分类）。

T_4：肿瘤侵犯浆膜（内脏腹膜）或邻近结构。

T_{4a}：肿瘤侵犯浆膜（内脏腹膜）。

T_{4b}：肿瘤侵犯邻近结构。

2. 区域淋巴结（N）

N_x：区域淋巴结无法评价。

N_0：区域淋巴结无转移。

N_1：区域淋巴结转移数量为 1~2 枚。

N_2：区域淋巴结转移数量为 3~6 枚。

N_3：区域淋巴结转移数量 >7 枚。

N_{3a}：区域淋巴结转移数量为 7~15 枚。

N_{3b}：区域淋巴结转移数量 >16 枚。

3. 远处转移（M）

M_x：无法评价是否有远处转移。

M_0：无远处转移。

M_1：存在远处转移。

4. 分化程度（G）

G_x：分化程度不能评估。

G_1：高分化。

G_2：中分化。

G_3：低分化。

5. 临床分期

0 期：$TisN_0M_0$。

Ⅰ 期：$T_{1-2}N_0M_0$。

Ⅱ A 期：$T_{1-2}N_{1-3}M_0$。

Ⅱ B 期：$T_3N_0M_0$。

　　　　$T_{4a}N_0M_0$。

Ⅲ 期：$T_3N_{1-3}M_0$。

　　　　$T_{4a}N_{1-3}M_0$。

Ⅳ A 期：$T_{4b}N_{1-3}M_0$。

Ⅳ B 期：任何 T 任何 NM_1。

（胡善亮）

第二节　胃癌的临床治疗

一、治疗原则

（一）可手术切除的胃癌

目前治疗胃癌的手术方法有：内镜黏膜切除术（EMR），腹腔镜胃切除术，胃癌改良根治术 A 和 B（MG-A、MG-B）、标准胃癌根治术（D_2）、扩大胃癌根治术（D_3 或 D_4），对于各期的胃癌治疗应利用个体化治疗原则，遵循一定的程序，选择正确的手术方式方法（表4-4~表4-9）。

表 4-4　胃切除类型

术式	切除范围	淋巴结清扫范围
MG-A	小于2/3	D_1 + NO. 7
MG-B	小于2/3	D_1 + NO. 7, 8a, 9
标准根治术	大于或等于2/3	D_2
扩大根治术	大于或等于2/3 联合切除	D_2 或 D_3

表 4-5　ⅠA 期胃癌的术式选择

浸润深度	组织学分型	大小	推荐术式
黏膜层（M）	分化好	小于2 cm	EMR
黏膜层（M）	其他		
黏膜下层（SM）	分化好	小于1.5 cm	MG-A
黏膜下层（SM）	其他		MG-B

表 4-6　ⅠB 期（T_1N_1、T_2N_0）治疗方案

浸润深度	大小	淋巴结	推荐术式
T_1（M、SM）	小于2 cm	N_1	MG-B
T_1（M、SM）	大于或等于2.1 cm	N_1	标准根治术
T_2（MP、SS*）		N_0	标准根治术

注：＊MP 为肌层，SS 为浆膜下层。

表 4-7　Ⅱ期（T_1N_2、T_2N_1、T_3N_0）治疗方案

浸润深度	淋巴结	推荐术式
T_1	N_2	标准根治术
T_2	N_1	标准根治术
T_3	N_0	标准根治术

表 4-8　ⅢA 期（T_2N_2、T_3N_1、T_4N_0）治疗方案

浸润深度	淋巴结	推荐术式
T_2	N_2	标准根治术
T_3	N_3	标准根治术
T_4	N_0	扩大根治术

表 4-9　ⅢB 期治疗方案

浸润深度	淋巴结	推荐术式
T_3	N_2	标准胃癌根治术
T_4	N_1	扩大胃癌根治术

（二）不可切除局部进展期胃癌的综合治疗

胃癌不可行切除手术的原因主要有以下两种：①因肿瘤原因不可切除：包括原发肿瘤外侵严重，与周围正常组织无法分离或已包绕大血管；区域淋巴结转移固定、融合成团，或转移淋巴结不在手术可清扫范围内；肿瘤远处转移或腹腔种植（包括腹腔灌洗液细胞学阳性）等；②因存在手术禁忌证不可切除或拒绝手术者，包括全身情况差，严重的低蛋白血症和贫血、营养不良可能无法耐受手术，合并严重基础疾病不能耐受手术等。

（1）对于肿瘤不可切除且一般情况良好患者，若肿瘤尚局限，放疗科医生评估可行放疗者，建议先行同步放化疗。若放化疗后肿瘤退缩较好，再次评估手术分可能性，争取根治性切除。

（2）对于局部肿瘤或淋巴结侵犯范围过于广泛患者，无法耐受同步放化疗，可行单纯化疗或单纯放疗。放疗或化疗后评估手术可能，若无法手术可行序贯放化疗。

（三）晚期转移性胃癌的治疗

对于无法行根治手术治疗的转移性患者，治疗目标为缓解症状，提升生活质量，相对延长生存期，治疗以全身药物治疗为主的综合治疗，包括姑息手术、放疗、射频消融等局部治疗及腹腔灌注治疗等。

二、手术治疗

手术治疗是治疗胃癌的主要手段，也是目前能治愈胃癌的唯一方法。因此，胃癌一经诊断，即应按照胃癌分期及个体化原则治疗方案，争取及早手术治疗。进展期胃癌复发率、转移率高，仍以手术为主，辅以化疗、放疗及免疫、中医药、营养支持、靶向治疗等综合治疗。

（一）适应证

（1）经内镜检查后确诊为胃癌。

（2）临床检查无锁骨上淋巴结肿大，无腹腔积液，直肠指检直肠膀胱（子宫）陷凹未触及肿物。

（3）无严重的心、肺、肝、肾功能不全，血清蛋白 35 g/L 以上。

（4）术前 BUS 及 CT 检查无肝脏或肺部等远处转移。

（5）剖腹手术探查未发现肝转移，无腹膜淋巴结弥漫性种植转移，肿瘤未侵犯胰腺、肠系膜上动脉，无腹主动脉旁淋巴结转移。

（二）禁忌证

（1）临床证实有远处转移，如锁骨上淋巴结转移，直肠指检直肠膀胱（子宫）陷凹有肿物，BUS、CT 或胸片证实有肝或肺转移。

（2）剖腹手术探查发现腹壁已有弥漫性种植转移，肝脏有转移灶，肿瘤已侵犯胰腺实质或已累及肠系膜上动脉，盆腔有肿物种植，腹主动脉旁已有淋巴结转移。

出现以上情况的已属不可能行根治性切除范围，对于有梗阻或出血倾向的患者，可酌情行姑息性手术，包括姑息性胃部切除术或姑息性胃空肠吻合术。

（三）手术并发症及处理

1. 术后胃出血

根治性胃大部分切除术后 24 小时内，胃管内抽出少许黯红色或咖啡色胃液，一般不超过 300 mL，以后逐渐减少至自行停止，属正常现象。若术后不断自胃管吸出新鲜血液，尤其在 24 小时后仍继续出血，考虑有活动性出血，均可定为术后胃出血，引起出血的原因绝大多数为吻合口出血或十二指肠残端出血。

处理：多采用非手术治疗止血，出血多数可以控制，非手术治疗若不能止血或出血量大于 500 mL/h 时，应手术止血或行选择性血管造影，注入血管收缩剂或栓塞相关动脉止血。

2. 十二指肠残端破裂

十二指肠残端破裂原因：①胃癌患者贫血、体质差等原因致十二指肠残端难以愈合；②胃空肠吻合口输入袢梗阻，使十二指肠内压力升高可致残端破裂，十二指肠残端破裂一般发生在 24~48 小时，应立即手术。若局部情况允许则进行残端再缝合，并在十二指肠腔内置 "T" 管引流加腹腔引流。若不允许再缝合则应经十二指肠残端放 "T" 管引流，并行空肠造瘘术。

3. 吻合口漏

原因：患者贫血、低蛋白血症、营养不良、手术时吻合口张力较大等，术后可能出现吻合口漏，一般在术后 5~7 天出现。如腹腔引流管尚未拔除，可由引流管引流出胃内容物，有局限性腹膜炎现象，吞咽亚甲蓝可进一步证实。

处理：禁食，用全肠外营养支持治疗，将腹腔引流管改为双套管冲洗吸引，绝大多数病例经上述治疗后可在 3~4 周内愈合。

4. 术后呕吐

原因有：①术后残胃蠕动无力或胃排空延迟；②术后输入段梗阻、输出段梗阻和吻合口梗阻。

处理：术后胃蠕动无力或胃排空延迟属功能性呕吐，予禁食、胃肠减压、洗胃、维持水电解质平衡、营养支持、使用促进胃动力药物，连用 1~2 周，耐心非手术治疗，一般均可治愈。术后梗阻所致的呕吐，一般都须再次手术治疗。

5. 倾倒综合征

（1）早期倾倒综合征发生在餐后 30 分钟以内，原因与胃的快速排空有关，食物快速进入十二指肠、空肠，刺激嗜铬细胞分泌血管活性胰物质，血管活性胰物质致全身无力、头晕、晕厥、面色苍白、大汗淋漓、心动过速、呼吸深大。

（2）晚期倾倒综合征发生在餐后 2~4 小时，原因是糖过快进入空肠，刺激胰岛素大量分泌致低血糖。

处理：早期倾倒综合征主要以饮食治疗为主，主要采用低糖饮食，少量多餐，进食脂肪、蛋白质含量较高的膳食，选用较干的饮食，极少数患者须手术治疗。手术可将毕Ⅱ式改为毕Ⅰ式或 RoNxeny 术式。晚期倾倒综合征治疗主要靠饮食控制，症状明显者可用 "生长抑素" 等改善症状。

6. 腹腔内残留感染

原因是术后放置引流不畅、引流拔除过早使部分渗液积存于局部，可能导致腹腔局部感染，表现为腹痛、腹部压痛、体温升高、白细胞升高。

处理：多次用 B 超扫描腹部，可能发现局部有积液暗区，一旦确诊，可通过 B 超引导穿刺，证实后加以引流，全身抗感染。

7. 术后营养并发症

如体重减轻、贫血、腹泻与脂肪泻、骨病等。

处理：通过饮食调节及药物治疗均可改善上述并发症。

三、放疗

以往一直认为胃癌不适合放疗，理由是胃癌大多数为腺癌，而腺癌具有对放射线不敏感及容易远处转移的特点，胃蠕动靶区不易固定，同时正常胃黏膜及周围重要器官难以耐受杀灭癌细胞的根治剂量，故对胃癌很少采用放疗。虽然随着放射生物学的进展和放疗设备技术的改进，人们对放疗治疗胃癌的效果进行了重新评价，并逐步开展了术前、术中和术后放疗的探索，收到了积极的效果，但迄今为止尚无研究证明放疗在胃癌治疗中的好处。胃癌放疗的目的仍只是姑息性的和辅助性的。

（一）放疗在胃癌治疗中的应用

胃癌对放疗不敏感，在综合治疗中主要作为一种补救措施。尤其是对于中晚期胃癌的放疗具有一定的价值。提高手术切除率可行术前放疗，术中放疗有助于控制不能切除的癌灶或残留亚临床灶，术后放疗是姑息切除术及术后残存癌灶的重要辅助治疗。

（二）放疗实施

1. 晚期胃癌

手术探查或姑息手术，胃未切除者，设前、后 2 野加左侧野照射。

（1）野界。

上界：平 T_{10} 椎体（约相当于贲门上 2 cm）。

右侧界：过中线右侧 3 ~ 4 cm。

左侧界：胃大弯外 2 cm（包括脾门淋巴结）。

下界：L_2 ~ L_3 之界。

侧野：

后界：椎体前缘。

前界：胃充盈影前 2 cm。

缩野追加的靶区：主要针对 GTV0。

（2）剂量：45 Gy/5 周，每次 1.8 Gy，每周 5 次；缩野追加 10 ~ 15 Gy。

2. 术前放疗

（1）适应证：适用于估计手术切除困难，而且病理组织学相对敏感的 II 期、III 期患者。

（2）设野：原则同上。

（3）剂量：35 ~ 40 Gy/4 周，放疗后 2 ~ 3 周手术为宜。

3. 术中放疗

（1）适应证：术中放疗是一种有效清除腹腔内手术野亚临床转移灶的方法，适用于 I 期以外的胃癌患者，其原发灶已被切除且无远处转移。术中放疗具有容易设放射野、方便保护周围正常组织的优点，但因为术中放疗只能给予一次剂量、对医务人员辐射、剂量过大担心伤口愈合问题等原因，临床很少应用。

（2）设野：胃癌已被切除，尚未吻合前，在保护腹内重要脏器的情况下，对手术野进行一次大剂量照射。

（3）剂量：一次性用电子线照射 15 ~ 20 Gy。

4. 术后放疗

（1）适应证：术后病变残留或残端有癌的患者。

（2）设野：原则上应该参考术前情况（如 X 线钡餐、CT 及超声检查等），充分包括瘤床及相应淋巴引流区。应当在术中对残留病变区域留置银夹标志。

（3）剂量：50 ~ 60 Gy/（5 ~ 6）周，术后 3 周开始放疗。

（三）放疗不良反应及处理

放射性肾损伤：常规分次照射发生放射性肾损伤的 $TD_{5/5}$ 为 20 Gy，表现为高血压肾病。放射性肾损伤目前尚无特效办法，主要是对症处理。临床上肾被放疗时至少要保护一侧全肾。

其他较常见的并发症还有疼痛、出血和放射性肠炎等。采用高能 X 射线，各野每天照射，以及增加分割次数可进一步降低并发症发生率。

四、化疗

目前临床收治的大部分为进展期胃癌，单纯手术疗效甚微。作为肿瘤综合治疗的重要组成部分，化疗是除手术以外治疗胃癌重要的手段。20 世纪 50 年代初，国内已开始用氟尿嘧啶、亚硝胺等药物治疗晚期胃癌，取得了一定的成效。70 年代初，随着对细胞动力学理论研究的深入，进一步了解了各类抗癌药物对细胞增殖周期的不同作用，而且同一增殖群细胞并非处于相同的增殖周期，同时应用不同作用时相的抗癌药物可发生协同作用，增强了疗效，同时减少了癌细胞耐药性的产生，联合化疗逐渐替代了单药化疗。

（一）单药化疗

（1）氟尿嘧啶（5-FU）是单一药物治疗胃癌研究最多的一种药物，是胃癌治疗的基础药物，有效率在 20% 左右，主要不良反应有黏膜炎、腹泻、骨髓抑制、手足综合征。5-FU 衍生物通过改善剂型而增效。优氟啶（UFD）是 FT 207 和尿嘧啶 1∶4 混合物，后者在细胞内抑制 5-FU 降解而增效；S-1 是新一代 UFT 类药物的代表，配方中 CDHP 可抑制 5-FU 降解。去氧氟尿苷（5'-DFUR）疗效指数大于 5-FU 的 7 ~ 10 倍。卡培他滨经酶作用后生成活性 5-FU，在肿瘤中浓度是正常组织的 3 ~ 10 倍，不良反应较 5'-DFUR 少。

（2）丝裂霉素 C 是一种抗肿瘤抗生素，特别是在日本被广泛地应用于胃癌的治疗中，有效率为 30%，主要不良反应是延迟性、累积性骨髓抑制。

（3）阿霉素是一种蒽环类抗生素，是治疗胃癌的主要药物之一，该药单药有效率为 17%，剂量限制性毒性是心肌损害。

（4）顺铂是近年来对胃癌治疗评价较高的药物之一，单药有效率为 19%。奥沙利铂是第三代铂类抗癌药，细胞毒性作用比顺铂更强，且与顺铂及卡铂无交叉耐药，于 20 世纪 90 年代末开始广泛应用于胃癌的治疗中，主要不良反应为末梢神经炎。

（5）紫杉醇（Paclitaxel）、多西他赛（Docetaxel）等紫杉类药物作用靶点是微管，通过抑制微管的聚集与拆散的平衡，抑制癌细胞分裂，单药有效率在 20% 以上。近年来已较多地应用于晚期胃癌的治疗。

（6）伊立替康（CPT-11）是拓扑异构酶Ⅰ抑制剂，治疗晚期胃癌的单药有效率在 20% 左右。联合化疗优于单药化疗；但单药化疗毒性较轻。因此单药化疗主要适用于病症较轻或不适宜联合化疗者。目前常用的单一药物有效率一般为 15% ~ 20%，低于 10% 的药物不能参与联合方案（表 4-10）。

表 4-10　常用单一药物有效率

药物	例数	有效率（%）	药物	例数	有效率（%）
氟尿嘧啶	46	21	表柔比星	80	19
卡莫氟（口服）	31	19	顺铂	139	19
替加氟（口服）	19	27	卡铂	41	5
甲氨蝶呤	28	11	紫杉醇	98	17
优富啶	188	23	多西紫杉醇	123	21
三甲曲沙	26	19	依立替康	66	23
Gemcitabini	25	24	拓扑替康	33	6
S-1	51	49	足叶乙甙	25	12
丝裂霉素 C	211	30	阿霉素	41	17

（二）联合化疗

根据治疗目的的不同，化疗可分为 3 种形式：术前辅助化疗，通过缩小原发灶，降低分期，增大根治性切除可能性；术后辅助化疗，旨在根治性切除术后，清除隐匿性微转移灶，防止复发；而对肿瘤播散者，则希望通过姑息化疗以控制症状，提高生活质量，延长生存。

1. 姑息化疗（挽救治疗）

晚期胃癌是不能治愈的。与最佳支持治疗相比较，化疗能明显改善患者生存率。在生存率方面，联合化疗疗效优于 5-FU 单药。联合化疗中，5-FU 和 DDP 联合加或不加蒽环类药物，以加蒽环类药物疗效较好。卡培他滨和奥沙利铂代替 5-FU 和 DDP 作为Ⅰ类证据获得 NCCN 推荐。

而三药联合方案并未显示出较两药方案明显的优势。改良的多西他赛联合 5-FU 和 DDP 方案减少了毒性，可使身体状况好的患者获益。

2012 年 NCCN 推荐 DCF 及其改良方案、ECF 及其改良方案、5-FU 为基础的化疗方案、紫杉醇为基础的化疗方案为一线治疗方案；指南还增加了二线治疗推荐，包括伊立替康单药或联合 DDP、多西他赛单药或紫杉醇联合伊立替康方案。

目前中国肿瘤学会指南推荐晚期胃癌一线Ⅰ级两药联合化疗，二线单药化疗，研究显示三药联合化疗并不能使患者总生存获益，但是不良反应增加，对于体能状况好、肿瘤负荷大、需要短期缓解症状的患者，要充分衡量治疗利弊，可考虑三药联合方案。研究显示三药联合 FOLFIRINOX 方案在 HER2 阴性及阳性患者中均展现了出色的客观缓解率；两组中位无进展生存期和中位总生存期与目前标准两药或三药方案相当或更高。

— 81 —

2. 围术期化疗

（1）新辅助化疗（术前化疗）：新辅助化疗用于估计根治手术切除有困难或不可能，且有远处转移倾向的局部晚期的胃癌患者，通过全身化疗使肿瘤缩小，从而达到手术根治的目的。

（2）术后辅助化疗：早期胃癌根治性手术，其中 T_1N_0 和 T_2N_0 中无不良预后因素的患者只需要随访；但 T_2N_0 中有不良预后因素的患者（肿瘤细胞分化差、分级高、淋巴管血管有侵犯，年龄 <50 岁）和中晚期胃癌接受根治性或姑息性手术后都须接受辅助治疗。NCCN 指南推荐进展期胃癌（T_2 以上或 N^+），术后可行紫杉醇联合放疗的治疗方案（Ⅰ级证据）；术前新辅助治疗的患者，建议术后可延用新辅助有效的方案。

对于局部晚期的胃癌患者术后需辅助化疗，在大多学者已达成共识，但化疗方案、辅助化疗持续的时间尚无规范。术后辅助化疗多以静脉全身化疗为主，也有同时进行术后早期腹腔内化疗。腹腔内化疗对清除腹腔内转移或复发的肿瘤有较好疗效，一般提倡大容量（2 L 左右）、大剂量（如 5-FU、MMC、DDP）给药，化疗药物灌注液加温至 42℃ 左右可提高疗效，低渗液在短时间内也有杀灭癌细胞的作用，详见"特殊形式化疗"。

化疗药物的不良反应主要为消化道反应，心脏、造血系统、肝肾功能损害，脱发与皮肤反应。用药期间应定期检查。此外，某些化疗药已制成多相脂质体，可增加其对肿瘤细胞的亲和性，增加疗效，减少不良反应。

（三）特殊形式的化疗

1. 腹腔内化疗

胃癌腹膜和肝脏的转移十分常见，Kelsen 等报道，进展期胃癌根治术后有 50% 的患者 5 年内出现局部复发和（或）远处转移。常见的复发转移部位是切除部位、肝脏和腹膜表面、淋巴结转移。如果以上部位的复发减少或得到控制，胃癌患者的生存期和生存质量将会得到改善。有动物实验研究表明，剖腹术后，腹膜肿瘤种植或腹腔内立即扩散的危险性增加，因此，手术后发生腹膜种植和腹腔内播散的危险性很高，术后早期进行腹腔内化疗（IPCT）是合理的。

腹腔内化疗直接作用于上述复发和转移部位，使腹膜表面与腹腔内药物充分接触，药物对腹膜表面微小转移灶的缓解率达到 100%。从肿瘤细胞增殖动力学方面看，此时肿瘤负荷最小，瘤细胞增殖迅速，对化疗药物治疗敏感性高。因此，腹腔内化疗对预防胃癌术后的腹腔内复发和转移有一定的疗效，且能增加局部疗效而不影响全身治疗。腹腔化疗最大的不良反应为腹腔粘连，导致消化道梗阻。

2. 持续性腹腔温热灌注化疗

在胃癌术后转移的诸多部位中，腹膜种植性转移约占 50%，而且是患者致死的直接因素。近年来，许多国家开展了持续性腹腔内温热灌注化疗（CHPP），或称腹腔热灌注化疗（IHPC），以期能降低胃癌的腹腔内转移率。常用药物为氟尿嘧啶、DDP、MMC 等。围术期 IHPC 联合全身静脉化疗，可在一定程度上降低腹腔胃转移、腹腔种植、局部复发和远处转移的发生率。日本 phoenix-GC 研究针对腹膜转移性胃癌患者的一线治疗，比较腹腔内紫杉醇灌注化疗联合 S-1/紫杉醇全身化疗与标准 SP 方案全身化疗，三期研究结果表明，与单纯化疗相比，中量腹水亚组患者可改善总生存。因此，可推荐胃癌腹腔转移伴腹水患者的治疗选择。然而需要说明的是，目前 IHPC 还有许多未解决的问题，如治疗方案的优化、疗程的确定、疗效的评价、给药装置和载体的改进等均须进一步探索。

五、分子靶向治疗

胃癌患者过度表达人类表皮生长因子受体（HER-2）、表皮生长因子受体（EGFR）和血管内皮生长因子受体（VEGFR）是不良预后因素。ToGA 研究证实对于 HER-2 阳性的晚期胃癌患者，曲妥珠单抗（抗 HER-2 抗体）联合化疗优于单用化疗，可明显提高患者的中位总生存。其他以 HER-2 为靶点的药物有帕妥珠单抗（抗 HER-2 单克隆抗体）、拉帕替尼（小分子酪氨酸激酶抑制剂）、TDM-1（药物偶联抗 HER-2 单克隆抗体）等。目前中国临床肿瘤协会（CSCO）指南推荐晚期胃癌患者一线按照 HER-2 状态进行分层治疗，化疗联合或不联合曲妥珠单抗。CSCO 与中国抗癌协会胃癌专业委员会、肿瘤病理专业委员会共同牵头制订了《HER-2 阳性晚期胃癌分子靶向治疗的中国专家共识》，从而对于 HER-2 阳性晚期胃癌的治疗和诊断进行了规范。而一些新型抗 HER-2 耦联药物的诞生，如 DS-8201，为 HER-2 阳性晚期胃癌患者带来福音。

六、胃癌的免疫治疗

基于 ATTRACTION-02 和 KEYNOTE-059 研究，Nivoluma 和 Pembrolizumab 分别在美国和日本获批晚期胃癌的三线治疗。但是 KEYNOTE-061 结果显示，与标准化疗紫杉醇相比，pernbrolizumab 单药二线治疗未显著改善 PD-Ll 联合阳性分数（CPS）评分 ≥1 患者的总生存，KEYNOTE-062，研究显示 pernbrolizumab 联合化疗可以使 PD-Ll CPS 评分 ≥1 的患者无进展生存获益。免疫联合治疗是目前主要的研究方向，包括免疫联合化疗、免疫联合免疫及免疫联合靶向治疗，有的已经取得了初步成效，伴随新药的开发和联合用药模式的不断改善，晚期胃癌患者的生存必将不断延长。

（胡善亮）

第五章

肠道肿瘤

第一节 小肠恶性肿瘤

一、原发性小肠恶性淋巴瘤

原发性小肠恶性淋巴瘤指其原发灶局限于小肠，不包括全身性恶性淋巴瘤累及小肠者。

（一）病理

本病起源于小肠黏膜下的淋巴滤泡，发病部位多见于回盲部，十二指肠最少。绝大多数属非霍奇金型。肿瘤为多发性或单发，多发性者又分为散在性及弥漫性，弥漫性者可累及一大段肠管，黏膜出现无数息肉状物；单发者倾向于呈环形，可引起肠腔缩窄。通常可分为息肉状型、溃疡型、浸润型及缩窄型，其中以息肉状型和溃疡型较为多见。组织学上分为低度恶性黏膜相关性淋巴组织型淋巴瘤及高度恶性黏膜相关性淋巴组织型淋巴瘤两种，二者的 5 年生存率分别为 75% 和 50%。

α 重链病是小肠淋巴瘤的一种亚型，因其瘤细胞能合成异常的 α 重链而得名，又称免疫增生性小肠病。此型淋巴瘤与小肠 B 淋巴细胞增生有关，主要病变为小肠黏膜有弥漫性大量淋巴细胞和浆细胞浸润。组织学上具有低度恶性黏膜相关性淋巴组织型 B 细胞淋巴瘤的特征，晚期可转化为具有免疫母细胞特征的高度恶性淋巴瘤。

（二）临床表现

临床主要表现为腹痛、腹泻、食欲减退、体重下降和腹部肿块，腹痛多在中、下腹部。弥漫性肠壁浸润及进行性肠梗阻，可导致慢性痉挛性疼痛。部分病例可能因肿瘤广泛浸润，阻塞肠系膜淋巴管及肠腔内细菌过度繁殖而出现脂肪泻或吸收不良。腹部肿块多因肿瘤本身或肠系膜区域淋巴结肿大所致，质地一般较软。息肉状型者易引起肠套叠或肠梗阻；溃疡型者可并发出血、穿孔或肠瘘形成；缩窄型者多有明显小肠梗阻症状。溃疡出血可致黑便，晚期多有贫血、消瘦、下肢水肿等营养不良表现，部分病例有发热及血白细胞增多。α 重链病以严重的肠吸收不良、腹泻、消瘦、腹痛和杵状指为其特征。

（三）诊断

本病临床表现复杂多样，诊断比较困难，往往须剖腹探查方可确诊。Contreary 提出其诊断标准为：①入院时无浅表淋巴结肿大；②胸片无纵隔淋巴结肿大；③外周血无幼稚细胞或异常细胞；④肿瘤主要位于小肠或以淋巴管播散方式侵犯附近肠系膜淋巴结；⑤肝脾无侵犯（邻近肠管病变直接蔓延扩散者除外）。

1. 实验室检查

半数左右患者可有贫血或大便潜血试验阳性。α重链病可在血清及尿中检出α重链片段。

2. 胃肠 X 线钡餐检查

可见弥漫性小息肉样充盈缺损或多发性结节样充盈缺损，病变边缘清楚，病变处肠黏膜纹理紊乱、破坏或消失，或可见肠腔狭窄或肠腔动脉瘤样扩张或肠套叠改变，狭窄段肠黏膜纹理破坏。

3. 内镜检查

因其多见于回盲部，故纤维结肠镜检对诊断帮助较大，且可取材活检确诊。

4. B 超或 CT

对腹部可触及肿块者，B超或CT有助于判断其大概位置、大小以及与周围脏器的关系。

（四）治疗与预后

以根治性切除为主，术后佐以化疗和放疗，不能根治切除者争取做姑息性切除加术后化疗。根治性切除者术后5年生存率可达50%以上，姑息性切除者，5年生存率为10%~30%。

二、小肠腺癌

（一）病理

空、回肠癌又称系膜小肠癌。空肠癌好发于空肠近端，回肠癌常见于回肠末端。系膜小肠癌的大体形态和组织学所见与十二指肠癌基本相同，以缩窄型最为多见。十二指肠癌转移常见于局部淋巴结、肝、胰、腹膜、卵巢和肺；系膜小肠癌转移多见于肠系膜淋巴结和肝脏。

（二）临床表现

小肠癌的主要症状为腹痛、呕血或便血、肠梗阻。小肠癌体积一般较小，故很少以腹部肿块就诊。十二指肠癌尚可出现黄疸，晚期可有恶病质表现。

（三）诊断

确诊小肠癌的检查主要为全消化道钡餐，特别是小肠气钡双重对比造影。内镜检查可取得确诊性病检结果。有大量便血或呕血又难以确定部位或肿瘤部病变性质时，可酌情选用选择性腹腔动脉造影或腹部核素扫描检查。

（四）治疗与预后

治疗上以根治性切除为主要手段。十二指肠癌须做胰十二指肠根治性切除术。小肠癌侵袭性强，常累及肠系膜上动脉或静脉的主干本身或与腹主动脉或下腔静脉固定而无法分离，故常仅能做姑息性旁路手术。

小肠癌对化疗、放疗均不敏感，术后复发能进行再切除的机会极小，故预后较差。

三、小肠平滑肌肉瘤

小肠肉瘤中以平滑肌肉瘤较多见。多数患者年龄大于 40 岁。本病是发生于 Meckel 憩室的最常见恶性肿瘤。

（一）病理

平滑肌肉瘤多呈圆形或分叶状，硬度中等，边界清楚，肉眼很难区分肌瘤或肉瘤，但平滑肌肉瘤一般较大，76% 的肿瘤直径 >5 cm，肿块中央往往因供血不足而发生变性、坏死、出血及囊腔形成。一般认为胃肠道平滑肌肉瘤的组织学诊断标准是：①核分裂数 ≥1 个/HP；②细胞高度异型性；③有幼稚瘤细胞；④边缘呈浸润生长。见其中任一项即为恶性。辅助诊断指标是：肿瘤 ≥5 cm，有明显出血坏死。肿瘤的组织学表现与生物学行为并不完全一致。常转移至肝、腹膜和大网膜，尚可出现肺、淋巴结、腹壁和脑等处转移。

（二）临床表现

早期无特异性临床表现。最常见的症状是腹痛、便血和贫血，其次是肿瘤破裂、肠穿孔，也可发生肠套叠及肠梗阻。半数患者有血便，多为间歇性黑便，半数患者以腹部肿块为首发症状。

（三）诊断

X 线钡餐或气钡双重造影对十二指肠部平滑肌瘤或肉瘤较易发现。选择性肠系膜动脉造影可显示血供丰富的肿瘤块影、肿瘤大小，当动脉出血 ≥0.5 mL/min 时，可发现出血部位。B 超或 CT、纤维内镜有助于诊断。

（四）治疗与预后

应以手术治疗为主。手术切除有困难者，可在术前先行放疗 2 000 ~ 3 000 cGy，使肿瘤体积缩小后再试行手术。手术方式为肿瘤所有肠段及其肠系膜根治性切除术。单个肝脏转移灶可行肝楔形切除，多个转移灶也应争取切除，不能切除时行肝动脉插管化疗或栓塞治疗。对平滑肌肉瘤破裂有腹内种植者，也可行腹腔温热盐水疗法或腹腔置管行腹腔内化疗。低度恶性者 5 年生存率约 50%，高度恶性者 5 年生存率 <20%。

（周　方）

第二节　直肠癌

一、概述

大肠癌是消化道常见的恶性肿瘤，直肠是大肠癌好发的部位，发病率高。直肠癌病年龄多在 40 岁以上，但 40 岁以下也不少见。男女发病比例为 2∶1 ~ 3∶1。癌肿多在直肠下 2/3 部位，通过直肠指检可扪及。欲提高直肠癌手术根治率和延长生存期，关键在于早期诊断和早期合理的治疗。直肠癌发病原因不甚清楚，可能与高脂肪、高蛋白、低纤维素饮食、腺瘤癌变、炎症性肠病、血吸虫病虫卵在直肠黏膜沉积等因素有关。

二、临床表现

（一）症状

直肠癌早期可无症状，随着癌灶逐渐增大，可产生一系列症状。

1. 便血

便血是直肠癌最常见的症状，但常被患者所忽视。便血多为红色或黯红色，混有粪便的黏液血便或脓血便，有时伴有血块、坏死组织。上述症状是由于癌肿增殖后血运发生障碍、组织坏死糜烂、溃破感染、溃疡形成的后果。

2. 大便习惯改变

由于肿块及其产生的分泌物的刺激，可产生便意频繁、排便不尽感、里急后重等症状，但排出物多是黏液脓血状物。最初这些"假性腹泻"现象多发生在清晨起床不久，称晨起腹泻，以后次数逐渐增多，甚至晚间不能入睡，改变了往日排便习惯。

3. 肠道狭窄及梗阻现象

癌肿绕肠壁周径浸润，使肠腔狭窄，尤在直肠乙结肠交界处，多为狭窄型硬癌，极易引起梗阻现象。直肠壶腹部癌，因多是溃疡型，并且壶腹部较宽阔，一般 1 ~ 2 年才引起狭窄梗阻，一般常表现为便条变细、排便困难、便秘、腹部不适、腹胀及疼痛。由于粪便堆积，在梗阻上段乙状结肠部位，有时在左下腹部，可扪及条索状肿块。

4. 肛门疼痛及肛门失禁

直肠下段癌如浸润肛管部可引起局部疼痛；如累及肛管括约肌则可引起肛门失禁，脓血便经常流出，污染内裤；癌肿感染或转移，可引起腹股沟部淋巴结肿大。

5. 其他

直肠癌晚期如浸润其他脏器及组织，可引起该处病变症状。侵犯骶丛可使骶部及会阴部疼痛，类似坐骨神经部疼痛；侵犯膀胱、前列腺，可引起膀胱炎、尿道炎、膀胱直肠瘘、尿道直肠瘘；女性可出现阴道直肠瘘，阴道部排出粪便及黏液脓血；肝转移后可引起肝肿大、黄疸、腹水等症状；全身症状可有贫血等恶病质现象；有时还可出现急性肠梗阻、下消化道大出血及穿孔后引起弥漫性腹膜炎等症状。

（二）体位

直肠指检是直肠癌的首要诊断方法，90%的直肠癌可经指检检出。在手指可探及的范围内如能触到直肠肿块，应注意肿块的大小、形状、质地、活动度、位置、距肛缘的距离、侵犯肠管壁周径等。

三、辅助检查

1. 直肠镜或乙状结肠镜检查

直肠指检后应再做直肠镜检查，在直视下协助诊断，观察肿块的形态、上下缘及距肛门缘的距离，并取肿块组织做病理切片检查，以确定肿块性质及其分化程度。位于直肠中、上段的癌肿，手指无法触及，采用乙状结肠镜检是一种较好的方法。

2. 钡剂灌肠

可对直肠癌进行定位、筛选。

3. 腔内 B 超检查

用腔内探头可检测癌肿浸润肠壁的深度及是否侵犯邻近脏器，内镜超声也逐步在临床开展应用，可在术前对直肠癌的局部浸润程度进行评估。

4. CT 检查

CT 检查可以了解直肠癌盆腔内扩散情况，是否侵犯膀胱、子宫及盆壁，是术前常用的检查方法。腹部 CT 也可了解有无肝转移癌。

5. 肿瘤标志物

目前公认的对于大肠癌诊断和术后监测有意义的肿瘤标志物是癌胚抗原（CEA）。但认为 CEA 作为早期结直肠癌的诊断尚缺乏价值，其主要用于预测直肠癌的预后和监测复发。

6. 其他

低位直肠癌伴有腹股沟淋巴结肿大时，应行淋巴结活检。癌肿位于直肠前壁的女性患者应做阴道检查及双合诊检查。男性患者有泌尿系症状时应行膀胱镜检查。

四、治疗

（一）腹腔镜直肠手术

腹腔镜辅助下结直肠癌根治术在欧美国家已开展了 10 余年。1991 年，Fowler Franclin 和 Jacobs 完成世界上首例腹腔镜结肠手术以后，开创了腹部外科手术的新时代。但在结肠癌腹腔镜发展和直肠癌腹腔镜技术发展历程上也有不同，直肠癌腔镜技术应用相对滞后。对该技术的顾虑来源于手术的安全性和效果，而规范化的操作是该技术顺利开展的前提。

1. 腹腔镜全直肠系膜切除技术

全直肠系膜切除术（TME）是英国的 Heald 等人于 1982 年提出的，也称直肠周围系膜全切除（CCME）。TME 主要适用于无远处转移的直肠中下部 $T_1 \sim T_3$ 期直肠肿瘤，且癌肿未侵犯脏层筋膜，大多数适合低位前切除者，基本上均适用于 TME。经过几十年的实践，学术界已经把 TME 作为中低位直肠癌的标准手术技术。而对于癌肿较大，侵及壁层筋膜或周围器官、骶骨的患者，TME 已经失去了原有的意义。目前多数学者认为，应将上段直肠癌和乙状结肠癌同等对待，不必行 TME。

直肠癌 TME 的理论基础建立在盆腔脏层和壁层之间有一个外科平面，这一平面为直肠癌完整切除设定了切除范围。直肠癌中 65% ~ 80% 的病例存在直肠周围的局部病变，包括直接侵犯（$T_3N_0M_0$）或周围淋巴结、直肠血管周围淋巴结转移（任何 $TN_{1~2}M_0$），所有这些局部病变通常在盆腔脏层筋膜范围之内并且直肠癌浸润通常局限于此范围内。因而 Heald 的 TME 这一概念或原则是：直肠癌手术直视下在骶前盆筋膜腔脏层和壁层之间进行锐性分离；保持盆筋膜脏层完整无破损；肿瘤下缘远端的直肠系膜切除在 5 cm 以上。近几十年来临床实践证明，遵循 TME 原则可以降低直肠癌术后的局部复发率，5 年生存率明显提高，提高了患者术后生活质量。TME 已成为目前直肠癌切除手术必须遵循的原则。

腹腔镜直肠癌手术同样要遵循 TME 原则。而腹腔镜 TME（LTME）优点是显而易见的，由于手术野在电视屏幕上放大 6 倍，在清晰的视野下用超声刀锐性剪开组织，出血少。视角自由是腹腔镜手术所特有的技术优势，开腹手术常规只有自上而下的垂直视角，在处理中低位直肠癌时存在一定困难；而在腹腔镜手术中镜头可以从任一角度近距离观察术野，使术者可以清楚地看见所处理的组织层次。在锐性分离骶前筋膜和直肠固有筋膜之间的疏松结缔组织间隙时，判断和入路选择更为准确。利用腹腔镜特有的可抵达狭窄的骨盆并放大局部视野的光学特点，用超声刀直视下锐性分离骶前间隙，可使直肠固有筋膜完整，较开腹手术解剖层次清晰，更有效地避免损伤盆腔内的邻近组织。同时可以游离切断直肠系膜达肿瘤下端 5 cm 以上，在距肿瘤下端 2 cm 以上使直肠纵肌显露。在剔除肠系膜根部动脉、静脉血管周围的脂肪及结缔组织时，清晰的视野使肠系膜根部动脉、静脉血管骨骼化更加准确。

LTME 术者应具备扎实的开腹直肠癌 TME 手术的经验及熟练的腹腔镜盆腔手术操作技能，同时熟悉各重要解剖在腔镜下的识别，只有这样才能良好地完成 LTME 并使手术的并发症发生率降到最低。

2. 腹腔镜直肠癌手术方式及种类选择

（1）手术方式。

1）全腹腔镜直肠手术：肠段的切除和吻合均在腹腔镜下完成，技术要求非常高，手术时间较长。目前临床应用很少。

2）腹腔镜辅助直肠手术：肠段的切除或吻合通过腹壁小切口辅助下完成，是目前应用最多的手术方式。

3）手助腹腔镜直肠手术：在腹腔镜手术操作过程中，通过腹壁小切口将手伸入腹腔进行辅助操作完成手术。

（2）手术种类。

1）腹腔镜前切除术：适用于肿瘤根治性切除后齿状线上尚存 1～3 cm 直肠者，由于 Trocar 位置相对固定，腔镜下切割缝合器角度限制等，腹腔镜下低位前切除术较开放手术难度增加。

2）腹腔镜腹会阴切除、乙状结肠腹壁造口术：适用于肿瘤下缘距离肛缘 5 cm 以下的低位直肠癌。与开放 Miles 术相比，不使用机械化缝合器，腹壁仅有肠造口和 3 个小切口，优势明显，不受经济情况的限制。

3）腹腔镜肛管切除结肠肛管吻合术：适用于癌下缘距肛缘 3～5 cm 的极低位直肠癌甚至部分早中期直肠肛管癌，即肿瘤位于齿线上 2～4 cm。

在腹腔镜直肠癌手术中，强调个体化手术方式的重要性。影响各种手术方式选择的首先是肿瘤的位置、大小和组织学类型；其次是盆腔大小、肥胖程度和术者技术条件等。总体而言，腹腔镜直肠癌手术保存肛门括约肌手术比例较低，可能与病例选择、腹腔镜下吻合的费用和技术较高等有关。

3. 腹腔镜直肠癌手术器械

常规设备包括高清晰度摄像与显示系统、全自动高流量气腹机、冲洗吸引装置、录像和图像储存设备。腹腔镜常规手术器械主要包括气腹针、5～12 mm 套管穿刺针（Trocar）、分离钳、无损伤肠道抓钳和持钳、剪刀、持针器、血管夹和施夹器、牵开器和腹腔镜拉钩、标本袋等。

特殊设备包括超声刀（Ultracision）、结扎束高能电刀（Ligasure 血管封闭系统）、双极电凝器、各种型号的肠道切割缝合器和圆形吻合器。

4. 腹腔镜直肠癌手术规范

（1）腹腔镜直肠癌手术的适应证：腹腔镜直肠癌的手术适应证与开腹手术类似，在肥胖、肿瘤体积较大和盆腔狭小等情况下，腹腔镜手术适应证的把握受术者技术水平等因素的影响，此时应综合分析，以取得最佳的根治效果，以避免术中并发症和减少手术创伤等为原则。腹腔镜直肠癌手术中转率在 6.1%～12%，控制中转率的关键是掌握适应证。

（2）腹腔镜直肠癌手术的禁忌证。

1）伴有不能耐受长时间气腹的疾病如严重的心、肺疾患及感染。腹腔镜下结直肠手术，手术空间靠气腹建立，术野的显露要依靠调整体位，依靠重力作用使内脏垂于病变或操作部对侧，从而显露手术区域。腹腔镜直肠手术往往游离范围广，常须在手术过程中变换体位，方能完成切除肠段的游离。体位过度地调整，加上持续的气腹压力，使腔静脉回流阻力增加、膈肌上抬、心肺活动受限，导致血流动力学改变。

2）凝血功能障碍：凝血功能障碍无论对开腹还是腹腔镜手术都可能导致术中难以控制的出血。腹腔镜手术对出血尤为敏感，极少的出血都可使视野亮度降低，解剖层次不清，术野模糊。所以，对于常见凝血功能障碍，尽可能于术前予以纠正，以降低手术风险。

3）腹腔镜技术受限的情况：常见有病理性肥胖、腹内广泛粘连、合并肠梗阻、妊娠等。不少腹腔镜技术受限的禁忌证是相对概念，病理性肥胖很难有确切的界定，将肥胖纳入禁忌是因为肥胖患者腹腔镜手术空间显露受限，解剖层次不清，一些重要结构标志的辨认困难，对操作者的技能及专业分析综合能力要求高。腹内广泛粘连导致腹腔镜手术困难不能用常规方法一次性建立气腹获得操作空间，应选择远离原手术切口的区域以开放式建立气腹，分离腹内粘连，获得手术操作空间。所以，肥胖患者、腹内广泛粘连的腹腔镜手术，需要操作者具备丰富的腹腔镜操作技术和经验，以及扎实的专业功底。

4）晚期肿瘤侵及邻近组织和器官：晚期肿瘤已侵及邻近器官，如侵及输尿管、膀胱、小肠和十二指肠等，手术已失去根治意义。手术因涉及邻近器官的切除甚至重建，所以难度很大，一般不主张在腹腔镜下实施。但随着腹腔镜技术的熟练及器械的发展，腹腔镜下多脏器联合切除也成为可能。

（3）手术基本原则。

1）手术切除范围等同于开腹手术：直肠远切端至少 2 cm，连同原发灶、肠系膜及区域淋巴结一并切除；中下段直肠部位手术遵循 TME 原则。

2）无瘤操作原则：先在血管根部结扎动、静脉，同时清扫淋巴结，然后分离切除标本。术中操作轻柔，应用锐性分离，少用钝性分离，尽量不直接接触肿瘤，以防止癌细胞扩散和局部种植。在根治癌瘤基础上，尽可能保留功能（特别是肛门括约肌功能）。

3）肿瘤定位：由于腹腔镜手术缺少手的触觉，某些病灶不易发现，故术前 CT、术中肠镜或超声定位等检查可帮助定位。

4）中转开腹手术：在腹腔镜手术过程中，确实因出于患者安全考虑而须行开腹手术者，或术中发现肿瘤在腹腔镜下不能切除或肿瘤切缘不充分者，应当及时中转开腹手术。

5）注意保护切口：标本取出时应注意保护切口，防止切口的肿瘤细胞种植。

（4）术前准备。

1）术前检查：应了解肝脏等远处转移情况和后腹膜、肠系膜淋巴结情况。

2）控制可影响手术的有关疾患，如高血压、冠心病、糖尿病、呼吸功能障碍、肝肾疾病等。

3）纠正贫血、低蛋白血症和水电解质、酸碱代谢失衡，改善患者营养状态。

4）行必要的肠道准备和阴道准备。

（5）术后观察与处理。

1）密切观察患者生命体征、引流物的性质和数量。

2）维持水电解质、酸碱代谢平衡，给予抗生素防治感染。

3）持续胃肠减压至肠道功能恢复，肛门排气后可给予流质饮食，逐渐过渡到低渣常规饮食。

4）术后抗癌综合治疗，根据肿瘤性质制订方案，给予化疗、放疗和免疫疗法。

（6）手术方法。

1）全腹腔镜直肠癌切除吻合术（LAR）（适用于直肠中、上段癌）。

a. 体位：气管插管静吸复合全身麻醉。患者取头低足高 30° 的膀胱截石位，左半身体下垫沙袋使身体右倾。

b. 医生站位：腹腔镜直肠癌手术通常需要 3 位医生，即主刀医生、第一助手、第二助手。

c. 套管放置：脐孔或脐上行 10 mm 戳孔用于安置 30° 斜面镜头；右下腹行 12 mm 戳孔作为主操作孔；左、右脐旁腹直肌外缘行 5 mm 戳孔安置器械；如术中不用结扎带牵引结肠，则左下腹可加行一个 5 mm 孔；右肋缘下锁骨中线可以置入 5 mm 孔，帮助结肠脾曲分离。

d. 探查：入腹后探查肝脏、盆腔、网膜、腹膜、腹腔积液情况，因缺少开腹手术的手感，较小肿瘤部位的定位可以通过内镜下注射亚甲蓝定位来完成，也可以通过术中超声定位来明确肿瘤部位。

e. 暴露：大网膜和远端横结肠放于左膈下，空肠向右上牵引放于右横结肠之下，远端回结肠放于右下腹盲肠处，子宫可以缝线固定于前腹壁，直肠前壁分离时可以使用特制的可弯曲牵引器从耻骨上 E 套管置入，非常有效。

f. 乙状结肠分离：分离乙状结肠系膜的右侧，分离过程中应注意两侧输尿管的位置及走向，解剖暴露肠系膜下动脉和静脉，清扫血管根部淋巴结，切断肠系膜下动脉或直肠上动脉及其伴行静脉。但有时应注意保留结肠左动脉，以避免吻合口血供不足而产生吻合口瘘。在处理 IMA 及清扫腹主动脉周围淋巴结时，注意勿损伤肠系膜下丛神经（交感神经）。

g. 上段直肠分离：直肠的剥离开始于其后壁、骶骨前筋膜之前。成功的关键是打开直肠固有筋膜和骶骨前筋膜间的骶骨前区域，接着进行侧面和前方的剥离。骶骨前区的剥离开始于骶骨前，朝尾部剥离，要达到好的暴露，直肠往前往上牵引，并维持乙状结肠往上往左下象限位置，这样可以很容易剥离到第 4 尾椎，在这里两层筋膜似乎融合，Waldeyer 筋膜源于此。直肠外侧剥离在直肠周围筋膜和骨盆外侧壁筋膜间进行，在左、右侧延续乙状结肠系膜底部腹膜切口，往尾侧分离延续到直肠膀胱凹，再往下剥离至直肠外侧韧带上方。沿着直肠固有筋膜与盆壁筋膜的间隙行锐性分离，低位直肠肿瘤的骶前分离应至尾骨尖部。后方和侧方的分离注意避免下腹神经损伤。直肠前剥离在 Denonvillier 筋膜前面进行（Heald 描述）或后面进行。

h. 直肠下段分离：后方剥离，Waldeyer 筋膜被打开后，向尾部分离，使用超声到切断骶尾韧带，外侧韧带分离，先右后左，使用超声刀处理韧带内的血管，也可以使用钛夹来处理，注意保护盆腔的自主神经。前方，在切开直肠膀胱陷凹后，在男性可以看到精囊和前列腺，女性可以看到阴道后壁，在此间分离避免损伤男性勃起神经，最后将直肠游离至肿瘤下方至少 3 cm。

i. 标本移除及吻合：在肿瘤下方 3 cm 处用腹腔镜切割缝合器切断直肠。在下腹做相应大小的小切口，用塑料袋保护好切口，将带肿瘤的近端直肠乙状结肠拉出腹腔外，切除肠段。将圆形吻合器抵钉座放入近端结肠，重新建立气腹，使用吻合器在腹腔镜直视下做乙状结肠—直肠端端吻合。吻合口必须没有张力。

j. 对于过度肥胖、盆腔狭小、术野暴露不理想和手术操作有困难的患者，可以改用手助腹腔镜直肠前切除术。

k. 冲洗盆腔后，吻合口附近放置引流管。

2）腹腔镜腹会阴直肠癌切除术（APR）：适用于直肠下段及肛管癌和某些无条件保留肛门的直肠中段癌患者。患者体位和套管穿刺针放置、结直肠分离与直肠前切除术相同。按无菌技术要求在腹腔内用线形切割器或体外直接切断乙状结肠，在左下腹适当位置做腹壁造口。会阴组手术方式同开腹手术。

5. 腹腔镜直肠癌手术的安全性评价

（1）腹腔镜直肠癌手术切缘及淋巴结清扫的彻底性：腹腔镜直肠癌手术切缘及淋巴结清扫彻底性是外科医师最关注的。腹腔镜下行直肠癌根治性手术必须遵循与传统开腹直肠癌手术一样的原则，包括：强调肿瘤及周围组织的整块切除；肿瘤操作的非接触原则；足够的切缘；彻底的淋巴结清扫。很多学者对直肠癌腹腔镜手术的根治性尚存疑虑，可喜的是近年来研究结果表明腹腔镜手术组与开腹组在淋巴结清扫数目、切除肠段长度和上下切缘至肿瘤的距离等方面相比较均无显著差异。Moore 将在腹腔镜下切除的直肠癌标本进行病理检查，结果也显示不管是切除范围还是淋巴清扫数目与开腹手术相比均无显著性差异。郑民华报道了 47 例腹腔镜手术和 113 例开腹手术大体标本病理检查的结果，在肠段切除长度、直肠癌保肛手术时切除肠段下切缘至肿瘤距离、淋巴结清扫数及各站淋巴结检出的转移淋巴结数目等方面比较均无显著性差异。

（2）切口种植：腹腔镜直肠癌手术切口肿瘤种植问题，自 1993 年报道腹腔镜下恶性肿瘤手术发生刀口肿瘤种植（PSR）以来，切口肿瘤种植问题成为其治疗安全性的一大疑问。切口肿瘤种植须具有以下几个条件。

1）具有活力的肿瘤细胞从肿瘤上脱落。

2）肿瘤细胞到达创口。

3）肿瘤细胞具有侵袭性及创口局部有允许肿瘤生长的条件。

Ishida 在动物实验时用同位素标记直肠癌细胞，发现气腹不增加肿瘤的扩散和切口肿瘤种植。虽有数据表明，高 CO_2 气腹会促进腹腔内肿瘤的生长，但 15 mmHg 气压是安全的。多项临床试验及严格选择的 Meta 分析认为，腹腔镜直肠癌手术并没有增加 PSR 发生率，现在学者倾向于 PSR 的发生主要是由于腹腔镜下行直肠癌手术对术者的操作技巧要求较高，而术者的操作水平在短期之内达不到这种要求，而不是腹腔镜直肠癌根治性手术固有的缺陷。这些提示进行规范熟练的腹腔镜操作有利于减少 PSR 的发生。

6. 腹腔镜直肠癌手术的并发症及处理

腹腔镜直肠癌术后并发症除腹腔镜手术特有的并发症（皮下气肿、穿刺并发的血管和胃肠道损伤、气体栓塞等）以外，其他并发症与开腹手术基本相同。

（1）吻合口漏。

（2）骶前出血。

（3）肠粘连，肠梗阻。

（4）切口感染。

（5）排尿障碍和性功能障碍。

（6）排便困难或便频。

（7）人工造口并发症。

对于各种并发症重在预防，腹腔镜手术的特有优点：视野清晰，手术多可以在正确的解剖间隙中进行；同样腔镜下各重要神经的辨认较肉眼下更加清晰，血管和神经损伤的机会较开腹手术要小；另外，肠道的吻合遵循"空、送、通"的原则，肠瘘多可以避免。当然手术成功更重要的是依赖操作医生的技能熟练，以及操作步骤的规范化。

直肠癌腹腔镜手术的掌握同样有一"学习曲线"，如何缩短学习曲线也是目前开展该项目单位需要解决的问题。

（二）局部治疗

1. 直肠癌局部切除术

现代结直肠外科的发展和对直肠癌的病理及生物学特性认识的深入，为直肠癌的治疗提供了各种经腹腔根治手术的条件。尽管如此，在早期直肠癌淋巴结转移率低于10%，对侵及黏膜或黏膜下层的中下段直肠癌行局部切除术，仍可取得较好的治疗效果。直肠癌局部切除术已经逐渐被大家接受和认可。目前有许多手术方法可以局部切除直肠癌。

局部切除术后复发率及5年生存率与术前病例的选择密切相关，普遍认为，低风险直肠癌（仅侵犯黏膜层，组织高、中分化，良好的生物学特性，无淋巴和血管侵犯）因其淋巴结转移率低于3%，是局部切除的绝对适应证。而T_2期直肠癌如果经超声和CT证实无淋巴结转移，如行局部切除并结合手术前后放化疗仍可取得比较满意的结果。特别是对高龄或有严重全身性疾病，估计不能耐受根治性手术的患者，局部切除结合辅助放化疗是可以优先考虑的选择。

直肠癌局部切除方法主要有经肛门切除术和经肛内镜微创手术两种。

（1）经肛门切除术：经肛门局部切除术（TAR）在临床最常见。首先将直肠牵开器放入肛管，黏膜下的直肠腺瘤要先在肿瘤的下方及周围注射肾上腺素溶液，从而达到减少出血的目的，切除时肉眼观肿瘤与切缘之间应留有正常的黏膜组织。切除后缺损的部位可以间断缝合也可以开放，对于较大的肿瘤要逐步调整直肠牵开器，直到完整切除肿瘤。对于直肠癌的患者采用全层切除的方法，切缘应不小于10 mm，从肛缘到直肠12 cm，肿瘤大小从绕肠壁一周到小的肿瘤都可以经肛局部切除。该手术病死率为0～2%，并发症的发生率是5%～25%。由于术野和操作范围受到限制，再加上较高的术后肿瘤复发率，该手术最后没有被广泛推广。

（2）经肛内镜微创手术（TEM）：近几年开展的经肛门内镜下微创外科（TEM），是针对直肠肿瘤的局部切除而设计的。它解决了因牵引器或直肠镜暴露不好的问题，其特点是视野非常清楚，对病变有一定的放大效果，可以更近距离地看清楚肿瘤并完整地将其切除。目前对于直肠癌的姑息性局部切除是没有争议的，而早期直肠癌做根治性的局部切除术尚有争议。

采用TEM方法则可以减少手术创伤，减少手术失血，缩短手术时间，最大限度保留括约肌功能，避免回肠造瘘，缩短住院时间。目前已有了电切、电凝、注水、吸引四合一的多功能器械，它减少了术者使用器械的数量，也减少了术中器械之间的相互影响，从而加快了手术速度，降低了手术难度。另外，还有一些缝合的新技术及机械手的使用都为降低手术难度带来了福音。

直肠癌原则上应当做全层切除。从技术上来看，全层切除术似乎要比黏膜下切除术容易些，因为切开的直肠壁可能使直肠的扩张更容易，术野进一步改善。所以，在许多资料里全层的局部切除术可以在大部分患者中完成。只有在肿瘤离括约肌太近时才做黏膜下切除术，目的是预防损伤括约肌。TEM 手术肿瘤边缘切除不完全的概率较小，大约在 10% 以内。如果肿瘤接近腹膜返折或在腹膜返折以下，与其他局部切除术相比，TEM 手术是很安全的。

做出直肠癌局部切除术的决定是比较困难的，争论集中在病死率和并发症发生率。如果是姑息性切除，选择 TEM 相对容易。回顾比较传统的经肛局部切除与全直肠系膜切除术（TME），后者更容易被大家接受，其复发率明显低于经肛局部切除术。虽然有资料显示在早期直肠癌 TEM 与 TME 的复发率都是 3% ~4%，生存率均为 96%，淋巴结的转移率也不高。但目前对早期直肠癌行 TEM 仍是一种新生事物，而不能回答是否可以使用 TME 来治愈性地切除直肠癌。

尽管 TEM 在治疗直肠肿瘤方面有出色的表现，但是它的推广却不是十分迅速。这可能与使用这项技术需要特别的设备和经过训练的医生才可以完成有关。完成这项技术的医生要有结直肠外科经验和腔镜下的操作基础。

TEM 的肿瘤完整切除率为 90% ~92%，复发率在低危险因素的 pT1 恶性肿瘤为 3%，在所有的恶性肿瘤患者中是 8%。这项技术的缺点是不易达到局部区域淋巴结的清除。

1）TEM 直肠癌手术适应证：分化良好或中等分化程度的早期直肠癌（pT1）；年老、高危患者的姑息性切除。

采用 TEM 手术，术前应该有病理组织学分型、直肠超声分期、判定有无淋巴结转移的可能、潜在的复发因素和对辅助治疗的敏感性。TEM 可以完成从肛缘到 25 cm 的肿瘤切除术，这也包括直肠周围的肿瘤。

2）TEM 手术操作：1983 年，Buess 介绍了 TEM 手术，它是一项微创外科技术，也是一个插入肛门的单人操作系统。主要有直肠镜、直肠镜固定装置、操作器械固定装置、Martin 臂、成像系统、TEM 专用气泵、高频电切电凝装置和手术专用器械组成。TME 的成功要素就是直肠镜、立体视觉系统和直肠的恒定气压。手术首先在欲切除的肿瘤周围的正常黏膜上用高频电刀做标记，距离肿瘤 0.5 ~1 cm，沿着标记点按照术前设计的计划切除肿瘤可以做黏膜下切除，也可以做全层切除。不同层次的直肠壁组织和直肠壁外的脂肪组织可以清晰看到。肿瘤切下来后创面可以用连续横缝的方法关闭，打结用银夹和银夹钳来完成。

3）TEM 并发症：TEM 全部的并发症发生率为 4.8% ~9%。由于并发症而再手术的患者为 2.5% ~8%。经肛局部切除术后应该引起注意的是，其时常引起括约肌功能障碍（只要对肛管进行扩张总是会对其造成功能上的损害）。但在 TEM 手术后大便失禁几乎很少见到，即使有也很短暂。TEM 中约 1.9% 的患者会出现肛瘘。

（3）其他方法：直肠癌局部切除术还包括经骶或经括约肌切除，这些术式最大的优点是能够切除并送检肠周淋巴结，从而获得更准确的肿瘤分期。手术的总并发症发生率高达 40%。

经骶切除术适用于距肛缘 5～7 cm 的隆起型和表面型肿瘤,手术切口可以是平骶骨的直切口,也可以是通过尾骨尖部的横切口。该手术的主要并发症是吻合口漏和切口感染。

经括约肌手术由 Mason 提出和倡导,手术须切断外括约肌和肛提肌。尽管有研究认为在正确修复肛门外括约肌的基础上,经括约肌手术可以更彻底地切除肿瘤,并应作为中下段直肠癌局部切除术的首选术式,但仍有很多学者对术后肛门功能情况和手术的必要性存有疑惑。

2. 直肠癌冷冻治疗

冷冻治疗是利用 −196℃ 液氮使癌组织发生凝固性坏死,继而脱落,达到切除的目的。实验表明,冷冻后直肠癌细胞膜及核膜破裂,胞质和核质外流,染色质积聚成块,线粒体肿大变形,内质网结构破坏,胞内核内出现空泡,证明冷冻能破坏癌细胞。同时动物实验还证明,冷冻不但能破坏癌细胞,而且在复温后残余肿瘤组织能够产生免疫物质,抑制肿瘤生长。对于不愿手术或不宜手术的直肠癌患者,冷冻治疗是一项安全、有效的方法。

(1)适应证。

1)选择性冷冻。

a. 肿瘤上缘距肛缘 8 cm 以内。

b. 大小不超过肠壁的 1/2 周径,且不固定。

c. 病例为高分化腺瘤。

d. 上述情况,患者有严重心、肺、肝、肾功能不全而不宜手术者。

e. 患者拒绝手术或做人工肛门者。

2)姑息性冷冻。

a. 瘤体上缘距肛缘 8 cm 以上。

b. 病变范围已超过肠壁 1/2 周径,且固定。

c. 曾手术,肿瘤不能切除或已做人工肛门。

d. 术前已有远处转移,不能手术。

e. 术后会阴部或吻合口肿瘤复发。

(2)相对禁忌证:妊娠期直肠癌,溃疡型直肠癌且侵及阴道,伴有严重高血压。

(3)并发症:常见的并发症有继发大出血、直肠穿孔、直肠狭窄。

3. 直肠癌高能聚焦超声治疗

高能聚焦超声(HIFU)是近年来兴起的微创性治疗良、恶性实性肿瘤的新技术,越来越受到人们的关注。高能超声体外聚焦热疗区别于以往的 41～45 ℃ 高温治疗,这种治疗采用了超声聚焦技术,发挥了超声波定向性好、脂肪不过热、能量分布有规律的优点,并可在体内焦点达到 70～110 ℃ 超高温,使肿瘤组织发生融解、凝固或变性坏死。它像手术、放疗一样是一种局部治疗,但无明显不良反应,并使患者避免了手术疼痛、麻醉、失血、肠瘘等风险。热疗时不灼伤皮肤,也不会造成内脏穿孔、出血等并发症,也无免疫抑制作用,这些都是手术和放疗无法相比的。

4. 直肠癌微波治疗

内镜微波治疗是内镜和微波技术相结合的一种高新技术,微波治疗肿瘤的基本原则是生物组织被微波辐射后即吸收微波能,导致该区组织细胞内的极性分子频频摩擦而将微波能转变为热能,其可以产生 43.5～45 ℃ 热度,高热可抑制肿瘤细胞 DNA、RNA 和蛋白的合成,并使细胞溶酶体的活性升高，从而加速对细胞的破坏，尤其是对放射线抗拒的 S 期细胞有效。有实验表明，微波热与放疗联合应用，能增强肿瘤细胞对放射线的敏感度，提高对肿瘤的杀伤力。

近几十年国内外学者临床研究表明，内镜微波治疗腔道内肿瘤有独特作用。对于不愿意手术的老年直肠癌患者，使他们免受手术及带人工肛门的痛苦，提高生存质量。该方法无出血、穿孔等并发症，安全可靠，值得临床上选择性推广应用。

5. 直肠癌激光治疗

激光技术治疗恶性肿瘤目前已广泛应用于临床，国内上海、江苏、山东等地在解决直肠癌梗阻方面做了一定的工作。多以 YAG 激光打开通路来解决梗阻，YAG 激光波长 10.6 μm，其能量密度极高，可在几毫秒甚至更短的时间内将局部组织温度升高 200 ~ 1 000 ℃，使组织迅速凝固、碳化成气体，激光照射所产生的高温还可以封闭创面周围的微小血管和淋巴管，起到阻止癌转移的作用。YAG 激光无选择性地杀灭癌组织和正常组织，因此有报道其肠穿孔率达 50%。

激光动力学技术解决了这一缺点，它可以选择性杀死癌细胞而不使正常组织受到损害，但氩离子激光对组织的穿透深度仅为 0.5 ~ 1.0 cm，在治疗一些晚期或较大瘤体时会很难达到理想效果。也有学者将不同波长激光联合应用取得较理想临床效果的报道。

（三）内科药物治疗

1. 辅助化疗

流行病学数据显示，早期结直肠癌即使经历手术，术后仍有一部分患者复发，其中多为远处转移，占 74%；局部复发仅 26%，一旦复发患者生存预后差。因而各大指南一致推荐病理分期Ⅲ期及伴有高危因素Ⅱ期的患者行术后辅助化疗，以降低复发风险。常用辅助化疗方案为 FOLFOX/CAPOX（XELOX），具体可参考结肠癌术后辅助化疗部分。研究显示联合化疗较单药氟尿嘧啶化疗延长了术后无疾病进展时间，降低了 20% 的复发风险和死亡风险。对于老年或分期较早的、不能耐受联合化疗的患者可选择氟尿嘧啶类药物单药，X - ACT 研究显示，卡培他滨较静脉 5-FU/LV 输注，患者生存获益更明显，术后复发风险降低 15%，且卡培他滨为口服剂型，使用更经济和方便。

2. 新辅助化疗

目前术前同步放化疗 + 手术 + 辅助化疗的治疗策略是中低位局部晚期直肠癌（Ⅱ、Ⅲ期）的标准治疗策略。接受术前新辅助放化疗的患者，应接受术后辅助治疗，总的辅助治疗的疗程推荐为 6 个月。对于接受新辅助放化疗，术后病理显示退缩程度大于 ypStageⅡ 的患者，与患者充分沟通后，可考虑氟尿嘧啶类单药辅助化疗。研究显示标准的结直肠两药联合化疗方案联合放疗优于单药联合放疗。但基于研究数据并不一致，故目前尚不推荐直肠癌放疗同时应用奥沙利铂、伊立替康、贝伐珠单抗、西妥昔单抗或帕尼单抗。

新辅助化疗虽然在临床应用取得了一定的效果，但也存在不少问题。首先是与化疗本身有关的并发症：化疗药物可引起骨髓抑制而造成血白细胞和血小板减少，可能造成患者全身情况恶化或感染性并发症，化疗后对手术及术后恢复有负面影响，程度如何尚有忧虑。其次，部分化疗不敏感或耐药患者在进行一段时间的新辅助化疗后，病情没有缓解，反而进展，可能延误必要的治疗。此外，化疗产生的效果导致肿瘤退缩可能使切除范围变得难以确定；最后，由于化疗有效也可能使患者拒绝本应施行的手术治疗。基于此上原因，筛选适合的患者，给予适当疗程的治疗是保证患者从新辅助治疗中获益的关键。目前术前化疗方式的选择包括药物、剂量、强度等方面，尚须进一步深入。尤其需要注意的是，治疗的个体选择，强调治疗的个体化，这样才能取得更好的疗效和更小的不良反应。

2020 年 CSCO 指南推荐同期放化疗给药方案：放疗 + 卡培他滨：放疗 5 周，期间卡培他滨 825 mg/m²，每天 2 次，每周 5 天。放疗 +5-FU 持续输注：225 mg/（m²·d），放疗期间持续滴注，每周 5 天。

3. 术中化疗

术中化疗倍受外科医生重视，原因是结直肠癌最容易肝转移、腹腔种植和吻合口复发。这与术中微小播散有关，如能术中应用抗癌药物将微小病灶或脱落癌细胞杀灭则可防止或减少术后转移和复发；术中化疗不会延迟手术时间，也不影响术后恢复；术中化疗所花时间少，目前所用的方法不良反应不大。因此，许多外科医生倾向术中辅助化疗。目前，术中化疗方法主要有肠腔化疗、腹腔化疗、门静脉灌注化疗。

（1）肠腔化疗：目前尚无一种药物被证实在肠腔化疗中有效，包括再辅助和新辅助治疗中证实有效的 5-FU，有待进一步观察或用联合化疗或采用更强有力的新药。

（2）腹腔（温热）化疗：IPHP 化疗对防治腹腔转移复发有一定作用，特别是对胃肠癌侵犯浆膜和腹膜播散有效；但该方法需特别仪器进行灌注、测温和控温，要延长手术时间，对浸润腹膜下较深的肿瘤，IPH 化疗后仍有腹膜复发。因此，推广此项疗法尚须进一步多中心随机试验、开发浸透性好的抗癌药、改进仪器设备和缩短术中灌注时间等。

（3）门静脉灌注化疗：瑞士癌症临床研究组报道，术后门静脉灌注 5-FU 的无瘤生存率显著高于对照组，复发率降低 21%。

4. 术前血管介入化疗

临床上，直肠癌常于手术后进行经静脉化疗，由于全身不良反应大，用药剂量受限，化疗药降低了机体的抵抗力。术前经动脉灌注化疗栓塞，使药物进入病灶选择性强，局部浓度增高，能充分发挥药物的抗癌作用，同时也降低了药物的全身性反应。由于化疗药物刺激肿瘤供血动脉并且又对其栓塞，使肿瘤自身血管痉挛、收缩，血供减少而逐渐萎缩，血管灌注化疗药物还使肿瘤组织周围水肿，刺激局部癌周组织大量细胞浸润及纤维组织增生，加强肿瘤的抑制作用，防止癌细胞的扩散和转移。

局部化疗及栓塞治疗可使肿块局限，质地变脆，手术时肿块易剥离，术中出血减少，且可提高手术切除率。大量的临床资料认为直肠癌术前的经动脉灌注化疗栓塞是一种安全、有效的治疗方法。

介入化疗常用的化疗药物有：5-FU 1 000 mg，MMC 12 mg，ADM 40 ~ 60 mg，CBP 400 ~ 600 mg 和 DDP 100 mg。目前 L-OHP 也为常用药物，通常选 2 ~ 3 种联合应用。栓塞剂为吸收性明胶海绵条。根据肿瘤的大小和病理血管的多少用量不一，以完全阻断供血动脉主干为目的。

5. 术后介入化疗

晚期大肠癌常常有肝转移，或者手术后一段时间发生肝转移（由于肠系膜血管向门静脉引流所致），文献报道发生率为 10% ~ 25%。所以在化疗治疗直肠癌时，也应肝动脉化疗，预防肝内转移，以提高生存期。

（四）放疗

随着社会的进步，科学技术水平的提高，人们对生活质量的要求也提高了，直肠癌患者更多要求保肛。局部复发是直肠癌治疗失败的原因，如何防止局部复发一直是临床主要课题。因此，单靠手术治疗难以满足这样的要求，只能谋求多学科综合治疗。其中放疗的临床意义重大。

1. 辅助性放疗

（1）术前放疗（新辅助放疗）：早在 20 世纪 50 年代就有学者试图利用有效的术前放疗作为辅助治疗以控制晚期患者的术后局部复发。术前放疗的优点主要是减少手术时肿瘤接种，降低肿瘤分期，增加手术切除和保肛的可能性。直肠癌照射的范围包括相应淋巴结引流区和直肠病变上下界以外一定区域。术前放疗能加强局部控制并能降低分期。目前普遍认为，结合新辅助放疗直肠癌在男性距肛缘 5 ~ 6 cm、女性距肛缘 4 ~ 5 cm 的情况下，均可安全行保肛手术。

新辅助放疗有长程方案和短程强化方案两种。

1）长程方案（5 周方案）：即传统的辅助放疗方案，通常总剂量为 45 ~ 5 014 Gy，分 25 ~ 28 次完成，放疗完成 4 周后行手术。研究证实，这一方案可有效实现肿瘤降期，提高局部控制率、保肛率和长期生存率。然而，长程放疗使手术至少延后 2 个月，对于肿瘤放疗敏感性差的患者来说，放疗收效不大，却一定程度上延误了手术时机。

2）短程强化方案（7 日方案）：总剂量为 25 Gy，分 5 次，1 周完成，第 2 周行手术。结果显示，该方案可显著降低局部复发率，提高长期生存率。短程强化方案方法简便，不明显延迟手术，患者依从性好，但却合并较高的神经放射性损伤及手术并发症（包括术中出血、会阴部切口愈合不良、吻合口漏等）的风险。此外，由于放疗后很快手术，肿瘤难以充分萎缩，切缘阳性率并无降低，因而对提高保肛率作用不大。因此，术前 MRI 等检查提示切缘阳性风险高的患者，宜选用更强、更长程的术前放疗方案。

（2）术后放疗：美国学者与欧洲学者不同，较倾向术后放疗。术后放疗主要优点是：根据病理检查准确选择需要放疗的患者和准确定位，避免不必放疗者（Tis ~ T$_2$）术后过度治疗。缺点是：手术造成肿瘤床低氧或缺氧，有可能延误手术切口的愈合。

术后放疗的主要不良反应是皮炎、腹泻、膀胱炎、肠炎等。

（3）术中放疗：术前、术后放疗常因剂量大引起并发症，而术中放疗（IORT）可以发挥最大的肿瘤特异效应，补充体外放疗的剂量不足，IORT 的生物效应是体外照射的 2 ~ 3 倍。IORT 通常采用剂量为 10 ~ 20 Gy。IORT 保持了分割照射的优点，定位准确，大大减少了边缘复发的危险性，增强了局部控制。IORT 也有并发症，主要是神经病变和输尿管狭窄，应予以注意和预防。但是不管如何，未来 10 年包括 IORT 在内的三明治式治疗方法对局部晚期直肠癌仍然是最有希望的疗法。

（4）术后放化疗：为增加放疗效果，防止远处转移，进一步争取提高生存率，术后除放疗外，可联合化疗实施。

2. 直肠癌三维适形放疗（3D-CRT）和调强放疗（IMRT）

三维适形放疗（3D-CRT）和调强放疗（IMRT）技术可使直肠肿瘤受到更精确的照射，盆腔正常组织得到更好的保护。盆腔多组淋巴结可出现转移病变，决定了三维适形放疗和调强放疗照射时靶区形状的不规则性，用常规的放疗方法难以使所有靶区达到治疗剂量同时保护正常组织。三维适形放疗是通过共面或非共面多野或多弧照射，使放射剂量分布区在三维方向上与肿瘤靶区高度一致，在肿瘤靶区受到高剂量照射的同时，最大限度地保护周围正常组织，为增加肿瘤区域放疗剂量、提高肿瘤局部控制率、缩短治疗疗程奠定了放射物理学基础。

资料表明，三维适形放疗治疗直肠癌术后复发病例具有明显的剂量分布优势，可以更好地提高直肠癌术后复发患者的局部控制率，并有望延长其生存期，为直肠癌术后复发病例的治疗带来希望。

直肠术后复发的主要原因是术中肿瘤残留或术中癌细胞种植播散，其部位为盆腔及（或）会阴部持续性酸胀痛、下坠感等，严重影响生活质量。三维适形放疗后能使症状明显缓解。

由于三维适形放疗减少了正常组织的照射量，使其所造成的放疗反应大大降低。放射性肠炎发生率低。放疗的不良反应如白细胞下降和放射性膀胱炎症状大大减少或可以避免。

3. 直肠癌放疗适应证及放疗原则

（1）直肠癌放疗适应证。

1）临床分期 $T_{1~2}N_0$ 接受腹会阴联合切除手术，病理 $TNM_{1~3}N_{1~2}$ 需要接受放疗；接受经肛门手术而病理 $T_{1~2}$ 高风险，$T_{1~3}N_{1~2}$ 需放疗。

2）临床分期 T_3N_0，$T_aN_{1~2}$，可考虑术前放疗或术后放疗。

3）T_4 或无法手术切除的病例需术前放疗。

4）有远处转移的患者在化疗后接受放疗。

（2）直肠癌放疗原则。

1）照射野包括肿瘤及瘤床，及周围 2.5 cm 组织、骶前淋巴结、髂内淋巴结。对于 T_4 肿瘤还应包括髂外淋巴结。对于远端侵及肛管的病变还应包括腹股沟淋巴结。

2）放疗推荐使用多照野技术（3~4 照野）。

3）接受腹会阴手术的患者照射野应包括会阴。

4）存在放疗不良反应高风险时，推荐使用 IMRT 技术。

5）盆腔照射量为 45~50 Gy，对于可手术病例，术前放疗瘤床及周边 2 cm 加量5.4 Gy，术后放疗则加量到 5.4~9.0 Gy。

6）小肠照射总量控制在 45 Gy 之内。

7）对于不可切除的病灶，照射剂量应 >45 Gy。

8）对于接受基于 5-FU 化疗的患者，推荐放化疗同时进行。

（3）直肠癌放疗并发症及处置：直肠癌放疗并发症主要有全身症状和局部症状，其中全身症状已出现乏力、胃纳减退和白细胞下降，给予升白细胞及对症处理后可缓解。局部症状有放射性肠炎、肛周灼痛、外阴炎、放射性膀胱炎等。

直肠癌放疗早期反应为腹痛、大便异常、次数增多等放射性肠炎症状，是由于放疗引起小肠黏膜反应，为一过性。放疗部位在距肛门 6~8 cm 内反应较剧，距肛门 10 cm 以上较轻。60%~90%患者有不同程度的放射性肠炎表现，放疗前的肠道准备有助于减轻症状，症状出现后可以给予高维生素饮食。合理的饮食、中药保留灌肠后可以缓解。对于出现黏血便的患者可以中断放疗。

约30%患者有肛周灼痛和外阴炎，加强肛周护理，使用放疗期间用温盐水或1/5 000 高锰酸钾溶液坐盆每天 1~3 次，水温 38~41 ℃，每天 10~20 分钟以改善局部循环，促进组织水肿或炎症吸收，解除痉挛，并对局部起清洁作用。

有 15% 左右的患者放疗期间会出现放射性膀胱炎，放疗期间注意患者小便的量及颜色，每次放疗前排空小便，减少治疗时膀胱的辐射受量，应鼓励患者多饮水，每天饮水量达 3 000 mL，口服维生素 C 及维生素 K，必要时使用尿路抑菌药。

（五）分子靶向治疗

分子靶向治疗是以肿瘤细胞过度表达的某些标志性分子为靶点，选择针对性的阻断剂，能有效地干预受该标志性分子调控并与肿瘤发生密切相关的信号传导通路，从而达到抑制肿瘤生长、进展及转移的效果，成为治疗肿瘤的一个新途径。目前有多种药物均是针对这些靶点且在直肠癌临床试验或临床应用中取得很好疗效。

（六）免疫治疗

免疫检查点抑制剂对 MSI-H 结直肠治疗效果明显，帕博利珠单抗、纳武利优单抗及伊匹木单抗已经被 NCCN 指南推荐用于 MSI-H 结直肠癌患者一线治疗，但是免疫检查点抑制剂单药对 MSS 患者几乎没有效果，目前正在探索联合方案对于这部分患者的疗效与安全性，包括：免疫 + 免疫，免疫 + 化疗，免疫 + 抗血管等。

（七）支架治疗

多年来，直肠癌伴有梗阻的急诊方法为癌姑息切除术或结肠造瘘术，但手术病死率高达 15%~20%。而肠内支架置入术在解除梗阻的同时，对患者打击少、无重大并发症及死亡的发生率低，且为患者提供适宜的手术机会。

对于不能手术的直肠癌梗阻，仅能保守治疗，而行结肠造瘘术，给患者带来了极大不便。临床实践表明，直肠支架的植入能迅速解除肠梗阻，使能够手术的患者完成充分彻底的肠道准备及其他术前准备，改善全身状况，减少术后并发症。直肠支架的应用为急性恶性直肠梗阻提供了更为有效的方法。但是仍有些问题有待解决，如费用昂贵、技术问题，能较好地确定狭窄部位的近侧端，降低支架移位的发生率。

对已行手术治疗局部又复发狭窄的患者，以往采用结肠造瘘术。但此方法给患者术后生活带来许多不便。现在采用的直肠内支架置入后患者梗阻症状解除满意，排便通畅，提高了生存质量，为进一步放化疗提供了机会，使患者生存期延长。

肠内支架治疗直肠梗阻，无论是解决术前梗阻或患者复发病灶的梗阻，均为一种新的治疗方法。此方法对患者打击小，可提高患者的生活质量，有着广阔的应用前景。

（牟俊俊）

第六章

血液系统肿瘤

第一节 恶性淋巴瘤

恶性淋巴瘤是原发于淋巴结和其他器官淋巴组织的恶性肿瘤，是造血系统恶性疾病之一，经常发生于中老年，同时也是青少年和儿童的常见恶性肿瘤，分霍奇金淋巴瘤（HL）和非霍奇金淋巴瘤（NHL）两大类。非霍奇金淋巴瘤的发病率增长迅速，目前在欧美国家占全身恶性肿瘤的第5或第6位，在我国占全身恶性肿瘤的第8位，而且有不断增长的趋势。恶性淋巴瘤是一组异质性很强的疾病，病理分型复杂、生物学行为和临床转归千差万别。随着对淋巴瘤研究的不断深入，目前淋巴瘤的病理诊断与分型、分期、预后因素、治疗方法和疗效评价等多方面均有了较大的进展，这些对提高淋巴瘤的治愈率有很大的意义。

一、流行病学

霍奇金淋巴瘤的发病率占所有恶性肿瘤发病率的1%，远低于非霍奇金淋巴瘤。在欧美的发达国家，HL的年龄—发病率曲线呈现两个高峰，第一个高峰在15~30岁的年龄段，其中以结节硬化型最为多见，第二个高峰则出现在50岁以后。而在许多发展中国家，HL的年龄—发病率曲线则缺少了第一高峰。在儿童患者中，约85%发生于男孩；在成人患者中，女性稍占优势，女性患者中以结节硬化型多见，而男性患者则以其他病理类型更为多见。在全球范围内，霍奇金淋巴瘤的发病率并不一致，以美国、加拿大、瑞士和北欧发病率最高，其次为南欧和东欧，发病率最低为东亚。中国HL的年轻患者逐渐增多，准确发病率仍有待进一步统计。

NHL近年来发病率呈明显的上升趋势，每年以3%~5%的速度递增。发病率上升而死亡率下降，说明近年该病的治疗水平明显提高。NHL中80%~85%为B细胞型，15%~20%为T细胞型，NK细胞型少见。由于中国人口基数大，近年来经济快速发展，NHL的发病率也不断上升，目前在中国常见恶性肿瘤中已占第8位。中国沿海地区的发病率和死亡率高于内地，经济较发达地区高于经济欠发达地区，年龄—发病率曲线高峰在40岁左右。NHL的发病率上升很快，但这种增长不能用AIDS的流行来解释，可能与感染、污染增加和免疫抑制相关。小淋巴细胞淋巴瘤主要发生在老年人；淋巴母细胞淋巴瘤主要发生在青少年男性和年轻成年人；滤泡性淋巴瘤主要发生在中老年人；伯基特淋巴瘤主要发生在儿童和年轻成年人。

二、病因

霍奇金淋巴瘤的发病原因至今尚不明确，可能与多方面的因素相关，如遗传因素、病毒感染和环境因素等。在西方国家中，HL 出现在第一高峰的患者往往来自更高的社会阶层、受过更多的教育或者来自小家庭，第一高峰的出现也和一些环境化学物质的暴露及感染有关。HL 和 EB 病毒感染有明显的相关性；有 HIV 感染的人群，他们的 HL 发病率要比普通人群略高一些，而且 HIV 相关性 HL 的临床表现相当复杂，往往处于疾病的晚期，累及一些少见的部位，像骨髓、皮肤和脑膜等。人类认识到遗传学改变是霍奇金淋巴瘤的病因之一来源于一些研究显示，与双卵双生相比，单卵双生者患霍奇金淋巴瘤的概率高 100 倍以上；霍奇金淋巴瘤患者的一级亲属也患霍奇金淋巴瘤的风险增高了 5 倍。除病毒和遗传可能是霍奇金淋巴瘤的病因外，社会经济因素、生育因素和职业因素也有一些相应的流行病学证据。社会经济地位低与霍奇金淋巴瘤发病率呈高相关；产次对女性霍奇金淋巴瘤的发生似乎有保护作用；木尘、苯或亚硝酸氧化物的暴露史与霍奇金淋巴瘤发病率呈高相关。

病毒感染和异常免疫调节与 NHL 的发生相关，并且这两种机制相互作用。人类 T 淋巴细胞白血病病毒 -1（HTLV -1）与成人 T 细胞性白血病有相关性；人类免疫缺陷病毒（HIV）感染导致 AIDS 的发生，由此所致免疫功能的缺陷与高度恶性 B 细胞淋巴瘤的发病有关；丙型肝炎病毒（HCV）感染与脾边缘区淋巴瘤的发病相关；人疱疹病毒 8 型也被报道与某亚型的弥漫大 B 细胞淋巴瘤的发生有关；EB 病毒（*EBV*）基因已经被发现存在于非洲伯基特淋巴瘤细胞的基因组中，也与结外鼻型 NK/T 细胞淋巴瘤相关。幽门螺杆菌（Helicobacter pylori，Hp）的慢性感染与胃淋巴瘤的发生有明显关系，根除 Hp 的治疗可以使 1/3 以上的胃黏膜相关淋巴瘤病例得到缓解；鹦鹉衣原体与眼附属器边缘区淋巴瘤相关。免疫缺陷和免疫下调状态与 NHL 的发生也相关，包括 AIDS、器官移植受者、慢性免疫缺陷综合征（无丙种球蛋白血症、白塞综合征、威—奥综合征）、自身免疫性疾病（干燥综合征、风湿性疾病、红斑狼疮、桥本甲状腺炎）。化学暴露与 NHL 风险增高也有一定关系，如有机氯化合物曾是 NHL 风险研究的焦点，但对有机溶剂、杀虫剂、除草剂、燃料、油、灰尘等化学物职业性暴露进行的研究结果不一致。紫外线和放射线暴露可以引起从淋巴增生性疾病到淋巴瘤任一阶段的疾病。遗传改变也与淋巴瘤有一定的关系。

三、病理

病理组织学检查是确诊淋巴瘤的主要根据，完整的淋巴结活检对确诊淋巴瘤非常重要。恶性淋巴瘤的患者多数同时要做骨髓活检或者骨髓穿刺，还有 40% 左右原发于结外，如胃肠道、上呼吸道、皮肤、眼眶、乳腺、甲状腺、肺等处。用上述标本进行淋巴瘤的诊断和鉴别诊断，难度较淋巴结活检更大。一般判断为恶性淋巴瘤的组织学依据主要为淋巴结正常结构破坏、淋巴结包膜浸润和细胞呈异型性。

淋巴组织肿瘤 WHO2001 分型和 2008 分型均分成三大类：B 细胞、T 细胞和 NK 细胞肿瘤。许多淋巴组织肿瘤可表现为淋巴瘤和白血病。例如，B 细胞慢性淋巴细胞性白血病和小淋巴细胞淋巴瘤、淋巴母细胞性淋巴瘤和淋巴母细胞性白血病、伯基特淋巴瘤和伯基特白血病。因此，WHO 分类包括了淋巴瘤和淋巴细胞白血病。B 细胞和 T/NK 细胞的两大类肿瘤又可依据瘤细胞分化程度分成分化最早阶段的前驱细胞肿瘤和分化较成熟阶段的周围性或成熟细胞肿瘤。这两大类非霍奇金淋巴瘤有许多独立病种，每个独立病种有其特殊的流行病学、病因学和临床特点，且常对治疗有不同的反应。病理医师和临床医生必须了解每个独立病种的形态学和临床行为的变化范围，进行多学科讨论才可能准确地诊断出何种亚型。2008分型虽然仍有一定的缺陷，但目前已被广泛使用。诊断本病时，必须明确该患者隶属何种类型，才有利于临床医生制订正确的治疗策略。

淋巴组织肿瘤 WHO 分类如下。

（一）B 细胞肿瘤

1. 前驱 B 细胞肿瘤

前驱 B 淋巴母细胞性白血病/淋巴瘤。

2. 成熟 B 细胞肿瘤

（1）慢性淋巴细胞性白血病/小淋巴细胞性淋巴瘤。

（2）幼 B 淋巴细胞性白血病。

（3）淋巴浆细胞性淋巴瘤/瓦氏巨球蛋白血症。

（4）重链病。

（5）脾边缘区淋巴瘤。

（6）毛细胞白血病。

（7）浆细胞骨髓瘤。

（8）骨的孤立性浆细胞瘤。

（9）骨外浆细胞瘤。

（10）结外黏膜相关淋巴组织边缘区 B 细胞淋巴瘤（MALT 淋巴瘤）。

（11）淋巴结边缘区 B 细胞淋巴瘤。

（12）滤泡性淋巴瘤：①儿童滤泡淋巴瘤；②原发皮肤滤泡中心淋巴瘤；③套细胞淋巴瘤。

3. 弥漫大 B 细胞淋巴瘤

（1）非特定类型的弥漫大 B 细胞淋巴瘤。

（2）富 T/组织细胞弥漫大 B 细胞淋巴瘤。

（3）原发于 CNS 的弥漫大 B 细胞淋巴瘤。

（4）原发皮肤弥漫大 B 细胞淋巴瘤（腿型）。

（5）EBV 阳性的老年弥漫大 B 细胞淋巴瘤。

（6）伴相关慢性炎症的弥漫大 B 细胞淋巴瘤。

（7）淋巴瘤样肉芽肿。

（8）纵隔（胸腺）大 B 细胞淋巴瘤。

（9）血管内大 B 细胞淋巴瘤。

（10）ALK 阳性的大 B 细胞淋巴瘤。

（11）浆母细胞性淋巴瘤。

（12）起源于 HHV8 相关多中心性卡斯尔曼病的大 B 细胞淋巴瘤。

（13）原发性渗出性淋巴瘤。

4. 灰区淋巴瘤

（1）介于 DLBCL 和伯基特淋巴瘤之间未分类的 B 细胞淋巴瘤。

（2）介于 DLBCL 和经典霍奇金淋巴瘤之间未分类的 B 细胞淋巴瘤。

5. 伯基特淋巴瘤/白血病。

非洲淋巴瘤。

（二）T 细胞和 NK 细胞肿瘤

1. 前驱 T 细胞肿瘤

前驱 T 淋巴母细胞性白血病/淋巴瘤。

2. 成熟 T 细胞和 NK 细胞肿瘤

（1）T 细胞幼淋巴细胞性白血病。

（2）T 细胞大颗粒淋巴细胞性白血病。

（3）慢性 NK 细胞增殖性疾病。

（4）侵袭性 NK 细胞白血病。

（5）儿童 EBV 阳性 T 淋巴细胞增殖性疾病（伴慢性活动性 EBV 感染）。

（6）成人 T 细胞白血病/淋巴瘤。

（7）结外 NK/T 细胞淋巴瘤，鼻型。

（8）肠病型 T 细胞淋巴瘤。

（9）肝脾 T 细胞淋巴瘤。

（10）皮下脂膜炎样 T 细胞淋巴瘤。

（11）蕈样霉菌病。

（12）塞扎里综合征。

（13）原发性皮肤 CD30 阳性的 T 细胞增殖性疾病。

（14）原发皮肤 γ-σT 细胞淋巴瘤。

（15）侵袭性原发皮肤上皮 CD8 阳性的细胞毒 T 细胞淋巴瘤。

（16）原发皮肤 CD4 阳性的中/小大小的 T 细胞淋巴瘤。

（17）外周 T 细胞淋巴瘤，非特殊性。

（18）血管免疫母细胞性 T 细胞淋巴瘤。

（19）间变性大细胞淋巴瘤，ALK 阳性。

（20）间变性大细胞淋巴瘤，ALK 阴性。

四、临床表现

（一）症状与体征

临床表现多样化，因为淋巴组织在全身分布很广泛，任何部位的淋巴组织都可作为原发部位或在病程中受到侵犯，不同部位的病变可表现为不同的症状。此外，晚期恶性淋巴瘤还可以侵犯到淋巴组织以外的部位，症状就更复杂。

1. 淋巴结肿大

以浅表淋巴结肿大为首发症状者占 60% 以上，而其中发生于颈部者占 60%~80%，其次为腋下，占 6%~20%，腹股沟占 6%~12%，累及颌下、耳前后等处淋巴结者较少。淋巴结肿大常不对称，质韧而有弹性，无疼痛，早期互不粘连，深部淋巴结肿大可引起局部浸润及压迫症状（图 6-1）。

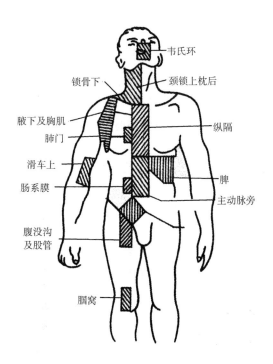

图 6-1 淋巴区域图解

纵隔淋巴结受累可发生纵隔压迫综合征、肺浸润、肺不张或胸腔积液。腹腔淋巴结受累（腹膜后腹主动脉旁、肠系膜）可出现腹痛、腰痛、腹块、大小便困难或血尿。消化道（黏膜下）淋巴组织受累可出现腹痛、腹泻、腹块、肠梗阻、便血、肠穿孔或吸收不良综合征。淋巴瘤波及肠道的顺序为回肠、盲肠、直肠、空肠、十二指肠及结肠。扁桃体及咽环淋巴组织受累可出现扁桃体肿大、鼻咽肿块或呼吸困难，并易侵犯胃及腹膜后淋巴结。

2. 韦氏环病变

韦氏环（Waldeyer's 环）是指包括鼻咽、软腭、扁桃体、口咽及舌根在内的环状淋巴组织。扁桃体淋巴瘤浸润往往表现为淡红色或外生性肿块，可光滑无溃疡，也可有溃疡坏死。患者多感局部肿胀、咽喉部异物感及疼痛，肿块大者可有呼吸困难和吞咽困难。多为单侧发病，少数为双侧。鼻咽部淋巴瘤浸润临床上主要以咽痛、鼻塞、听力下降等症状就诊，与鼻咽部鳞癌不易区分。病变可侵及鼻腔鼻窦，临床上出现鼻塞，以单侧进行性鼻塞为主，鼻出血、嗅觉减退也可发生，如出现特殊的臭味要高度怀疑结外鼻型 NK/T 细胞淋巴瘤。口咽部淋巴瘤可表现为难治性溃疡，应尽早行病理学检查明确诊断。

3. 胃肠道症状

原发性胃淋巴瘤临床表现通常为上腹部疼痛、恶心、呕吐、饱胀、消化不良等。内镜检查多表现为非特异性胃炎或消化性溃疡。原发性肠道或淋巴瘤浸润的临床表现因其受累的部位不同而表现多样，常见症状可有发热、腹痛、腹泻、恶心呕吐、出血、体重降低、厌食等，肠梗阻和肠穿孔症状也可发生。儿童肠道淋巴瘤的临床表现与成人不同，多以急腹症出现，如淋巴瘤息肉样肿块可导致肠套叠或类似阑尾炎的征象。体征有腹块和腹部压痛等。

4. 肝脾病变

单独脾病变多见于晚期霍奇金淋巴瘤、脾边缘区淋巴瘤，慢性淋巴细胞白血病也常常有脾肿大、脾功能亢进；肝脾 T 细胞淋巴瘤常常为急性起病的肝脾肿大；NHL 疾病晚期，出现肝肿大及肝功能异常，部分患者可因肝门淋巴结肿大或肝内胆汁淤积出现阻塞性黄疸。

5. 骨骼软组织病变

淋巴瘤全身骨骼均可受累，但文献报道以四肢长骨骨干最为多见，特别是股骨，且骨干的受侵范围较长，其次易受侵部位为中轴骨，如骨盆、颅骨、脊柱、颌骨等；而继发性骨淋巴瘤（即继发于结内淋巴瘤的血行转移）多发生于中轴骨，如骨盆、颅骨等。软组织淋巴瘤浸润在全身各个部位的软组织，从皮肤、皮下组织到深部肌肉间隔内均可发病。国内外报道的病例主要发生在四肢，下肢多于上肢，如发生在大腿、脚踝、腓肠肌、臀部、髂腰肌、上臂等；另外，胸壁的骨骼肌及皮下组织内也见报道。多数患者仅有局部骨钝痛或酸痛，可持续数月，休息后骨痛不能缓解；约 50% 的患者因局部骨病灶侵犯周围软组织而出现可触及的肿块，另外，少数患者还可能会出现局部肿胀、病理性骨折，约占 25%，极少数患者伴随有神经系统症状，如脊髓压迫导致的截瘫。NHL 骨髓侵犯较常见。

6. 皮肤病变

皮肤病变可分为特异性和非特异性。特异性病变即淋巴瘤的皮肤浸润，表现多样化，肿块、结节、浸润性斑块、溃疡、丘疹、斑疹；不规则浸润性斑块为黯红色，表面光滑或高低不平，浸润处毛发常脱落，也可累及口腔黏膜，皮损常伴明显的瘙痒，浸润处皮肤增厚，可出现典型的"狮子样脸"；偶见恶性红皮病。非特异性病变仅为普通炎症改变，表现为瘙痒、痒疹、带状疱疹及获得性鱼鳞癣等。

7. 神经系统病变

淋巴瘤既可以侵犯中枢，也可以为原发性中枢神经系统性淋巴瘤（PCNSL），发病部位决定了其临床表现。可有脑神经瘫痪、头痛、癫痫发作、颅内压增高、脊髓压迫及截瘫，还可以发生多灶性脑白质病及亚急性小脑变性等。

晚期当肿瘤侵犯到淋巴组织以外的部位时，可出现多种临床表现，如肝肿大、黄疸、骨痛、病理性骨折、乳房肿大、眼球突出、皮肤肿块、胸腔积液、心包积液、肺内肿块、肢体及脑神经瘫痪、截瘫（硬膜外压迫）等。

8. 全身症状

（1）发热：可以是不规则热型，也可是特征性周期热型——回归热（佩—埃热），发热原因可能与肿瘤细胞进入血循环有关。

（2）盗汗：很明显。

（3）体重减轻：半年内无特殊原因体重减轻 10% 以上。

（4）部分病例起病时或病程中有皮肤瘙痒（伴或不伴皮疹）。

淋巴瘤本身比较特殊的症状有发热、盗汗和体重减轻，有三种之一者被认为有"B"症状。全身症状 HL 比 NHL 多见。

9. 一般 HL 与 NHL 的临床特点鉴别

（1）HL 绝大多数以浅表淋巴结，特别是颈淋巴结肿大为首发症状，而 NHL 则约有40% 首发于结外淋巴组织，包括韦氏环及腹腔内，而表现为扁桃体肿大、咽部肿块、腹块、腹痛等。部分结节硬化型 HL 患者也可主要表现为纵隔肿块。少数 HL 也可以发热原因不明就诊。

（2）HL 常先表现为一组浅淋巴结肿大，并可在相当长时间内保持稳定或时大时小，以后经一定途径逐步向邻近的淋巴结组织扩张（但左锁上淋巴结可越过纵隔直接向腹内蔓延，有学者认为沿胸导管逆行扩展）。而 NHL 病变的发展则缺乏规律性，不少患者一开始就表现为全身淋巴结普遍肿大。

（3）HL 所致的淋巴结肿块往往较软、较活动，与基底的皮肤及几个淋巴结肿块之间往往互不粘连，而 NHL 特别是属高度恶性者往往浸润淋巴结周围的软组织甚至皮肤，形成一比较硬实固定的肿物，如侵及皮肤则表面潮红、水肿、疼痛，晚期可以破溃。

（4）HL 较多见发热、盗汗、皮疹、皮痒、嗜酸性粒细胞增加等；皮肤延迟超敏反应，对多种抗原的反应性也较常见。

（5）一般来说，HL 似发展稍慢，病程稍长，治疗反应较好。而 NHL 病例（除低度恶性类型外）则往往发展较快，病程较短，治疗反应不一，即使取得缓解也易于复发，预后较差。

（二）血液学改变

霍奇金淋巴瘤常有中度正细胞正色素性贫血，贫血原因往往既有生成减少，又有破坏增加的因素，但库姆斯试验阳性的溶血性贫血很少见，不足 1%。粒细胞常增高导致白细胞总数增高，部分患者可有嗜酸性粒细胞增高，淋巴细胞常减少，特别是晚期病例，淋巴细胞绝对数可小于 $1 \times 10^9/L$，在伴有发热的 HL 中，有时可有类白血病反应，白细胞总数可达 $50 \times 10^9/L$ 以上。HL 骨髓涂片常呈粒细胞增生活跃，常伴有组织细胞及浆细胞增多，因此类似"感染性骨髓象"。骨髓涂片很少能发现里—斯细胞，但骨髓活检（包括穿刺活检）则可能发现里—斯细胞（双核或单核）灶性或弥漫性骨髓浸润，并往往伴有骨髓内纤维增殖，如发现明显纤维化（骨髓活检证实，或多次骨穿"干抽"伴全血细胞减少），强烈提示骨髓内肿瘤侵犯。HL 常有红细胞沉降率加快，可作为疾病活动的检测指标。β_2-微球蛋白对 HL 的预后有一定的指示价值。

NHL 常有贫血，可因多种因素引起，如骨髓浸润，胃肠道浸润所致的溃疡失血及铁和叶酸吸收障碍，以及由慢性消耗及放疗、化疗引起造血抑制或无效性红细胞生成等因素所致。NHL 也可发生自身免疫性溶血而致贫血（库姆斯试验阳性）。NHL 骨髓侵犯常见，如做多次髂后上棘穿刺活检，发现小淋巴细胞型等类型至少 50%～60% 有骨髓侵犯，而弥漫大 B 细胞淋巴瘤仅 10% 有骨髓侵犯。部分有骨髓侵犯的病例，以后异常细胞也可出现于末梢血而出现白血病血常规。小淋巴细胞型出现白血病血常规时，与慢性淋巴细胞白血病很难区别。大细胞型出现白血病血常规时，可酷似急性淋巴细胞性白血病，也有的病例白血病细胞异型性明显，或核仁较明显。但一般来说，很难单纯从细胞形态辨认出所谓"淋巴肉瘤"细胞。目前骨髓检查推荐给予骨髓活检检查，同时给予骨髓涂片和流式细胞仪检查。以纵隔巨大肿块为特征的"淋巴母细胞型淋巴瘤"很容易发展为急性淋巴细胞性白血病。

（三）血液生化

血钙增高，血磷减低，血清碱性磷酸酶随病程而增高，血清铜及血尿酸也可增高，白蛋白低而 α_2-球蛋白明显升高，C 反应蛋白、C_3、纤维蛋白原也可增高，早期有 40% 患者 IgG、IgA 稍增高，IgM 减少，晚期有 50% 发生 α-球蛋白过低症，抗体产生也减少。乳酸脱氢酶多随肿瘤负荷的增加而升高。免疫学检查用结核菌素、双链素、DNCB 等免疫指标测定，指标存在细胞免疫功能低下。

五、诊断

为确定诊断所做的完整检查包括下列步骤。

（1）淋巴组织活检。

（2）仔细采集病史，特别注意有无"B"症状。

（3）全面体检：特别注意淋巴区域及韦氏环，皮肤、胸腹部是否有包块、肝脾的大小及有无骨压痛等。

（4）实验室检查：全血常规、尿常规、大便常规、红细胞沉降率、血电解质、肝肾功能、生化常规包括血糖、血清乳酸脱氢酶、碱性磷酸酶、尿酸、β_2-微球蛋白等为治疗前的常规检查。部分患者可伴有自身免疫性溶血性贫血，故如有贫血者须予库姆斯试验等。有条件的应做免疫功能检查，包括 IgG、IgA、IgM 定量、T 细胞亚群、NK 细胞等。HL 骨髓侵犯发生率较低，一般见于晚期病例；NHL 须经双侧骨髓穿刺或活检确诊排除骨髓侵犯。

（5）X 线检查：目前常规的 X 线检查包括胸部后前位和侧位片，必要时辅以断层片。胸片主要目的是观察肺门、纵隔、气管隆嵴下及内乳区淋巴结，同时也观察肺内是否受侵。骨痛的患者应予疼痛部位照片，有胃肠道症状者建议进行胃肠钡餐检查。

（6）CT、B 超、MRI 检查和淋巴管造影：胸部 CT 在诊断淋巴瘤的胸部病灶方面比常规的 X 线检查更敏感，已推荐为淋巴瘤治疗前的常规检查。腹部 B 超、CT 或 MRI 检查能发现腹腔的病灶，也为治疗前的必要检查之一，有条件者应选择 CT 检查。MRI 检查也可用于检查中枢神经系统、头颈部的病变、骨或骨髓的病变，不推荐为常规检查，仅用于出现受累组织器官的相关症状时。淋巴管造影对确诊腹部和盆腔的病变也有一定的作用，但其准确率受相关经验所限制，目前多不推荐为常规检查。

（7）PET 扫描：全身的氟脱氧葡萄糖正电子发射断层扫描（PET-CT）对淋巴瘤治疗前分期和治疗后发现残余病灶上明显优于常规的 CT 扫描，但昂贵的费用限制了其在临床的常规应用。以 PET-CT 在淋巴瘤诊断上的作用为基础，国际淋巴瘤协作组织对 1999 年 IWG 制定的淋巴瘤疗效评价和预后评估指南进行更改，形成了 IHP 2007 淋巴瘤疗效评价新标准，目前已经被包括美国 NCCN 等组织广泛使用。目前 PET-CT 不但可以用于治疗前分期、治疗后疗效评价，而且可以用于病变恶性程度的评估、治疗后的预后预测指标，甚至成为治疗中是否改变治疗策略的重要因素之一。

（8）内镜诊断：有胃肠道症状者除予胃肠钡餐或钡灌肠检查外，可进一步予胃肠镜检查。孤立的纵隔或腹腔肿块可应用纵隔镜和腹腔镜进行组织活检，以明确病理，对治疗前的病理分型和治疗后的残余病灶评价有一定的意义。

六、鉴别诊断

浅表淋巴结肿大须与淋巴结的非特异性感染或病毒感染、转移癌、传染性单核细胞增多症等鉴别。凡直径 >1 cm 的淋巴结肿大且观察 6 周以上仍不消退者，均应做活检。

无浅表淋巴结肿大的纵隔及肺门肿块，常须与肺癌、结节病等鉴别。一般来说，淋巴瘤的肿块可以较大、发展较快，有时为多发性或双侧性，上腔静脉压迫症状往往不及中央型肺癌明显，支气管镜检及肺门纵隔区切层摄片有利于二者的鉴别。

对浅表淋巴结不大，以发热为表现的病例确诊比较困难，疑为恶性淋巴瘤时，可考虑做腹部 CT 检查以发现腹膜后病变，有时可以考虑剖腹探查。

七、分期

（一）Ann Arbor 分期系统

Ann Arbor 分期系统虽然最初为霍奇金淋巴瘤设计，但目前也常规应用于非霍奇金淋巴瘤的临床分期。但应了解对 NHL 来说，临床分期不像霍奇金淋巴瘤那样重要。特别是进展型或高度进展型 NHL，即使临床分期比较局限，仍应视为全身性疾病，着重给予系统治疗。

Cots-wolds 改良的 Ann Arbor 分期如下。

Ⅰ期：病变仅累及单一的区域淋巴结或病变仅侵及淋巴结以外的单一器官（ⅠE）。

Ⅱ期：侵犯 2 个或 2 个以上淋巴结区域，但均在膈肌的同侧（Ⅱ），可伴有同侧的局限性结外器官侵犯（ⅡE）。

Ⅲ期：膈肌上下淋巴结区域均有侵犯（Ⅲ），可伴有局限性结外器官侵犯（ⅢE）或脾侵犯（ⅢS）或二者均侵犯（ⅢES）。

Ⅳ期：病变已侵犯多处淋巴结及淋巴结以外的部位。

A：无 B 症状。

B：有 B 症状（发热 ≥38℃、盗汗、6 个月内体重减轻超过 10%，无其他可解释的原因）。

E：邻近于淋巴结区的结外器官。

X：有巨大肿块，指在 $T_{5\sim6}$ 水平上纵隔肿块超过 1/3 胸径或肿瘤直径超过 10 cm。

说明：纵隔肿块为一部位；肺门淋巴结分两侧；脾、胸腺和韦氏环为淋巴组织；分期后可随后标明解剖位置的数量。

（二）皮肤 T 细胞淋巴瘤的分期

对于原发皮肤的非霍奇金淋巴瘤，皮肤 T 细胞淋巴瘤的 TNM 分期系统对指导治疗和预测预后更有价值。原发皮肤淋巴瘤（CL）指以皮肤损害为主要表现的恶性淋巴瘤，诊断时无皮肤外表现。PCTL 以蕈样霉菌病（MF）/塞扎里综合征（SS）最为常见，Ann Arbor 分期不适用于 MF/SS，因其不能准确反映疾病的进展程度。MF/SS 广泛采用的是美国癌症联合会（AJCC）TNM（B）分期系统。国际皮肤淋巴瘤学会（ISCL）和欧洲癌症研究与治疗组织（EORTC）又对其进行修订和细化。其中"a"表示用聚合酶链反应（PCR）或者 southern 印迹法有克隆性 T 细胞增殖，反之用"b"表示。

皮肤 T 细胞淋巴瘤（MF/SS）ISCL/EORTC 修订的 TNM（B）分期如下。

T：皮肤受累程度。

T_1：局限性丘疹或斑块占皮肤面积 10% 以下。

T_{1a}：只有斑片。

T_{1b}：斑块 ± 斑片。

T_2：广泛性丘疹或斑块占皮肤面积 10% 以上。

T_{2a}：只有斑片。

T_{2b}：斑块 ± 斑片。

T_3：出现一个或一个以上的皮肤肿瘤（直径≥1 cm）。

T_4：红皮病（≥80％体表面积）。

N：淋巴结受累程度。

N_0：临床无淋巴结受累，无须活检。

N_0：临床有异常淋巴结肿大，病理为 Dutch 1 级或 NCI LN0～2。

N_{1a}：克隆阴性。

N_{1b}：克隆阳性。

N_2：临床有异常淋巴结肿大，病理为 Dutch 2 级或 NCI LN_3。

N_{2a}：克隆阴性。

N_{2b}：克隆阳性。

N_3：临床有异常淋巴结肿大，病理为 Dutch 3 级或 NCI LN_4；克隆阴性或阳性。

N_x：临床有异常淋巴结肿大，未经病理证实。

M：内脏受累程度。

M_0：无内脏器官受累。

M_1：有内脏器官受累（需指明受累器官，并经病理证实）。

B：外周血受累程度。

B_0：外周血中≤5％的淋巴细胞为不典型淋巴细胞。

B_{0a}：克隆阴性。

B_{0b}：克隆阳性。

B_1：外周血中＞5％的淋巴细胞为不典型淋巴细胞。

B_{1a}：克隆阴性。

B_{1b}：克隆阳性。

B_2：外周血高肿瘤负荷，至少具备下列条件之一：①塞扎里细胞计数≥1×10^9/L；②$CD4^+$ 或 $CD3^+$ 细胞比例增高，并且 CD4/CD8≥10；③$CD4^+$ T 细胞增加，免疫表型异常，$CD4^+$/$CD7^-$≥40％或者 $CD4^+$/$CD26^-$≥30％。

皮肤 T 细胞淋巴瘤 ISCL/EORTC 修订的 TNM（B）分期如下。

Ⅰ A 期：T_1　N_0　M_0　$B_{0,1}$。

Ⅰ B 期：T_2　N_0　M_0　$B_{0,1}$。

Ⅱ A 期：$T_{1,2}$　$N_{1,2}$　M_0　$B_{0,1}$。

Ⅱ B 期：T_3　$N_{1,2}$　M_0　$B_{0,1}$。

Ⅲ 期：T_4　$N_{0\sim2}$　M_0　$B_{0,1}$。

Ⅲ A 期：T_4　$N_{0\sim2}$　M_0　B_0。

Ⅲ B 期：T_4　$N_{0\sim2}$　M_0　B_1。

Ⅳ A1 期：$T_{1\sim4}$　$N_{0\sim2}$　M_0　B_2。

Ⅳ A2 期：$T_{1\sim4}$　N_3　M_0　$B_{0\sim2}$。

Ⅳ B 期：$T_{1\sim4}$　$N_{0\sim3}$　M_1　$B_{0\sim2}$。

（三）胃肠道淋巴瘤的 Lugano 分期系统

Ann Arbor 分期应用于胃肠的 NHL 也有明显的缺陷。目前胃肠的 NHL 建议使用胃肠道淋巴瘤的 Lugano 分期系统（又称 Blackledge 分期系统）。而 TNM 分期强调测定淋巴瘤浸润的深度、淋巴结受累的范围及淋巴结外受累的程度（表6-1）。

表6-1　胃肠淋巴瘤的不同分期

分期	Lugano 分期	TNM 分期	Ann Arbor 分期	肿瘤范围
Ⅰ 期	局限于胃肠道：单个原发灶或不连续的病灶	$T_1N_0M_0$	Ⅰ E 期	黏膜、黏膜下层
		$T_2N_0M_0$	Ⅰ E 期	肌层
		$T_3N_0M_0$	Ⅰ E 期	浆膜层
Ⅱ 期	扩散到腹腔			
	Ⅱ1 期 = 局部淋巴结受累	$T_{1\sim3}N_1M_0$	Ⅱ E 期	胃旁淋巴结
	Ⅱ2 期 = 远处淋巴结受累	$T_{1\sim3}N_2M_0$	Ⅱ E 期	更远部位的淋巴结
Ⅲ 期	突破浆膜层累及邻近器官或组织	$T_4N_0M_0$	Ⅰ E 期	侵及邻近结构
Ⅳ 期	弥漫性结外受累或伴有膈上淋巴结受累	$T_{1\sim4}N_3M_0$	Ⅲ E 期	横膈两侧淋巴结或远处转移
		$T_{1\sim4}N_{0\sim3}M_1$	Ⅳ E 期	（骨髓或其他结外部位）

（四）小淋巴细胞淋巴瘤（SLL）/慢性淋巴细胞白血病（CLL）分期

SLL/CLL 临床症状多样，病程长短差别较大，症状出现有先有后。常用的分期方法有 RAI 分期和 Binet 分期。

SLL/CLL RAI 分期如下。

0 期：血液中淋巴细胞 $>15 \times 10^9$/L，
　　　骨髓中淋巴细胞分类 >40%。

Ⅰ 期：0 期加淋巴结肿大。

Ⅱ 期：0 期或 Ⅰ 期加脾肿大和（或）肝肿大。

Ⅲ 期：0 期或 Ⅰ 期或 Ⅱ 期，加贫血（Hb <110 g/L）或血细胞比容 <33%。

Ⅳ 期：0 期或 Ⅰ 期或 Ⅱ 期或 Ⅲ 期加血小板 $<100 \times 10^9$/L。

Binet 分期如下。

临床 A 期：无贫血，无血小板减少，淋巴结肿大少于 3 处，分为 A（0 期）、A（Ⅰ 期）和 A（Ⅱ 期）。

临床 B 期：无贫血，无血小板减少，淋巴结肿大 3 处或 3 处以上，分为 B（Ⅰ 期）和 B（Ⅱ 期）。

临床 C 期：不论有无淋巴结肿大，而有贫血和（或）血小板减少者。

八、治疗

（一）霍奇金淋巴瘤的治疗

过去几十年，霍奇金淋巴瘤在治疗上取得了重大进步，目前其综合治愈率在 80% 以上。化疗和放疗均为治疗 HL 非常有效的手段。但如何决定放疗、化疗或者二者结合，根据患者的临床分期和预后因素，仍有不同的选择。目前国内外多倾向于以联合化疗为主结合放疗的综合治疗方法，在争取高治愈率的同时，注意减少化放疗导致的继发第 2 种肿瘤和不育等远期不良反应的发生。治疗上结节性淋巴细胞为主型 HL 和经典型 HL 有一定的区别。

1. 结节性淋巴细胞为主型霍奇金淋巴瘤

NLPHL 的ⅠA 期病变患者行 IFRT（30~36 Gy），完全切除孤立淋巴结的ⅠA 期患者定期观察也是一个选择；对ⅠB 期或Ⅱ期可化疗±利妥昔单抗+IFRT；Ⅲ~Ⅳ期患者可化疗±利妥昔单抗。化疗方案可用 ABVD，CHOP，CVP，EPOCH 等方案，联合利妥昔单抗有可能增加疗效。

2. Ⅰ~Ⅱ期的经典型霍奇金淋巴瘤

早期的霍奇金淋巴瘤用目前的治疗方法，多数已经能治愈。如何进一步降低治疗的长期相关毒性是制订治疗策略中必须考虑的因素。但按是否有预后不良因素可以分为两个类型。

（1）ⅠA 期或ⅡA 期无预后不良因素：几十年来单独放疗是早期预后良好型 HL 患者的一个标准治疗选择。然而，高剂量大范围放疗存在长期的潜在毒性，使患心脏疾病、肺功能不全及第二肿瘤的风险增加化放疗综合治疗已经替代单纯放疗治疗早期预后良好型 HL。ABVD 方案已经发展为 MOPP（氮芥、长春新碱、泼尼松和丙卡巴肼）的替代方案，ABVD 发生不育症和白血病的概率较低。在联合治疗模式中，通常建议予 3~4 个疗程的 ABVD 联合侵犯淋巴结部位 30 Gy 放疗；符合 GHSG 标准的预后良好型早期患者（ESR<50 mm/h、无结外病变、只有 1~2 个淋巴结区域侵犯、无纵隔巨大肿块或 B 症状）2 个疗程 ABVD 联合侵犯部位 20 Gy 放疗可能已经足够；有条件建议放疗前予 PET-CT 检查重新分期，PET 扫描阴性侵犯部位放疗后予观察，PET 扫描阳性者推荐行活检，如阴性予放疗，如阳性按难治性 HL 治疗。

（2）Ⅰ~Ⅱ期有不良预后因素：首先推荐用 ABVD 方案 6 个疗程加 30 Gy 的 IFRT，也可以用 Stanford V 方案或 2 个疗程 BEACOPP 序贯 2 个疗程 ABVD 化疗后加侵犯野放疗，不推荐行单纯化疗。采用 ABVD 化疗 2~4 个疗程后中期 PET 检查重新分期，PET 扫描阴性再接受 2~4 个疗程的 ABVD 化疗（总共 6 个疗程），后予侵犯部位放疗；中期 PET 扫描阳性者接受共 6 个疗程的 ABVD 化疗后再重新分期，如最后 PET 扫描阴性者放疗后予观察，PET 扫描阳性者推荐行活检，如阴性予放疗，如阳性按难治性 HL 治疗。

Ⅰ~Ⅱ期伴纵隔大肿块或大于 10 cm 大包块和（或）存在 B 症状的患者也可采用 12 周（3 个疗程）Stanford V 化疗或接受 BEACOPP 序贯 ABVD 化疗加侵犯野放疗。

3. Ⅲ~Ⅳ期的经典型霍奇金淋巴瘤

晚期霍奇金淋巴瘤以联合化疗 6~8 个疗程为主，对巨大肿块部位可化疗完全缓解后加局部放疗。来源于 MOPP 和 ABVD 的 MOPP/ABV 杂交方案可能比原方案的效果更好；BEACOPP 方案（特别是提高剂量强度者）被认为是对提高有不良预后因素的晚期霍奇金淋巴瘤疗效较有希望的方案。

晚期患者的初始治疗采用 ABVD 或 Stanford V 方案（IPS<3）或提高剂量的 BEACOPP 方案。在接受 2~4 个疗程 ABVD 初始治疗后进行 PET 检查再分期，PET 扫描阴性者再接受 2~4 个疗程的 ABVD 化疗（总共 6~8 个疗程），6~8 个疗程 ABVD 化疗后 PET 扫描阴性者可观察或纵隔放疗（如初始时有纵隔大肿块）；中期 PET 扫描阳性者建议活检，如阴性继续原方案治疗，如阳性可考虑换提高剂量的 BEACOPP 方案或完成 6 个疗程 ABVD 化疗后重新分期，结束治疗时 PET 扫描阳性者推荐行活检，如阳性按难治性 HL 治疗。

接受提高剂量 BEACOPP 4 个疗程化疗后进行 PET 检查重新分期，阴性者建议继续接受 2 个疗程提高剂量 BEACOPP 化疗；阳性者按难治性 HL 治疗。6 个疗程 BEACOPP 后重复

PET 扫描，阴性者可对巨大病灶放疗或观察，阳性者应视为难治性病变，尽可能活检证实。

4. 复发或难治的霍奇金淋巴瘤

首次治疗后不能取得完全缓解（难治）或治疗缓解后复发的患者，通过挽救性治疗，部分仍可以获得治愈。

（1）经标准化疗方案，首次治疗不能获完全缓解者，又称难治性霍奇金淋巴瘤。这类患者预后最差，可继续采用非交叉耐药方案和（或）残留病灶部位给予局部侵犯野放疗。有条件者加用自体造血干细胞支持下的强烈化疗，可能提高一定的疗效，但二线化疗耐药者不应进行 HDT/ASCR。有条件应该使用 brentuximab vedotin + 二线化疗 ± 放疗。ADCETRIS 是一种 CD30-导向抗体药物结合物（ADC），由三个部分组成：嵌合 CD30 抗体、微管的破坏剂 MMAE 和将 MMAE 共价附着在抗体上的连接桥，是近几十年来首个获批用于复发性或难治性 CD30 阳性霍奇金淋巴瘤的靶向性治疗药物。

（2）化疗完全缓解后 1 年内复发，应改换非交叉耐药的化疗方案，如原来系用 MOPP 治疗，复发后可改用 ABVD 化疗，反之亦然。治疗后不足 1 年复发，特别是再次化疗仍敏感者（CR2），可以考虑加用自体造血干细胞移植支持下大剂量化疗，能提高一定的治愈率。有条件应该使用 brentuximab vedotin + 二线化疗 ± 放疗。

（3）化疗结束 1 年以后才复发，可再使用原化疗方案化疗或改换其他非交叉耐药的化疗方案，仍有很大希望获得第 2 次缓解及长期生存。

（4）单用放疗后复发的霍奇金淋巴瘤，可采用标准的 MOPP 或 ABVD 方案化疗，50% ~80% 可望获得缓解及长期生存。ⅠA ~ ⅡA 期接受单纯化疗后在原始部位复发者可予放疗或二线化疗 ± 放疗后重新分期。

5. 治疗后的远期毒性

（1）第二种恶性肿瘤：用 MOPP 方案治愈的霍奇金淋巴瘤患者，特别是联合大面积放射治疗者，发生第二种恶性肿瘤的可能性约为 10%，包括白血病、非霍奇金淋巴瘤和其他实体瘤。故目前多推荐 ABVD 方案为霍奇金淋巴瘤治疗的一线方案，特别是年轻或儿童患者。

（2）性腺功能障碍：MOPP 或 COPP 方案治疗后性腺功能障碍也很常见，男性患者治疗后出现精子缺乏，女性患者表现为闭经。ABVD 方案治疗后性腺功能障碍较轻，多可恢复。

（3）其他：包括甲状腺功能低下、心肌病、缺血性心脏病等。博来霉素可致肺纤维化，并用胸部放疗者尤为明显。ABVD 方案引起的心肺功能障碍较 MOPP 方案多见。儿童患者放疗后可能影响局部肌群或骨骼发育障碍。

6. 霍奇金淋巴瘤的标准化疗方案

（1）ABVD 方案。

ADM：25 mg/m²，静脉注射，第 1、第 15 天。

BLM：10 mg/m²，静脉注射，第 1、第 15 天。

VLB：6 mg/m²，静脉注射，第 1、第 15 天。

DTIC：150 mg/m²，静脉注射，第 1 ~5 天。

每 28 天重复。

DTIC 稍后改为 375 mg/m²，静脉注射，第 1、第 14 天。

（2）MOPP 方案。

HN2：6 mg/m²，静脉注射，第 1、第 8 天。

VCR：1.4 mg/m²（最大剂量 2 mg），静脉注射，第 1、第 8 天。

PCZ：100 mg/m²，口服，第 1～14 天。

Pred：40 mg/m²，口服，第 1～14 天。

Pred：仅用于第 1 与第 4 个疗程。

（COPP 是用 CTX 取代 HN2，其用量为 650 mg/m²，第 1、第 8 天。）

每 28 天重复。

（3）MOPP/ABV 杂交方案。

HN2：6 mg/m²，静脉注射，第 1 天。

VCR：1.4 mg/m²，静脉注射（最大剂量 2 mg），第 1、第 8 天。

PCZ：100 mg/m²，口服，第 1～7 天。

Pred：40 mg/m²，口服，第 1～14 天。

ADM：35 mg/m²，静脉注射，第 8 天。

BLM：10U/m²，静脉注射，第 8 天，先要给氢化可的松 100 mg，静脉注射。

VLB：6 mg/m²，静脉注射，第 8 天。

每 28 天重复。

（4）Stanford V 方案。

VLB：6 mg/m²，静脉注射，第 1、第 3、第 5、第 7、第 9、第 11 周。

ADM：25 mg/m²，静脉注射，第 1、第 3、第 5、第 7、第 9、第 11 周。

VCR：1.4 mg/m²（最大剂量 2 mg），静脉注射，第 2、第 4、第 6、第 8、第 10、第 12 周。

BLM：5 mg/m²，静脉注射，第 2、第 4、第 6、第 8、第 10、第 12 周。

HN2：6 mg/m²，静脉注射，第 1、第 5、第 9 周。

VP-16：60 mg/m²，静脉注射，每周 2 次，第 3、第 7、第 11 周。

Pred：40 mg/m²，口服，隔天 1 次，第 1～10 周，第 11、第 12 周逐渐减量。

局部放疗（限于治疗前肿块 ≥5 cm 或肉眼可见脾病灶）36 Gy，化疗结束后 2～4 周开始。

（5）BEACOPP 方案。

CTX：650 mg/m²（剂量可提高至 1 250 mg/m²），静脉注射，第 1 天。

VP-16：100 mg/m²（剂量可提高至 200 mg/m²），静脉注射，第 1～3 天。

PCZ：100 mg/m²，口服，第 1～7 天。

Pred：40 mg/m²，口服，第 1～14 天。

ADM：25 mg/m²（剂量可提高至 35 mg/m²），静脉注射，第 1 天。

BLM：10U/m²，静脉注射，第 8 天，先要给氢化可的松 100 mg，静脉注射。

VCR：1.4 mg/m²，静脉注射（最大剂量 2 mg），第 8 天。

每 3 周重复（提高剂量需用粒细胞集落刺激因子 G-CSF 支持）。

（二）非霍奇金淋巴瘤的治疗

非霍奇金淋巴瘤最重要的治疗手段是化疗，尤其是对中高度恶性者。放疗在 NHL 的治疗中也有一定的地位。而手术治疗在部分结外病变的综合治疗中也是有益的选择，例如，胃肠道淋巴瘤的治疗，特别是肿瘤局部有穿孔危险时。非霍奇金淋巴瘤的治疗与病理亚型密切相关，目前病理分类多主张采用 WHO2008 新分型系统。复杂的治疗方案建议在有经验的肿瘤中心应用。每个患者在每治疗 2~3 个疗程后和治疗结束前应接受全面检查再分期，评价治疗效果，决定下一步治疗策略。

1. B 细胞淋巴瘤

（1）小淋巴细胞淋巴瘤（SLL）/慢性淋巴细胞白血病（CLL）：局部放疗是 Ann Arbor Ⅰ~Ⅱ期 SLL 患者的合适治疗。晚期 SLL 或 CLL 在没有临床症状时可以采取观察等待。开始治疗取决于以下指征：疾病相关的显著症状，包括严重疲劳、体重减轻、盗汗和非感染性发热、危及重要器官的功能、进行性巨块型病变（脾或淋巴结肿大）、进行性骨髓功能衰竭（贫血或血小板减少恶化）或自身免疫性贫血/血小板减少并对糖皮质激素治疗无效。

鉴于本病目前尚不可治愈，CLL 推荐的首选治疗是参加临床试验。不伴 del（17p）和 del（11q）的 CLL，对于 70 岁及以上，或 70 岁以下但有明显并发症的患者，推荐的治疗方案包括以烷化剂为基础的化学免疫治疗（如苯丁酸氮芥 ± 利妥昔单抗，B ± R）、阿仑单抗或利妥昔单抗单药治疗、氟达拉滨 ± 利妥昔单抗或克拉曲滨；对于 70 岁及以下或 70 岁以上但没有明显并发症的患者，推荐的治疗方案包括以烷化剂为基础的化疗联合利妥昔单抗（FCR、FR、PCR）或苯达莫司汀联合利妥昔单抗（B ± R）。伴 del（17p）的 CLL，还没有标准治疗方案，可推荐包括 FCR 或 FR、HDMP + 利妥昔单抗，或阿仑单抗 ± 利妥昔单抗治疗。一线治疗无效的患者，可选用 Ofatumumab/GA101 + 化疗。对于伴有 del（11q）的患者，治疗方案应纳入烷化剂，一线治疗方案包括苯丁酸氮芥 ± 利妥昔单抗、B ± R、环磷酰胺和泼尼松 ± 利妥昔单抗、减量 FCR，或阿仑单抗或利妥昔单抗的单药免疫治疗。

（2）滤泡性淋巴瘤（病理 1~2 级，FL3A 和 FL3B 按 DLBCL 的推荐方案进行治疗）：滤泡性淋巴瘤（FL）是 NHL 最常见的惰性亚型。对于Ⅰ~Ⅱ期的患者，受累野放疗是首选治疗（24~30 Gy，对于巨块型病变为 36 Gy），也可以给予免疫治疗 + 化疗后加 IFRT 治疗。Ⅱ期（巨块型病变）和Ⅲ~Ⅳ期可选择观察，当出现 GELF 标准的治疗指征时，才开始治疗。开始治疗的修订标准包括 FL 引起的症状（不限于 B 症状）、危及重要器官功能、淋巴瘤继发的血细胞减少、巨块型病变（1 个肿块 >7 cm，或有 3 个或更多肿块 >3 cm）、脾肿大或疾病持续进展超过 6 个月。进行治疗决策时，没有临床指征仍希望被治疗的患者应当被纳入合适的临床试验中。FL 治疗中常用的化学免疫治疗方案（含利妥昔单抗）将增加乙肝病毒（HBV）再激活的风险，因此治疗前，所有患者均应进行乙型肝炎检测。如年老虚弱不能耐受化疗的患者，可以用局部放疗（4 Gy）缓解症状；利妥昔单抗联合 CHOP、bendamustine 或 CVP 化疗可作为晚期 FL 患者的一线治疗；利妥昔单抗单药治疗是年老或体弱患者首选的一线治疗，也可以用烷化剂为基础的化疗（环磷酰胺或苯丁酸氮芥）± 利妥昔单抗；其他的推荐方案包括利妥昔单抗联合以氟达拉滨为基础的化疗。

一线治疗达到完全缓解（CR）或部分缓解（PR）的患者可以进行观察、巩固或维持治疗。基于 PRIMA 研究的结果，对于一线化学免疫治疗有效的患者，推荐使用利妥昔单抗（每 8 周 1 次）维持治疗 2 年。基于 FIT 临床试验的结果，放射免疫治疗（RIT）可被推荐用于接受一线化疗的患者。部分一线治疗 CR 的患者，有条件可选用疫苗治疗。对于接受维持巩固治疗的患者，最初 5 年内需每 3~6 个月临床随访一次。

（3）边缘区淋巴瘤：边缘区淋巴瘤（MZL）是一组起源于 B 淋巴细胞的恶性肿瘤，包括黏膜相关淋巴组织结外 MZL（MALT、淋巴瘤）、淋巴结 MZL 和脾 MZL3 种不同亚型。

Ⅰ～Ⅱ期胃 MALT 淋巴瘤，对于幽门螺杆菌阳性疾病患者，推荐进行抗生素和阻断胃酸分泌的质子泵抑制剂的联合治疗。对于幽门螺杆菌阴性疾病（组织学和血液抗体检测均证实），尤其 t（11；18）、t（1；10）或 t（14；18）之一出现易位的患者，IFRT 是首选治疗。对于接受幽门螺杆菌根除治疗的患者，治疗结束后 3 个月应通过内镜检查和活检重新分期。治疗有效的患者（幽门螺杆菌阴性和淋巴瘤阴性）可以选择进行观察。如果患者初始的临床分期为ⅡE 期，抗生素治疗后淋巴瘤无缓解，应考虑尽早进行放疗。幽门螺杆菌持续存在且淋巴瘤消退或稳定的患者，应进行二线抗生素治疗。最后，幽门螺杆菌阳性且淋巴瘤进展或出现临床症状的患者，应进行放疗和二线抗生素治疗。晚期（Ⅲ～Ⅳ期）胃 MALT 淋巴瘤（临床上罕见）的治疗与晚期 FL 患者相似。

非胃 MALT 淋巴瘤，Ⅰ～Ⅱ期或结外多部位病变的患者，宜行 IFRT（24～30 Gy），眼部受累时通常减量（即 24 Gy）治疗。某些病变部位（如肺、甲状腺、结肠、小肠和乳腺），手术切除可能为合适的治疗方法，如果术后没有残留病灶，则进行观察，而对于手术后切缘阳性患者，则应行局部区域性放疗。对于首次治疗后局部复发的患者，可进行放疗或根据晚期 FL 的推荐原则进行治疗。诊断时为Ⅲ～Ⅳ期的患者（结外病变和多个淋巴结病变），按晚期 FL 患者的推荐原则进行治疗。MALT 淋巴瘤与大细胞淋巴瘤共存时，应该按照 DLBCL 的推荐进行治疗。

结内 MZL 按照 FL 的推荐进行治疗。脾边缘区淋巴瘤无脾肿大或无进行性血细胞减少症的无症状患者可以进行观察。对于 HCV 阳性的患者，无肝炎治疗禁忌证的患者应开始进行合适的抗病毒治疗。对于脾肿大出现症状、需要对症治疗的患者，可以进一步选择进行脾切除或利妥昔单抗治疗。HCV 阴性患者如果没有症状，可以进行观察。对于有症状（血细胞减少或脾肿大症状、体重下降、早饱或腹痛）的患者，应当行脾切除或利妥昔单抗治疗。对于疾病出现进展，患者应按照晚期 FL 的推荐进行治疗。

（4）套细胞淋巴瘤：Ⅰ～Ⅱ期的套细胞淋巴瘤推荐进行单独放疗（30～36 Gy）或化学免疫治疗±放疗。Ⅱ期（巨块型病变）和Ⅲ～Ⅳ期的 MCL，因缺乏标准治疗，应该推荐患者参加前瞻性临床试验。MCL 患者的治疗过程常是高度个体化的，以下方案可作为初始诱导治疗。年轻体质好的患者可用利妥昔单抗 + Hyper-CVAD、序贯 R-CHOP 和 R-ICE、交替 R-CHOP 和 R-DHAP 或利妥昔单抗 + 氨甲蝶呤 + 强化 CHOP 诱导化疗后加 HDT/ASCR 一线巩固治疗。高龄或体质差的患者可以采用利妥昔单抗 + 苯达莫司汀/CHOP/CVP/EPOCH/克拉曲滨。

（5）弥漫大 B 细胞淋巴瘤：非巨块型病变（10 cm）的Ⅰ期或Ⅱ期患者，推荐予 R-CHOP（3～4 周期）+ IFRT，也可以 R-CHOP（6 周期）± IFRT；巨块型病变（10 cm 或更大）的Ⅰ～Ⅱ期患者，推荐 6 周期 R-CHOP + 局部区域放疗；晚期患者，推荐进行 6 个周期的 R-CHOP-21 的治疗，对巨块型病变部位放疗可能有益；一些患者鼻窦、睾丸、骨髓累及或 2 个/2 个以上结外部位伴 LDH 升高，发生中枢神经系统（CNS）复发的风险加大，推荐使用鞘内注射 4～8 次的甲氨蝶呤和（或）阿糖胞苷，或 3～3.5 g/m^2 的全身甲氨蝶呤治疗进行中枢神经系统预防；对于并发 CNS 实质受累的患者，治疗方案应包括全身甲氨蝶呤治疗（3～3.5 g/m^2）；对于并发软脑膜病变的患者，治疗方案应包括 4～8 次的鞘内注射甲氨蝶呤和（或）阿糖胞苷和（或）3.5 g/m^2 的全身甲氨蝶呤治疗。R-CHOP-21 用于初始治疗，也可以用剂量密集型 R-CHOP-14 方案或剂量调整的 EPOCH + 利妥昔单抗方案。对左心室功能不全的患者，可用利妥昔单抗＋CEPP/CDOP/CNOP/CEOP 方案。

HDT/ASCR 是复发后对化疗敏感的复发或难治性 DLBCL 患者的治疗选择。适合 HDT/ASCR 的复发或难治性患者应当进行二线化疗±利妥昔单抗治疗，推荐的治疗方案包括 DHAP、ESHAP、GDP、GemOX、ICE、MINE±利妥昔单抗。二线方案化疗后 CR 或 PR 的患者应考虑 HDT/ASCR 巩固治疗±放疗。不适合 HDT/ASCR 治疗的患者应当参加临床试验，也可以接受利妥昔单抗单药、苯达莫司汀±利妥昔单抗或雷利度胺（非生发中心型 DLBCL 患者）±利妥昔单抗或多药联合化疗±利妥昔单抗。

（6）伯基特淋巴瘤：伯基特淋巴瘤虽然恶性度高，但如治疗合理，不少患者仍可以治愈。CHOP 或 CHOP 类方案对于治疗 BL 是不充分的，治疗应以高剂量和短疗程为主，同时应注意中枢神经系统的预防治疗。CODOX-M/IVAC±利妥昔单抗或剂量调整的 EPOCH 联合利妥昔单抗（DA-EPOCH-R）Hyper-CVAD/MTX-Ara-C 联合利妥昔单抗（R-hyper-CVAD）方案均有较好疗效。

（7）其他的 B 细胞淋巴瘤：其他惰性（低度恶性）淋巴瘤可以按 FL 的治疗原则进行治疗；进展型的 NHL 按 DLBCL 进行治疗；介于 DLBCL 和伯基特淋巴瘤之间未分类的 B 细胞淋巴瘤可以按伯基特淋巴瘤的治疗原则进行治疗。

2. 外周 T 细胞淋巴瘤

外周 T 细胞淋巴瘤（PTCL）是一组异质性的源于胸腺的成熟 T 细胞引起的淋巴增殖性疾病。最常见的亚型包括外周 T 细胞淋巴瘤—非特指型（PTCL-NOS）、血管免疫母细胞性 T 细胞淋巴瘤（AITL）、结外鼻型 NK/T 细胞淋巴瘤（ENNTL）、成人 T 细胞白血病/淋巴瘤（ATLL）、ALK 阳性间变性大细胞淋巴瘤（ALCL）和 ALK 阴性 ALCL、肠病相关性 T 细胞淋巴瘤（EATL）和原发性皮肤性 ALCL 等。

6 个周期多药联合化疗（典型的 CHOP-21 或 CHOP-E-21）±RT（Ⅲ～Ⅳ期患者）或 3～4 个周期化疗＋RT（Ⅰ～Ⅱ期患者）是 ALK 阳性 ALCL 患者的一线标准治疗。虽然 CHOP 和 CHOP-E 方案治疗 ALK 阳性 ALCL 患者可获得较佳的疗效，但这些方案治疗其他组织类型 PTCL 不能取得类似的疗效。因此，对于其他亚型患者，如果可以参加临床试验，首选将临床研究作为治疗选择。对于Ⅰ～Ⅱ期（低危/低—中危）的患者，由于没有合适的临床试验，推荐采用多药联合化疗（4～6 个周期）并联合受累区域局部辅助放疗；而对于Ⅰ～Ⅱ期（高危/中—高危）或Ⅲ～Ⅳ期患者，推荐采用多药联合化疗（6～8 个周期）±放疗，推荐方案包括 CHOP-E、CHOP-14、CHOP-21、hyper-CVAD，或三方案交替治疗（ATT）方案。AITL 是一类非常庞杂的疾病，有些可单用皮质类固醇或其他免疫抑制剂，如环孢霉素治疗。结外鼻型 NK/T 细胞淋巴瘤侵犯野放疗非常重要，诱导化疗后放疗或同期放化疗能明显提高生存期。早中期皮肤淋巴瘤全身电子线束放疗可治愈部分患者。原发肠道淋巴瘤手术切除肠道病灶能提高治愈率。

3. 淋巴母细胞性淋巴瘤

此型属高度恶性类型，病死率高，应按现代急性淋巴细胞白血病的治疗方案治疗，仍有可能治愈。淋巴母细胞性淋巴瘤在儿童病例的预后较好，在成人患者很差，无骨髓和中枢神经系统侵犯、LDH 正常者的预后较佳，有以上因素者及早加上自体干细胞或异基因骨髓移植可能改善预后。治疗要点为剂量强度大和疗程长，包括诱导缓解、强化治疗和维持治疗几个阶段，BFM-90 方案是目前疗效较好的方案之一，总疗程需 2～3 年。

4. 难治复发非霍奇金淋巴瘤的治疗

首次标准治疗后不能取得完全缓解，属难治性非霍奇金淋巴瘤。这类患者预后最差，可继续采用非交叉耐药方案和（或）残留病灶部位给予局部侵犯野放疗；有条件者在第 2 次缓解后（CR2），可考虑加用自体造血干细胞支持下的超大剂量化疗，能提高一定的疗效；年轻且不适合自体干细胞移植的患者，有条件者可考虑异基因移植。

化疗完全缓解后复发，应改换非交叉耐药的化疗方案，如 IMVP-16、DHAP、DICE、EPOCH 和 TT 等挽救性方案，争取取得第 2 次完全缓解后加用于细胞支持下的超大剂量化疗，仍有治愈的可能。而原发耐药或对非交叉耐药的化疗方案耐药的患者，预后将很差。各个挽救性方案均有一定的疗效，有效率为 30% ~ 50%，缓解时间较短，长期缓解约为 10%，目前尚未能决定哪一种为最佳。

（杜元娜）

第二节　白血病

白血病是一类造血干细胞的恶性克隆性疾病。全国肿瘤防治研究办公室 2002 年对中国哈尔滨、北京、天津、上海、武汉等 5 个地区进行调查分析，其白血病发病率为 2.1/10 万 ~ 6.9/10 万，与亚洲国家相近，低于欧美国家。在恶性肿瘤所致的死亡率中，白血病居第 6 位（男性）和第 8 位（女性），但在儿童及 35 岁以下成人中则居第 1 位。我国急性白血病（AL）比慢性白血病（CL）多见（约 5.5 : 1），其中急性非淋巴细胞白血管（ANLL）最多，其次为急性淋巴细胞白血病（ALL）、慢性粒细胞白血病（CML），慢性淋巴细胞白血病（CLL）少见。男性发病率高于女性（1.8 : 1）。成人中以 ANLL 为主，儿童以 ALL 多见。CML 的发病高峰在 40 ~ 50 岁。

根据白血病细胞的分化、成熟程度和自然病程，将白血病分成急性和慢性两大类。AL 细胞分化停滞在原始细胞及早期幼稚细胞阶段，病情发展迅速，自然病程仅几个月。CL 细胞分化停滞在较成熟的细胞阶段，病情发展缓慢，自然病程可达数年。

根据主要受累的细胞系列可进一步将 AL 分为 ANLL 和 ALL。CL 则分为 CML 和 CLL 等。

人类白血病的病因尚未完全清楚。①病毒：如成人 T 细胞白血病/淋巴瘤（ATL）可由人类 T 淋巴细胞病毒 I 型（HTLV-1）所致。②电离辐射：据国外资料，由于防护不够，放射科医师白血病的发病率为非放射科医师的 10 倍。日本长崎及广岛受原子弹袭击后，幸存者中白血病发病率比未受照射的人群分别高 17 倍和 30 倍。患者多为 AL 和 CML。③化学因素：长期接触苯和含苯的胶水、汽油、橡胶等的人群白血病发病率比正常人群高 3 ~ 20 倍。某些药物，尤其如抗肿瘤药中的烷化剂有致白血病作用。④遗传因素：单卵孪生子，如一个人发生白血病，则另一个人的发病率为 20%，比双卵孪生者高 12 倍。唐氏综合征有 21 号染色体三体改变，其白血病发病率为 50/10 万，比正常人群高约 20 倍。上述表明白血病与遗传易感性有关。

一、急性白血病

（一）分类

FAB 分类法和 MICM 分型：国际上常用的法美英（FAB）分类法把 AL 分为 ALL 和 AN-

LL（或 AML，急性髓系白血病）两大类。这两大类再分成若干亚型。

1. ANLL（或 AML）

ANLL 共分为 8 型。

M_0（急性髓细胞白血病未分化型）：骨髓原始细胞＞30%，无嗜天青颗粒及奥氏小体，核仁明显；髓过氧化酶（MPO）及苏丹黑 B 阳性细胞＜3%；电镜下 MPO 阳性；CD33 或 CD13 等髓系标志可阳性，淋巴细胞系抗原常为阴性，血小板抗原阴性。

M_1（急性粒细胞白血病微分化型）：原始粒细胞（Ⅰ型＋Ⅱ型，原始粒细胞质中无颗粒为Ⅰ型，出现颗粒为Ⅱ型）占骨髓非红系有核细胞（NEC，指不包括浆细胞、淋巴细胞、组织嗜碱细胞、巨噬细胞及所有红系有核细胞的骨髓有核细胞）的 90% 以上，其中 MPO 阳性细胞＞3%。

M_2（急性粒细胞白血病部分分化型）：原始粒细胞占骨髓 NEC 的 30%～89%，其他粒细胞＞10%，单核细胞＜20%。

M_3（急性早幼粒细胞白血病，APL）：骨髓中以颗粒增多的早幼粒细胞为主，此类细胞在 NEC 中＞30%。

M_4（急性粒—单核细胞白血病，AMML）：骨髓中原始细胞占 NEC 的 30% 以上，各阶段粒细胞占 30%～80%，各阶段单核细胞＞20%。

M_4Eo 除上述 M4 型的特点外，嗜酸性粒细胞在 NEC 中≥5%。

M_5（急性单核细胞白血病，AMOL）：骨髓 NEC 中原始单核、幼稚单核和单核细胞≥80%，如果原始单核细胞≥80% 为 M_{5a}，＜80% 为 M_{5b}。

M_6（红白血病，EL）：骨髓中幼红细胞≥50%，NEC 中原始细胞（Ⅰ型＋Ⅱ型）≥30%。

M_7（急性巨核细胞白血病，AMeL）：骨髓中原始巨核细胞≥30%。血小板抗原阳性，血小板过氧化物酶阳性。

我国将 M_2 型再分为 M_{2a} 和 M_{2b} 两型。M_{2a} 型即 M_2 型，M_{2b} 的特点是骨髓中原始及早幼粒细胞增多，但以异常的中幼粒细胞为主，有明显的核浆发育不平衡，核仁常见，此类细胞＞30%。

2. ALL

ALL 分为 3 型。

L_1：原始和幼淋巴细胞以小细胞（直径≤12 μm）为主。

L_2：原始和幼淋巴细胞以大细胞（直径＞12 μm）为主。

L_3（伯基特型）：原始和幼淋巴细胞以大细胞为主，大小较一致，细胞内有明显空泡，胞质嗜碱性，染色深。

以形态学为基础的 FAB 分类法在统一各国诊断标准方面起了积极作用，但光镜下对细胞识别能力有限，受主观影响较大。免疫分型、细胞遗传学分型和分子生物学分析可弥补形态学诊断的不足，而且能提供对发病机制、治疗选择、预后判断有重要意义的染色体异常和基因异常等信息，所以有条件的单位应做 MICM 分型。

（二）临床表现

1. 正常骨髓造血功能受抑制的临床表现

（1）贫血：呈进行性加重，约半数患者就诊时已有重度贫血。

（2）发热：约半数患者以发热为早期表现。可低热，也可高达40℃以上，高热时常伴有畏寒、出汗等。虽然白血病本身可有发热，但高热通常提示有感染。感染部位以口咽部、鼻窦、肺、肛周、皮肤软组织常见。伴中性粒细胞缺乏的发热患者除发热外无局部病灶可发现。致病菌可为细菌、真菌、病毒，严重时可有多种致病菌同时感染。感染是白血病主要的死因。

（3）出血：以出血为早期表现者约40%。出血可发生在全身各部位，轻者仅皮肤瘀点瘀斑，重者可全身广泛出血，甚至颅内出血，表现为头痛、呕吐、烦躁不安、黑蒙乃至失明、瞳孔大小不等，甚至昏迷、双侧瞳孔散大而死亡。以往出血为AL最主要的死因，约60%以上AL死于出血。随着单采血小板悬液输注的广泛应用，死于出血者大大减少。AL出血的原因除血小板减少外，尚有白血病细胞在血管淤滞、凝血因子异常、感染、DIC、原发性纤维蛋白溶解亢进等因素。后二者多见于M_3患者。

2. 白血病细胞增殖浸润的表现

（1）淋巴结和肝脾肿大：淋巴结肿大以ALL较多见。纵隔淋巴结肿大常见于T细胞ALL。肝脾肿大多为轻至中度，除CML急性病变外，巨脾罕见。

（2）骨骼和关节：常有胸骨下段局部压痛。可出现关节、骨骼疼痛，尤多见于儿童。发生骨髓坏死等少数情况下，可引起骨骼剧痛。

（3）眼部：粒细胞白血病形成的粒细胞肉瘤或称绿色瘤常累及骨膜，以眼眶部位最常见，可引起眼球突出、复视或失明。

（4）口腔和皮肤：M_4和M_5患者由于白血病细胞浸润可使牙龈增生、肿胀；皮肤可出现蓝灰色斑丘疹，局部皮肤隆起、变硬，呈紫蓝色结节。

（5）中枢神经系统白血病（CNSL）：CNSL可发生于疾病初诊时（约2%），如未进行CNSL预防，则有70%的ALL、20%～40%的儿童及5%的成人ANLL可发生CNSL。临床上轻者表现为头痛、头晕，重者有呕吐、颈项强直，甚至抽搐、昏迷。

（6）睾丸：多为单侧睾丸无痛性肿大，对侧睾丸虽无肿大，但在活检时通常也发现有白血病细胞浸润。睾丸白血病多见于ALL化疗缓解后的青年和儿童，是仅次于CNSL的白血病髓外复发的根源。

此外，白血病可浸润其他器官。心、肺、消化道、泌尿生殖系统、内分泌系统均可受累。

（三）辅助检查

1. 血常规

大多数患者白细胞增多。也有不少患者白细胞正常或减少，甚至<1.0×10^9/L，称为白细胞不增多性白血病。血涂片分类可见数量不等的原始和（或）幼稚细胞，但白细胞不增多型病例的血涂片很难找到原始细胞。患者常有不同程度的正常细胞性贫血，少数患者血涂片可见红细胞大小不等，可见幼稚红细胞。约半数患者血小板<60×10^9/L，晚期血小板通常重度减少。

2. 骨髓象

骨髓象是诊断AL的主要依据和必做检查。多数患者骨髓有核细胞增生极度或明显活跃，以某一系列的细胞占绝大多数，其中原始细胞占骨髓非红系有核细胞≥30%。M_{2b}以异常中性中幼粒细胞为主，M_3 以颗粒异常的早幼粒细胞为主，M_{5b} 以幼稚单核细胞为主，某些 ALL 患者以幼稚淋巴细胞为主，这些类型患者的原始细胞可能 <30%。正常的巨核细胞和幼红细胞减少。少数患者骨髓增生低下但原始细胞仍 ≥30% 者，称为低增生性 AL。奥氏小体仅见于 ANLL，有鉴别诊断意义。

3. 细胞化学

细胞化学用于协助形态学鉴别各类型白血病（表6-2）。

表6-2 常见急性白血病的细胞化学鉴别

	急淋白血病	急粒白血病	急单白血病
过氧化物酶（POX）	（－）	原始细胞：分化好的（＋）～（＋＋＋）；分化差的（－）	（－）～（＋）
糖原染色（PAS）	（＋）成块或颗粒状	（－）或（＋），弥漫性淡红色	（－）或（＋）弥漫性淡红色，或颗粒状
非特异性脂酶	（－）	（－）或（＋），NaF 抑制 <50%	（＋），NaF 抑制 ≥50%
中性粒细胞碱性磷酸酶（NAP）	增加	减少或（－）	正常或增加

4. 免疫学检查

根据白血病细胞表达的系列分化相关抗原，确定其属于淋巴系 T/B（可再细分）还是髓系（包括粒—单系、红系和巨核系），是该系列的哪一阶段或亚型。

1998 年白血病免疫分型欧洲组（EGIL）提出了白血病免疫学积分系统（表6-3），把 AL 分成 4 型：①急性未分化型白血病（AUL）：髓系、T 或 B 淋巴系抗原积分均 ≤2 分；②急性混合细胞白血病或急性双表型（白血病细胞同时表达髓系和淋巴系抗原）或双克隆（两群来自各自干细胞的白血病细胞分别表达髓系和淋巴系抗原）和双系列（除白血病细胞来自同一干细胞外余同双克隆型）白血病：髓系、B 或 T 淋巴系抗原积分均 >2 分；③伴有髓系抗原表达的 ALL（My$^+$ ALL），T 或 B 淋巴系积分 >2 同时表达粒—单系抗原，但积分 ≤2 分；和伴有淋巴系抗原表达的 AML（Ly$^+$ AML），髓系积分 >2 分同时表达淋巴系抗原，但积分 ≤2 分；④单表型 AL，表达淋巴系（T 或 B）者髓系积分为 0；表达髓系者淋巴系积分为 0。

表6-3 白血病免疫学积分系统

分值	B 系	T 系	髓系
2	CD79a，CyCD22，CyIgM	CD3，TCR－αβ，TCR－γδ	MPO
1	CD19，CD20，CD10	CD2，CD5，CD8，CD10	CD117，CD13，CD33，CD65
0.5	CD24，TdT	CD7，CD1a，TDT	CD14，CD15，CD64

注：Cy，胞质内；TCR，T 细胞受体。

根据白血病细胞表达的系列分化相关抗原可将 ALL 进一步分型（表6-4）。

表 6-4　急性淋巴细胞白血病的亚型和分布

亚型	免疫表型	儿童（%）	成人（%）	FAB 分型
B 系	CD19$^+$，HLA-DR$^+$	88	76	
早前 B-ALL	CD10$^-$	5	11	L1、L2
普通 B-ALL	CD10$^+$	65	51	L1、L2
前 B-ALL	CD10$^+$，CyIg$^+$	15	10	L1
成熟 B-ALL	CD10$^+$，Sig$^+$	3	4	L3
T 系	CyCD3$^+$，CD7$^+$	12	24	
前 T-ALL	CD2$^-$，CD1a$^-$，sCD3$^+$	1	7	L1、L2
T-ALL	CD2$^+$，CD5$^\pm$，CD8$^\pm$，CD4$^\pm$	11	17	L1、L2

5. 染色体和基因改变

白血病常伴有特异的染色体和基因异常改变。如 90% 的 M_3 有 t（15；17）（q22；q21），该易位使 15 号染色体上的 *PML*（早幼粒白血病基因）与 17 号染色体上的维 A 酸受体基因（*RARα*）形成 *PML-RARα* 融合基因。这是 M_3 发病及应用全反式维 A 酸治疗有效的分子基础。AL 常见的异常见表 6-5。分子生物学检测：*c-KIT*、*FLT$_3$-ITD*、*NPM$_1$*、*CEBPA* 基因突变。

表 6-5　白血病常见的染色体异常和受累基因

染色体异常	受累基因	常见白血病类型
t（8；21）（q22；q22）	*AML1-ETO*	M_2
t（15；17）（q22；q21）	*PML-RARα*	M_3
t（11；17）（q23；q21）	*PLZF-RARα*	M_3
inv（16）（q13；q22）	*CBF$_\beta$-MYH*11	M_4Eo
t（16；16）（p13；q22）	*CBF$_\beta$-MYH*11	M_4Eo
t（variable；11q23）	*MLL*	M_4/M_5 或其他类型
t（8；14）（q24；q32）	*MYC-IgH*	L_3
t（9；22）（q34；q11）	*BCR/ABL*	CML，ALL，AML

6. 血液生化改变

血清和尿酸浓度增高，特别在化疗期间。M_5 和 M_4 血清和尿溶菌酶活性增高，其他类型 AL 不增高。患者发生 DIC 时可出现凝血异常。出现 CNSL 时脑脊液压力升高，白细胞数增多，蛋白质增多而糖定量减少。涂片中可找到白血病细胞。

（四）诊断和鉴别诊断

根据临床表现、血常规和骨髓象特点，白血病的诊断一般不难。由于不同亚型的白血病其染色体改变，免疫表型和融合基因也不同，预后也有不同，因此须采用的治疗策略也不一样。所以初诊时应对患者做 MICM 分型，以指导制订治疗方案。确立诊断前尚须排除下列疾病。

— 122 —

1. 骨髓增生异常综合征

该病的 RAEB 及 RAEB-t 型除病态造血外，外周血中有原始和幼稚细胞，全血细胞减少和染色体异常，易与白血病混淆，但该病骨髓中原始细胞 < 30%，RAEB-t 已被 WHO 划归为 AL。

2. 某些感染引起的白细胞异常

如传染性单核细胞增多症，血常规中出现异形淋巴细胞，但形态与原始淋巴细胞不同，且血清中嗜异性抗体效价逐步上升，血红蛋白与血小板常正常，病程短，可自愈，骨髓象原始及幼稚细胞均不增多。

3. 巨幼细胞贫血

巨幼细胞贫血有时可与红白血病混淆。但前者骨髓中原始细胞不增多，幼红细胞 PAS 反应为阴性可资鉴别。

4. 急性粒细胞缺乏症恢复期

在某些药物或感染引起的粒细胞缺乏恢复期，骨髓早幼粒细胞明显增多，但该症常有明确的病因，血小板正常，原始及早幼粒细胞中无奥氏小体及染色体异常。短期复查骨髓各阶段粒系比例恢复正常。

（五）急性白血病的预后和分层

1. AML 的预后和分层因素

（1）AML 不良预后因素：①年龄 ≥ 60 岁；②此前有骨髓增生异常综合征（MDS）或骨髓增殖性肿瘤（MPN）病史；③治疗相关性/继发性 AML；④高白细胞（$\geq 100 \times 10^9/L$）；⑤并发 CNSL；⑥伴预后差的染色体核型或分子学标志；⑦诱导化疗 2 个疗程未达完全缓解。

（2）细胞遗传学/分子遗传学指标危险度分级：目前国内主要是根据初诊时白血病细胞遗传学和分子遗传学的改变进行 AML 预后危险度判定。①年龄 ≥ 60 岁的 AML 患者：t（15；17）属良好核型；累及 ≥ 3 种染色体的复杂异常核型预后不良；染色体异常 < 3 种，无论是否具有 5、7、3q 的异常，和正常核型一样，均属中等预后；②年龄 < 60 岁的 AML 患者。

2. ALL 的预后和分层

成人 ALL 的预后分组：①标危组：年龄 < 35 岁，白细胞 $< 30 \times 10^9/L$（B-ALL）或 $< 100 \times 10^9/L$（T-ALL），4 周内达 CR；②高危组：年龄 ≥ 35 岁，白细胞 $\geq 30 \times 10^9/L$（B-ALL）或 $\geq 100 \times 10^9/L$（T-ALL），免疫分型为 pro-B-ALL、早期或成熟 T-ALL，伴 t（9；22）/BCR-ABL 或 t（4；11）/MLL-AF4，达 CR 时间超过 4 周。

（六）治疗

患者确诊急性白血病后，医生应尊重患者的知情权，并兼顾保护性医疗制度，根据疾病的特点、患者的意愿及经济能力，选择并设计最适的完整治疗方案。适宜造血干细胞移植（HSCT）者做 HLA 配型。

1. 一般治疗

（1）紧急处理高白细胞血症：当循环血液中白细胞数 $> 200 \times 10^9/L$ 时，患者可产生白细胞淤滞症，表现为呼吸困难，甚至呼吸窘迫、低氧血症、反应迟钝、言语不清、颅内出血等。高白细胞血症不但会增加患者的早期病死率，而且可增加髓外白血病的发生率和复发率。因此，当外周血白细胞 $> 100 \times 10^9/L$ 时，就必须紧急给予水化，预防高尿酸血症、酸中毒、电解质紊乱、凝血功能异常等并发症。可采用化疗前短期预处理：ALL 用地塞米松 10 mg/m²，静脉注射；AML 用羟基脲 1.5～2.5 g/6h（总量 6～10 g/d），约 36 小时。然后实施正确的联合化疗方案。如无禁忌，患者宜预置深静脉导管以保证治疗能顺利进行。

（2）防治感染：白血病患者常伴有粒细胞减少，特别在化疗后粒细胞缺乏将持续相当长时间。在此期间，患者宜住消毒隔离病房或层流病房。G-CSF 或 GM-CSF 可缩短粒细胞缺乏时间，用于 ALL；对于老年、强化疗或伴感染的 AML 伴粒细胞缺乏时也可使用。如有发热，应做相应的培养并立即进行经验性抗生素治疗。

（3）成分输血支持：重度贫血可予吸氧、输同血型浓缩红细胞维持血红蛋白 >80 g/L，出血而血小板过低者，须输注血小板悬液，当并发发热感染时即使患者无出血症状，也应维持血小板 >20×10⁹/L。输血时采用白细胞滤器可防止异常免疫反应所致无效输注和发热反应；为预防输血后移植物抗宿主（GVHD），须在输注前将含细胞成分的血液照射 25～30 Gy，以灭活其中的淋巴细胞。

（4）防治尿酸性肾病：化疗期间白血病细胞大量破坏，血尿酸和尿尿酸浓度增高，可堵塞肾小管导致急性肾功能衰竭。因此应鼓励患者多饮水，最好 24 小时维持静脉补液，使患者每小时尿量 >150 mL/m²（稀释尿酸，促进排泄），并保持尿液碱性（增加尿酸溶解）。同时给予别嘌醇，每次 100 mg，每日 3 次或立加利仙，每次 50 mg，每日 1 次（抑制尿酸合成）。当患者出现少尿或无尿时，应按急性肾功能衰竭处理。

（5）维持营养：急性白血病是严重消耗性疾病，特别是化疗、放疗的不良反应可引起患者消化道黏膜炎及功能紊乱。因此应注意补充营养，维持水电解质、酸碱平衡，给患者高蛋白、高热量、易消化食物，必要时经静脉补充营养及多种维生素。

2. 抗白血病治疗

（1）治疗策略：强调个体化治疗。

1）诱导缓解治疗：目标是使患者迅速获得完全缓解（CR）。化疗是此阶段抗白血病治疗的基础和主要方法。所谓 CR，即白血病的症状、体征完全消失，外周血中性粒白细胞 ≥1.5×10⁹/L，血小板 ≥100×10⁹/L，白细胞分类中无白血病细胞，骨髓中原始粒细胞 + 早幼粒细胞（原单 + 幼单核细胞或原淋 + 幼淋巴细胞）≤5%，M₃ 型还应无奥氏小体，红系及巨核细胞系正常，无髓外白血病，是为血液学 CR（HCR）。理想的 CR 应包括细胞遗传学 CR（CCR），最理想是分子生物学完全缓解（MCR）。

2）缓解后治疗：目的是争取患者长期无病生存（DFS）和痊愈。初治时 AL 体内白血病细胞有 10¹⁰～10¹² 个，经诱导缓解阶段治疗达到 CR 时，体内尚有 10⁸～10⁹ 个白血病细胞，并且髓外某些化学药物难以达到的部位（如中枢神经系统和睾丸）仍可有白血病细胞浸润，成为白血病复发的根源。所以必须进行缓解后治疗，其主要方法为化疗和造血干细胞移植（HSCT）。

（2）急性非淋巴细胞白血病（ANLL）的治疗：近 20 年来，由于强烈化疗、HSCT 和积极的支持治疗，60 岁以下 ANLL 患者的预后大大改善，30%～50% 的患者可望治愈。具有良好预后染色体改变的 M₃，由于全反式维 A 酸（ATRA）、砷剂和化疗的联合应用，治愈率可达 70%。但白血病细胞耐药、疾病复发、治疗相关毒性死亡等，仍是亟待解决的问题。以非清髓性干细胞移植（NST）、供体淋巴细胞输注（DLI）、抗 CD33 及抗 CD45 单抗为主要治疗手段的免疫治疗，也显示了一定的疗效和优越性。

1）诱导缓解治疗：对于年龄＜60岁 ANLL（非 M_3）的患者，其诱导缓解常用化疗药物和方案如下。①蒽环类药物、柔红霉素（DNR）；去甲氧柔红霉素（IDA）联合标准剂量阿糖胞苷（Ara-C）（即 3＋7 方案）；②高三尖杉酯碱（HHT）联合标准剂量 Ara-C 的方案（HA 方案）；③HA＋蒽环类药物方案，如 HAD（HA＋DNR）、HAA［HA＋阿克拉霉素（Acla）等］。化疗药物推荐使用剂量：标准剂量 Ara-C，100～200 mg/（m²·d）×7天；IDA，8～12 mg（m²·d）×3天；DNR，45～90 mg/（m²·d）×3天；Acla，20 mg/d×7天；HHT，2.0～2.5 mg/（m²·d）×3天或4 mg/（m²·d）×3天。临床工作中可以参照上述方案、药物剂量，根据患者实际情况调整；④含大剂量 Ara-C 的诱导治疗方案：蒽环类药物联合大剂量 Ara-C。IDA 或 DNR 等加大剂量 Ara-C，蒽环类用药3天，用量同上述；Ara-C用量为 1.0～2.0 g/m²，每12小时一次，3～5天（第1、第3、第5天或1～5天）。HAD 方案、HAA 加 DNR 量同上述，Ara-C 前4天为 100 mg/（m²·d），第5、第6、第7天为 1～1.5 g/m²，每12小时一次。化疗后应安排定期复查，根据病情做巩固强化治疗以求达到完全缓解。临床资料表明，1个疗程获 CR 者无进展生存期（DFS）长，经过2个疗程才达 CR 者5年的 DFS 仅10%。达 CR 所用的诱导时间越长，则 DFS 越短。2个标准疗程仍未 CR 者，提示患者存在原发耐药，须换方案或进行异基因造血干细胞移植。还可酌情选用：DAE［DNR，50 mg/（m²·d）×3天；Ara-C，100 mg/（m²·d）×7天；VP-16，75 mg/（m²·d）×5天］，MA［Mitox，6～10 mg/（m²·d）×3天；Ara-C，100 mg/（m²·d）×7天］和 CAG（G-CSF＋Ara-C＋Acla）。

2）ANLL 完全缓解后治疗的选择：根据遗传学预后危险度分组，预后良好组可使用大剂量阿糖胞苷（HDAra-C）方案巩固强化，每剂 Ara-C 2～3 g/m²，静脉注射3小时，连用6个剂量，可单用或与 Mitox、DNA、IDA 等联合使用，至少4个疗程。或标准剂量（Ara-C）联合（蒽环/蒽醌类、HHT、鬼臼类等药物）化疗巩固 3～4 个疗程后行自体造血干细胞移植。预后良好组对化疗反应较好，完全缓解率较高。而预后不良组，对化疗反应差，首选异基因 HSCT。其 HSCT 前巩固化疗参照上述方案。预后中等组也选用 HDAra-C 或标准剂量 Ara-C 联合蒽环/蒽醌类等药物联合化疗，并做好自体或异基因 HSCT 治疗的准备工作。HD Ara-C 最严重的并发症是小脑共济失调，一旦发生应立即停药。皮疹、发热、眼结膜炎也常见，可用糖皮质激素常规预防。

（3）急性早幼粒细胞白血病（M_3）的治疗：急性早幼粒细胞白血病（APL），FAB 分型属 M_3，是一种特殊类型的急性白血病。在国内，M_3 占同期 AL 的 3.3%～17.4%，占 ANLL 中的 18.5% 出血倾向严重，DIC 发生率高，由此导致患者早期死亡。自维 A 酸用于治疗 APL 以来，治疗效果显著提高。出血倾向减少，DIC 减少。

APL 易发生 DIC 的主要原因是化疗后早幼粒细胞大量破坏，其胞质中颗粒释放出大量的促凝血物质，使血液处于高凝状态，加上溶酶体释放的弹性颗粒中纤溶酶、原来激活的纤溶酶酶原转变成纤溶酶，导致原发性纤溶亢进。

典型的急性早幼粒细胞白血病（APL）具有典型的细胞形态学表现、细胞遗传学检查 t（15；17）阳性或分子生物学检查 PML-RARα 阳性者为典型 APL。非典型 APL 为具有少见的 PLZF-RARα、NuMA-RARα、NPM-RARα、Stat5b-RARα 等分子学改变。

1）诱导治疗：APL 的诱导治疗方案主要分为以下两类。①能耐受以蒽环类为基础化疗的患者，根据诱导前外周血白细胞进行危险分层治疗。低/中危组（诱导前外周血白细胞≤

$10 \times 10^9/L$）：a. 全反式维 A 酸（ATRA）＋去甲氧柔红霉素（IDA）或柔红霉素（DNR）＋三氧化二砷（ATO）；b. ATRA＋IDA 或 DNR。高危组（诱导前外周血白细胞 $>10 \times 10^9/L$）：a. ATRA＋ATO＋IDA 或 DNR；b. ATRA＋IDA；c. ATRA＋DNR±阿糖胞苷（Ara-C）。②不能耐受以蒽环类为基础化疗的患者，给予 ATRA＋ATO 治疗。药物使用剂量（根据患者具体情况适当调整）：ATRA 20 mg/（$m^2 \cdot d$）口服至血液学完全缓解（CR）；ATO，0.16 mg/（$kg \cdot d$）静脉滴注至血液学 CR；IDA8～12 mg/（$m^2 \cdot d$）静脉注射，第 2、第 4、第 6 或第 8 天；DNR，45～90 mg/（$m^2 \cdot d$）静脉注射，第 2、第 4、第 6 或第 8 天；Ara-C，150 mg/（$m^2 \cdot d$）静脉注射，第 1～7 天。化疗起始时间：低危组患者可于 ATRA 诱导治疗 72 小时后开始，高危组患者可考虑与 ATRA 诱导治疗同时进行。

2）巩固治疗和维持治疗：M_3 诱导缓解 CR 后，巩固治疗和维持治疗取得很多经验，总的原则是使用 ATRA＋DA（或 IDA）＋Ara-C 及 ATO 序贯、间歇、个体化治疗。

3）支持治疗：①临床凝血功能障碍和明显出血：输注血小板维持血小板 $\geqslant 50 \times 10^9/L$；输注冷沉淀、凝血酶原复合物（PPSB）和冰冻血浆维持纤维蛋白原（FG）$>1\,500$ mg/L、凝血酶原时间（PT）和活化部分凝血活酶时间（APTT）值接近正常；②对高白细胞的 APL 患者，一般不推荐白细胞分离术；③APL 分化综合征：又叫维 A 酸综合征，通常在初诊或复发时，与白细胞 $>10 \times 10^9/L$ 并持续增长相关。表现为发热、关节痛、气促、低氧血症、胸膜或心包周围渗出。应停用 ATRA 并密切关注容量负荷和肺功能状态，尽早使用地塞米松（10 mg，每日 1～2 次），直至低氧血症解除。ATRA 的其他不良反应为头痛、颅内压增高、骨痛、肝功能损害、皮肤与口唇干燥、阴囊皮炎溃疡等，应给予对症处理；④亚砷酸不良反应监测：治疗前心电图检查（评估有无 QTc 间期延长），血电解质（钙、钾、镁离子）和肌酐；治疗期间维持血钾离子浓度 >4 mmol/L，维持血镁离子浓度 >18 mg/L；重新评估患者绝对 QTc 间期；⑤诱导治疗期间：除患者因非粒细胞缺乏感染，一般不推荐使用粒细胞集落刺激因子；⑥中枢神经系统白细胞（CNSL）的预防：诊断时为低/中危组，应进行 3 次预防性鞘内治疗；诊断时为高危组或复发患者，因发生 CNSL 的风险增加，对这些患者应进行 6 次预防性鞘内治疗；⑦适时复查骨髓细胞形态学和 *PML/RARα* 融合基因，注意复发。

（4）成人急性淋巴细胞白血病的治疗：ALL3 型的诊断：①细胞形态学：a. 典型 BL；b. 变异型：浆细胞样和不典型伯基特/伯基特样 BL；②免疫表型：细胞表达轻链限制性膜 IgM 和 B 细胞相关抗原 CD19、CD20、CD22、CD10 及 BCL6。而 CD5、CD23、TdT 阴性，BCL2 阴性。几乎 100% 的细胞 Ki-67 阳性；③遗传学：肿瘤细胞的免疫球蛋白重链和轻链基因为克隆性重排。所有患者均有 t（8；14）（q24；q32）-MYC/IgH 改变或较少见的 t（2；8）（p12；q24）-IgK/MYC 或 t（8；22）（q24；q11）-MYC/Igλ。

伯基特淋巴瘤/白血病患者及确诊 ALL（Ph 阴性或 Ph 阳性）的患者，若白细胞 $\geqslant 50 \times 10^9/L$，或者肝、脾、淋巴结明显肿大，都应进行预治疗，以防止肿瘤溶解综合征的发生。预治疗方案：糖皮质激素（如泼尼松、地塞米松等）口服或静脉给药，连续 3～5 天。可以和 CTX 联合应用 ［200 mg/（$m^2 \cdot d$）静脉滴注，连续 3～5 天］。①诱导缓解和缓解后治疗，由于该类型患者细胞增殖速度快，建议采用短疗程、短间隔的治疗方案，治疗疗程应不少于 6 个，如 MD Anderson 肿瘤中心（MDACC）的 Hyper-CVAD 方案 ［大剂量甲氨蝶呤（HD-MTX）＋大剂量阿糖胞苷（HD-Ara-C）方案］、德国多中心成年人急性淋巴细胞白血病研究组（GMALL）方案（A、B 方案）。鉴于 CD20 单克隆抗体（利妥昔单抗）可以明显改善此类患者的预后，有条件的患者可联合 CD20 单克隆抗体治疗。②治疗中应注意中枢神经系统白血病（CNSL）的预防和治疗，包括鞘注化疗药物和头颅放疗。③考虑预后不良的患者可进行造血干细胞移植，有合适供体者可以行异基因造血干细胞移植（Allo-HSCT），无供体者可以考虑自体造血干细胞移植（Auto-HSCT）。

对于初治 ALL，应首先根据 MICM 检查的结果判断预后，对于预后较差的年轻患者，选择较为强烈的联合化疗进行诱导缓解，对于 $Ph^+/BCR/ABL$ 融合基因阳性的 ALL 可在传统方案中加入格列卫（Glivec）取得 CR 后早期进行异基因 HSCT。对于预后较佳的患者或高龄患者，则宜相应减少联合化疗的药物剂量，以降低化疗所致的相关毒性和病死率。过去认为预后不良的 L_3 型 B-ALL 和 T-ALL，经有效的强烈化疗其预后已大为改观。

诱导缓解治疗：联合化疗诱导缓解，也是治疗成人 ALL 不可缺少的一步，最常用的 VP 方案对成人 CR 率仅为 30%～67%。VP 方案中加入甲氨蝶呤（MTX）、环磷酰胺或 6-硫嘌呤，疗效未见提高。在 VP 方案，加入柔红霉素或阿霉素，CR 率可明显提高。常用成人急性淋巴细胞白血病诱导缓解方案，见表 6-6。

表 6-6　成人 ALL 常用诱导缓解方案

方案名	药物组成	剂量	用法	时间
VP	VCR	1.4 mg/（m² · d）	静脉注射	第 1，第 8，第 15，第 22 天
	Pred	40～60 mg/d	分次口服	第 1～28 天
VDLP	VCR	1.4 mg/（m² · d）	静脉注射	第 1，第 8，第 15，第 22 天
	DNR	30～40 mg/（m² · d）	静脉注射	第 1，第 2，第 3 天
	L-Asp	5 000～10 000U/d	静脉滴注	第 19～28 天
	Pred	40～60 mg/d	分次口服	第 1～14 天，第 15 天
				减量至 28 天
VDCP	VCR	同上	同上	同上
	DNR	30～40 mg/（m² · d）	同上	第 1～3 天，第 15～17 天
	CTX	600 mg/（m² · d）	静脉滴注	第 1，第 15 天
	Pred	同上	同上	同上

推荐使用 VDP 联合 CTX 和门冬酰胺酶（L-ASP）组成的 VDCLP 方案。鼓励开展临床研究。当融合基因或染色体核型/荧光原位杂交（FISH）证实为 $Ph^+/BCR/ABL$ 阳性，则按 Ph^+-ALL 治疗加用伊马替尼（imatinib）等酪氨酸激酶抑制剂（TKI），剂量 400～600 mg/d，持续应用。

CR 后的巩固强化治疗：治疗分层，达到 CR 后应根据患者的危险度分组情况判断是否需要行 Allo-HSCT，须行 Allo-HSCT 者积极寻找供体。达到 CR 后应尽快进入缓解后（巩固强化）治疗，缓解后强烈的巩固治疗可提高疗效（尤其是高危组患者），最常用的方案包括 6～8 个疗程的治疗，含大剂量 MTX、Ara-C、L-Asp 的方案 2～4 个疗程，再诱导方案 1～2 个疗程。在整个治疗过程中应强调非骨髓抑制性药物（糖皮质激素、VCR、L-Asp 等）的应用。①一般应含有 HD-MTX 方案：MTX 1～3 g/m²，T-ALL 可以用到 5 g/m²。应用 HD-MTX 时应争取进行血清 MTX 浓度监测，注意亚叶酸钙的解救，解救至血清 MTX 浓度

0.1 μmol/L（至少应低于 0.25 μmol/L）可停止解救。②可选择 Ara - C（标准剂量或大剂量）为基础的方案。③可继续应用含有 L - Asp 的方案。④缓解后 6 个月左右再用诱导治疗方案强化治疗 1 次。

造血干细胞移植有条件、有合适供体的患者应积极安排造血干细胞移植，HSCT 也是巩固治疗的手段之一。

维持治疗：ALL 患者强调维持治疗。维持治疗的基本方案：6 MP，60 ~ 100 mg/（m²·d）；MTX，15 ~ 30 mg/m²，每周 1 次。维持治疗期间根据血常规和肝功能调整用药剂量。

（5）中枢神经系统白血病的预防和治疗：中枢神经系统常为髓外白血病复发的根源，以急性淋巴细胞白血病为多，在预防方面，一般在 CR 后鞘内注射 MTX，每次 10 mg，每周 1 ~ 2 次，共 3 周。如中枢神经系统白血病诊断已确定，用 MTX 每次 10 ~ 15 mg 每周 2 次，直到脑脊液检查恢复正常，改用每次 MTX 5 ~ 10 mg 鞘内注射，每 6 ~ 8 周 1 次，随全身化疗结束而止。

（6）睾丸白血病治疗：对化疗不敏感，必须进行放疗，即使一侧睾丸肿大，也需要两侧放疗（总剂量约 2 000 cGy）。

（7）骨髓移植：因为外周血中也可采集到造血干细胞，现统称为造血干细胞移植（HSCT）。根据其来源有骨髓移植、外周血干细胞移植、脐血移植。根据供者不同有自身骨髓移植（Auto - BMT）和异基因骨髓移植（Allo - BMT）及同基因骨髓移植。一般 Allo - BMT 疗效比 Auto - BMT 好，而 Auto - BMT 比化疗对白血病治疗效果好。HSCT 对 CML、ANLL 疗效好于 ALL。对第 1 次完全缓解（CR₁）后采用 HSCT 疗效比处于复发状态或第 2 次治疗完全缓解（CR₂）的急性白血病患者疗效好些。

（8）老年 AL 的治疗：大于 60 岁的 AL 中，有 MDS 转化而来、继发于某些理化因素、耐药、重要器官功能不全、不良核型者较多见，更应强调个体化治疗。多数患者化疗需减量用药，以降低治疗相关病死率。少数体质好又有较好支持条件的老年患者，可采用相合同胞供体行非清髓性造血干细胞移植（NST）。

（9）靶向治疗。

1）针对发病机制的分子靶向治疗：最成功的是全反式维 A 酸（ATRA）亚砷酸（ATO）治疗急性早幼粒细胞白血病（APL）。目前研究最多还有酪氨酸激酶抑制剂。甲磺酸伊马替尼（格列卫）作为酪氨酸激酶抑制剂，针对 *BCR/ABL* 融合基因的产物 P210 融合蛋白在慢性粒细胞白血病治疗中已取得成功，对 Ph1⁺ 的急性淋巴细胞白血病患者也有效果。

2）针对表面分子的靶向治疗：AML、正常粒系和单核系均高表达 CD33，25% AML 细胞表面也有表达，正常造血干细胞和非造血组织不表达。单抗 HUM195 是重组人源化未结合抗 CD33 IgG，经静脉注射进入体内后可以迅速与靶细胞结合，通过抗体依赖的细胞毒性作用杀死靶细胞；药物结合型单抗 mylotarg 为 CD33 单抗与抗癌抗生素卡奇霉素免疫连接物，2000 年 5 月获 FDA 批准用于治疗 60 岁以上的复发和难治性 AML。阿仑单抗是人源化抗 CD52 单抗，用于治疗 CD52 阳性的复发或难治性急性白血病也取得一定效果。CD52 在 T 细胞 ALL 中表达高于 B 细胞 ALL 中表达，故也可用于 T 细胞 ALL 诱导治疗。

二、慢性粒细胞白血病

慢性粒细胞白血病（CML）是一种早期多能造血干细胞的恶性克隆性疾病。发病高峰

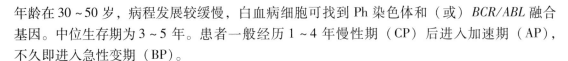

年龄在 30~50 岁，病程发展较缓慢，白血病细胞可找到 Ph 染色体和（或）*BCR/ABL* 融合基因。中位生存期为 3~5 年。患者一般经历 1~4 年慢性期（CP）后进入加速期（AP），不久即进入急性变期（BP）。

（一）临床表现和病程演变

1. 慢性期

起病缓慢，早期常无自觉症状，患者可因健康检查或因其他疾病就医才发现血常规异常、脾肿大。此期患者最常见的症状是乏力、低热、多汗或盗汗、体重减轻等代谢亢进的症状，因脾肿大而觉左上腹坠胀感。最突出的体征是脾肿大、多为巨脾、质地坚实、平滑、无压痛。如发生脾梗死，则脾区压痛明显，并有脾摩擦音。脾肿大程度通常与白细胞计数成正相关。肝脏明显肿大者不多见。约半数患者有胸骨中下段压痛。当白细胞显著增高时，可有眼底充血及出血。白细胞极度增高时可出现"白细胞淤滞症"。CP 一般持续 1~4 年。

2. 加速期

患者常有发热、虚弱、进行性体重下降、骨骼疼痛、迅速出现贫血和出血。脾持续进行性肿大，对原来治疗有效的治疗药物无效。AP 一般维持数月。

3. 急性变期

为 CML 终末期，临床表现与 AL 相似。多数为急粒变，少数为急淋变和急单变，红白血病变与巨核细胞白血病变罕见。

（二）实验室检查

1. 慢性期

（1）血常规：白细胞数明显增高，血涂片中性粒细胞数增高，可见各阶段粒细胞，以中性中幼、晚幼和杆状核粒细胞居多，原始粒细胞 <10%，嗜酸和嗜碱性粒细胞增多。疾病早期血小板多正常或增多，红细胞数和血红蛋白无明显减少。晚期血小板减少，并出现贫血。

（2）中性粒细胞碱性磷酸酶（NAP）：活性减低或呈阴性反应。治疗有效时 NAP 活性可以恢复正常，疾病复发时又下降，急变期或并发感染时可略升高。

（3）骨髓象：骨髓有核细胞增生极度活跃或明显活跃，以粒系为主，粒/红比例明显增高，分类以中、晚幼粒细胞及杆状核粒细胞居多，原粒细胞 <10%。

（4）细胞遗传学及分子生物学改变：90% 以上的 CML 细胞中出现 Ph 染色体（小的 22 号染色体），显带分析为 t（9；22）（q34；q11）。9 号染色体长臂上的 *C-ABL* 原癌基因易位至 22 号染色体长臂的断裂点簇集区（bcr），形成 *BCR/ABL* 融合基因。其编码的蛋白主要为 P210。P210 具有酪氨酸激酶活性，导致 CML 的发生。约 5% 患者 *BCR/ABL* 融合基因阳性而 Ph 染色体阴性。

（5）血液生化：血清及尿中尿酸浓度增高。血清乳酸脱氢酶增高。

2. 加速期

（1）血和（或）骨髓原粒细胞 ≥10%。

（2）外周血嗜碱性粒细胞 >20%。

（3）不明原因的血小板进行性减少或增加。

（4）除 Ph 染色体外又出现其他的染色体异常，如 +8、双 Ph 染色体、17 号染色体长臂的等臂（i17q）等。

（5）粒—单系祖细胞（CFU-GM）培养，集簇增加而集落减少。

（6）骨髓活检显示胶原纤维显著增生。

3. 急性变期

（1）外周血中原粒细胞 >20%。

（2）骨髓原淋 + 幼淋巴细胞或原单 + 幼单核细胞 >20%。

（3）骨髓中原粒 + 早幼粒细胞 >50%。

（4）出现髓外原始细胞浸润。

（三）诊断和鉴别诊断

凡有不明原因的持续性白细胞增高，根据典型的血常规、骨髓象改变、脾肿大、Ph 染色体阳性或（和）*BCR/ABL* 融合基因阳性即可做出诊断。对于临床上符合 CML 而 Ph 染色体阴性者，应进一步做 *BCR/ABL* 融合基因检测。Ph 染色体和 *BCR/ABL* 基因尚可见于 2% 的 AML、5% 的儿童 ALL 及 25% 的成人 ALL，须注意鉴别。其他须鉴别的疾病主要有以下几种。

1. 其他原因引起的脾肿大

血吸虫病、慢性疟疾、黑热病、肝硬化等均有脾肿大。但它们均有各自原发病的临床特点，而且血常规和骨髓象无 CML 的改变，Ph 染色体阴性等。

2. 类白血病反应

常并发于严重感染、恶性肿瘤等基础疾病，并有相应原发病的临床表现。白细胞数可达 50×10^9/L，中性粒细胞胞质中常有中毒颗粒与空泡，嗜酸、嗜碱性粒细胞不增多，NAP 反应强阳性（活性增高）。Ph 染色体阴性。血小板和血红蛋白多为正常。原发病控制后，类白血病反应也随之消失。

3. 骨髓纤维化

原发性骨髓纤维化脾肿大显著，血常规中白细胞增多，但罕见 $>50 \times 10^9$/L，可见幼粒细胞及幼红细胞、泪滴状红细胞。NAP 阳性。Ph 染色体阴性。多次多部位骨髓穿刺干抽。骨髓活检网状纤维染色阳性。

（四）治疗

1. 治疗策略

CML 一旦急性变，治疗包括伊马替尼、HSCT 等治疗疗效均欠佳，因此应着重于慢性期的治疗，并力争分子水平的缓解和治愈。

2. 白细胞淤滞症的紧急处理

（1）白细胞单采清除：用血细胞分离机分离去除白细胞，一次单采可降低外周血循环白细胞数的 1/3 ~ 1/2，症状严重不能缓解者可每日分离 1 ~ 2 次至症状改善，孕妇也适用此法。

（2）并用羟基脲，为防止大量白血病细胞崩解引起的心、肾并发症要注意水化和碱化尿液，并保证每日尿量大于 2 000 mL。

3. 伊马替尼

伊马替尼为 2-苯胺嘧啶衍生物，能特异性阻断 ATP 在 ABL 激酶上的结合位置，使酪氨酸残基不能磷酸化，从而抑制 *BCR/ABL* 阳性细胞的增殖。伊马替尼还能抑制另外两种酪氨酸激酶 c-KIT 和血小板衍化生长因子受体（PDGF-R）的活性。治疗剂量：CP、AP、BP 分别为 400 mg/d、600 mg/d、800 mg/d，顿服。较常见的非血液学不良反应为恶心、呕吐、腹泻、肌肉痉挛疼痛、水肿、皮疹，但通常症状较轻。皮疹和肝功能损害严重者少见，须停药。血细胞减少常见，可出现全血细胞减少，严重时须停药。该药每天最小剂量为 300 mg，低于 300 mg 无效。年龄在 40 岁以上，无同胞 HLA6/6 相合供者，可首选伊马替尼治疗。对于格列卫疗效欠佳的患者，如果有合适的供者可考虑移植，或接受第二代 TKI 治疗如尼洛替尼（nilotinib）或达沙替尼（dasatinib）。

4. 造血干细胞移植（HSCT）

异基因造血干细胞移植（Allo-SCT）是目前被普遍认为可根治性的治疗。Allo-SCT 应在 CML 慢性期待血常规和症状控制后尽早进行。HLA 相合同胞间移植后患者 3 ~ 5 年无病生存率为 60% ~ 80%。常规移植患者的年龄宜 < 45 岁。对巨脾者，移植前先切除脾脏可能会避免造血恢复延迟。为了提高移植效果，宜根据移植前风险评估（表6-7）给不同患者以不同治疗。对 ≤ 2 分者，移植相关病死率（TRM）≤ 31%，Allo SCT 可作为一线治疗。对 ≥ 3 分者，可先行伊马替尼治疗，进行 *BCR/ABL* 和 Ph 染色体动态观察，治疗无效时再行 Allo-SCT，也可考虑非清髓性干细胞移植（NST）。NST 为降低预处理强度的 Allo SCT，由于其 TRM 降低，对部分患者尤其对年龄较大而不适合常规移植者已初步显示出较好的疗效。

表6-7 慢性粒细胞白血病异基因造血干细胞移植前风险评估

积分	0	1	2
病期	CP1	AP	BP ≥ CP2
患者年龄（岁）	< 20	20 ~ 40	> 40
从诊断到移植月数	≤ 12	> 12	
患者/供者性别	男/男、女/女、男/女	女/男	
HLA 相合供者来源	同胞	无血缘	

5. 化疗

化疗虽可使大多数 CML 患者的血常规及异常体征得到控制，但中位生存期（40 个月左右）并未改善。化疗时应注意碱化尿液并保持尿量每日 2 500 mL 以上。加用别嘌呤醇 100 mg，每 6 小时一次，防止尿酸性肾病，至白细胞数正常后可停药。

（1）羟基脲（HU）：为慢性期 CML 最常用的首选化疗药和基础治疗药。现主要用于降低过高的白细胞数，当白细胞降至约为 20 × 10⁹/L 时开始使用伊马替尼或干扰素。该药的优点是不良反应少，耐受性好，与烷化剂无交叉耐药性，不影响患者以后接受 HSCT。HU 也是目前不宜或不能接受伊马替尼或（和）HSCT 患者的首选化疗药物。

（2）其他药物：白消安（BUS，马利兰）、Ara-C、高三尖杉脂碱（HHT）、靛玉红、6-MP、美法仑（马法兰）、6-TG、CTX、砷剂及其他联合化疗也有效，但仅用于 HU 无效时，或用于与 α-干扰素联用时（如 Ara-C + 干扰素；HHT + 干扰素）等。

6. α-干扰素（IFN-α）

该药通过直接抑制 DNA 多聚酶活性和干扰素调节因子（IRF）的基因表达，从而影响自杀因子（Fas）介导的凋亡；通过增加 Ph 阳性细胞 HLA 分子的表达量，有利于抗原呈递细胞和 T 细胞更有效地识别而杀灭。剂量为 300 万 ~ 900 万 U/d，皮下或肌内注射，每周 3 ~ 7 次，持续用数月至数年不等。常先用 HU 降低过高的白细胞。IFN-α 能使 50% ~ 70% 的患者获血液学完全缓解（HCR）；10% ~ 26% 的患者可获主要细胞遗传学缓解（MCR，指骨髓 Ph 阳性细胞 <35%），但 BCR/ABL 融合基因 mRNA 仍然阳性，获 MCR 者生存期延长。常见不良反应为畏寒、发热、疲劳、恶心、头痛、肌肉及骨骼疼痛。注射前并用对乙酰氨基酚、苯海拉明等可减轻不良反应，但仍有部分患者（约 25%）无法耐受而停药。与 Ara-C 联合使用 [每月 Ara-C 10 ~ 15 mg/（$m^2 \cdot d$）连用 10 天] 可提高疗效，其 HCR、MCR 和持续完全缓解（CCR）分别为 67%、27% 和 7%。但不良反应也增加。近期使用聚乙烯乙二醇（PEG）干扰素，每周 1 次，能减轻不良反应。

7. CML 晚期的治疗

晚期患者对药物耐受性差，缓解率低，缓解期短。

（1）加速期治疗：①Allo-SCT：HLA 相合同胞间移植和非亲缘间移植的 DFS 分别为 30% ~ 40% 和 15% ~ 35%；②伊马替尼：HCR、MCR 和 CCR 分别为 34%、24% 和 17%；③其他：联合化疗或干扰素联合化疗药物。

（2）急性变的治疗：①化疗：髓系急变者可采用 ANLL 方案化疗，急淋变可按 ALL 方案治疗；②伊马替尼：HCR、MCR 和 CCR 分别为 8%、16% 和 7%；且疗效短暂；③Allo-SCT：复发率高达 60%，长期 DFS 仅 15% ~ 20%。对于重回慢性期后做移植者，其效果同 AP。

三、慢性淋巴细胞白血病

慢性淋巴细胞白血病（CLL）是由于单克隆性小淋巴细胞凋亡受阻、存活时间延长而大量积聚在骨髓、血液、淋巴结和其他器官，最终导致正常造血功能衰竭、受累组织器官功能障碍的低度恶性疾病。CLL 绝大多数起源于 B 细胞，起源于 T 细胞者较少见。本病在欧美各国较常见，但在我国、日本及东南亚国家较少见。T-CLL 现归为幼稚淋巴细胞白血病（T-PLL）。

（一）临床表现

多见于老年起病，90% 患者起病时 >50 岁。起病十分缓慢，往往无自觉症状，许多患者常因其他疾病就诊时才被确诊。早期症状为乏力、疲倦，后期出现低热、消瘦、食欲减退、盗汗及贫血等症状。60% ~ 80% 的患者因浅表淋巴结肿大而就诊，以颈部、锁骨上、腋窝、腹股沟等处淋巴结肿大常见。肿大的淋巴结质地中等、无压痛、可移动。CT 扫描可发现肺门、肠系膜、腹膜后淋巴结肿大。偶因肿大淋巴结压迫胆管或输尿管而出现相应阻塞症状。50% ~ 70% 患者有轻至中度脾肿大、轻度肝肿大，胸骨压痛少见。晚期患者可出现贫血、血小板减少、皮肤黏膜紫癜。由于免疫功能减退，ALL 患者易并发感染。约 8% 患者可出现自身免疫性溶血性贫血的症状和体征。

（二）实验室检查

1. 血常规

持续淋巴细胞增多。白细胞 $>10 \times 10^9/L$，淋巴细胞占 50% 以上，绝对值 $\geq 5 \times 10^9/L$（持续 4 周以上）。分类以小淋巴细胞居多，可见少数幼淋巴细胞或不典型淋巴细胞，破碎细胞易见。中性粒细胞百分比减低。随着病情发展，血小板减少，贫血逐渐明显。

2. 骨髓象

有核细胞增生活跃，淋巴细胞≥40%，以成熟小淋巴细胞为主。红系、粒系及巨核系细胞均减少，伴有溶血时幼红细胞可代偿性增生。

3. 免疫分型

淋巴细胞具有单克隆性。源于 B 细胞者，其轻链只有 κ 或 λ 链中的一种，小鼠玫瑰花结试验阳性，膜表面免疫球蛋白（SIg）弱阳性（IgM 或 IgD），CD5、CD19、CD20、CD21阳性；CD10、CD22 阴性。20%的患者抗人球蛋白试验阳性。

4. 染色体

常规显带和荧光原位杂交（FISH）分析分别发现，50% ~ 80%的患者有染色体异常，提示预后较好的染色体核型为 13q⁻ 和正常核型，预后较差的染色体核型为 12 号染色体三体、17p⁻、11q⁻。

5. 基因突变

免疫球蛋白可变区（IgV）基因突变可见于约50%的 CLL 患者。研究显示 IgV 突变发生在经历了抗原选择的记忆性 B 细胞（后生发中心），此类病例生存期长；而无 IgV 突变者预后较差，此类细胞起源于未经抗原选择的原始 B 细胞（前生发中心）。IgV 基因突变与 CD38的表达成负相关。约 17%的 B 系 CLL 存在 p53 缺失，此类患者对烷化剂和抗嘌呤类药物耐药，生存期短。

（三）诊断和鉴别诊断

根据临床表现，结合外周血中持续性单克隆性淋巴细胞 >5 × 10⁹/L，骨髓中淋巴细胞≥40%，以及根据免疫学表面标志，可以做出诊断和分类，但须与下列疾病相鉴别。①病毒感染引起的淋巴细胞增多，是多克隆性和暂时性的，随着感染消退淋巴细胞恢复正常。②淋巴瘤细胞白血病：易与 CLL 混淆者多为小淋巴细胞型和滤泡型淋巴瘤转化而来者，该病一般具有原发病淋巴瘤的病史，细胞常有核裂并呈多形性；淋巴结和骨髓病理活检显示明显滤泡结构；免疫表型为 SmIg，FMC7 和 CD10 强阳性，CD5 阴性。③幼淋巴细胞白血病（PLL）：病程较 CLL 急，脾肿大明显，淋巴结肿大较少，白细胞数通常很高，血和骨髓涂片上有较多（>55%）带核仁的幼淋巴细胞；PLL 细胞高表达 FMC7，CD22 和 SmIg；CD5 阴性；小鼠玫瑰花结试验阴性。

（四）临床分期

分期的目的是帮助评估预后、选择治疗方案。CLL 常用的分期标准是 Binet 分期（表6-8）。

表6-8 慢性淋巴细胞白血病的 Binet 分期

分期	标准	中位存活期（年）
A	血和骨髓中淋巴细胞增多，<3 个区域的淋巴组织肿大	>10
B	血和骨髓中淋巴细胞增多，≥3 个区域的淋巴组织肿大	7
C	除与 B 期相同外，尚有贫血［血红蛋白：男性 <120 g/L，女 <110 g/L 或血小板减少（<100×10⁹/L）］	2

（五）治疗

根据临床分期和患者的全身情况而定。一般 A 期无须治疗，定期复查即可。C 期患者应予治疗。B 期患者如有足够数量的正常外周血细胞且无症状，也大多不须治疗，只须定期随访。但如出现下列情况之一者则应开始治疗。①体重减轻 ≥10%、极度疲劳、发热（>38℃）超过两周、盗汗；②进行性脾肿大（左肋弓下 >6 cm）；③淋巴结肿大：直径 >10 cm 或进行性肿大；④淋巴细胞进行性增生：2 个月内增加 >50%，或倍增时间 <6 个月；⑤自身免疫性贫血和（或）血小板减少对糖皮质激素治疗反应差；⑥骨髓进行性衰竭：贫血和（或）血小板减少出现或加重。

1. 不同遗传学类型患者的生存概率

曾有学者分析 300 例 CLL 患者的预估中位生存期：17p⁻（不考虑免疫球蛋白重链基因可变区 VH 突变状态的 17p 缺失 >30 个月；11q⁻（不考虑 VH 突变状态的 11q 缺失）70 个月；未突变 VH（同源性 ≥98% 及无 17p 或 11q 缺失）89 个月，有突变的 VH（54% 在 152 个月时仍存活）。其中 189 例为 Binet A 期患者，其预估中位生存期：17p⁻ 为 36 个月；11q⁻ 为 68 个月；未突变 VH 86 个月；有突变 VH 的中位生存期尚未达到（52% 152 个月时仍存活）。此外，12q 三体型，正常核型和 13q 缺失预期生存期均超过 110 个月。

2. 据不同危险分层对初始治疗 CLL 患者采用不同治疗策略

（1）低危：采用低毒性化疗：利妥昔如美罗华、苯丁酸氮芥、氟达拉宾。

（2）中危：采用包含核苷类似物的联合方案，如氟达拉宾 + 环磷酰胺；或氟达拉宾 + 利妥昔；或氟达拉宾 + 环磷酰胺 + 利妥昔或阿仑单抗。

（3）高危：采用清髓性骨髓移植或非清髓性骨髓移植，或自体 SCT，或参加治疗试验。

3. 具体的治疗方法

（1）化疗：仅能改善症状和体征，而不能延长生存和治愈此病。①单药苯丁酸氮芥 4 ~ 8 mg/（m² · d），连用 1 ~ 2 周，根据血常规调整药物剂量，以防骨髓过度抑制。②单药氟达拉宾 25 ~ 30 mg/（m² · d），连续 5 天静脉滴注，每 4 周重复 1 次。③其他嘌呤类药物，如克拉屈滨（2-CdA）和喷司他丁（DCF）。烷化剂如环磷酰胺，COP 或 CHOP。烷化剂耐药者换用氟达拉宾仍可有效。④氟达拉宾和环磷酰胺联合（FC）是目前治疗复发性难治性 CLL 的有效方案。

（2）并发症治疗：CLL 患者正常免疫球蛋白降低，中性粒细胞缺乏，极易感染，后者是 CLL 最主要的死亡原因。因此应积极防治感染。反复感染者可静脉注射免疫球蛋白。并发自身免疫性溶血性贫血或血小板减少性紫癜者，可用糖皮质激素治疗。若无效而脾肿大明显者可考虑脾切除，手术后红细胞、血小板可能回升，但血中淋巴细胞变化不大。

（3）免疫治疗：阿仑单抗（campath-1H）是人源化的鼠抗人 CD52 单克隆抗体，几乎全部 CLL 细胞表面均表达 CD52。campath-1H 对 1/3 氟达拉宾耐药的 CLL 患者有效，可根治 p53 突变或缺失的慢性淋巴细胞白血病，但对肿瘤负荷高的淋巴结肿大患者效果差。该抗体能清除血液和骨髓内 CLL 细胞，用于维持治疗较理想。利妥昔单抗对 CLL 效果远不如 B 细胞性 NHL，因为 CLL 细胞 CD20 抗原表达低，须用大剂量利妥昔才可能有效。利妥昔可与化疗药物联合应用，也适合用于嘌呤类药物治疗 CLL 微小残留病灶的清除。其主要不良反应为过敏反应。

（4）造血干细胞移植：在缓解期，采用自体干细胞移植治疗 CLL 可获得较理想的结果，患者体内的微小残留病灶可转阴，但随访至 4 年时约 50% 复发。异基因干细胞移植治疗 CLL，可使部分患者长期存活至治愈。但患者多 >50 岁；常规移植方案相关不良反应大、并发症多，近年采用以氟达拉宾为基础的非清髓性造血干细胞移植（NST），降低了移植相关病死率，有望治愈高危慢性淋巴细胞白血病。

（郭迎雪）

第七章

骨肿瘤

第一节　骨肉瘤

骨肉瘤是最常见的原发恶性骨肿瘤，好发于青少年和青年，其病理特点是肉瘤细胞直接形成骨样组织。骨肉瘤多为原发性，但也可继发于其他骨肿瘤（如骨母细胞瘤、骨软骨瘤、软骨瘤、软骨肉瘤等）或瘤样病变（如骨纤维结构不良、动脉瘤样骨囊肿等）；也可继发于骨髓炎，骨佩吉特病，先天性成骨发育不全等潜在疾病；还可继发于各种骨肿瘤（如骨淋巴瘤）放疗后。

一、流行病学

骨肉瘤在骨肿瘤中的发病比例较高。骨肉瘤占原发性骨肿瘤的 12% ~ 20% ，占原发性恶性骨肿瘤的 20% ~ 40% ，是我国居首位的原发性恶性骨肿瘤。骨肉瘤可发生在几乎各年龄组，但多数发生在 10 ~ 20 岁，21 ~ 30 岁次之，男女发病比约为 2 ∶ 1，主要发生在生长活跃的干骺端。股骨远端和胫骨近端是最常见的部位，75% 以上的患者肿瘤发生在膝关节周围，次为肱骨近端，腓骨近端等处。

二、临床表现

早期出现疼痛，开始为间歇性隐痛，后为持续性并渐进性加重，夜间痛明显。局部逐渐肿胀，进行性加重。疼痛和肿胀可影响邻近关节的活动。病史一般 2 ~ 4 个月，多数患者经过理疗、药物外敷等不恰当治疗，肿痛没有明显缓解，反而逐渐加重。随着病情进展，可出现发热，消瘦，贫血。死亡原因为远处转移，特别是肺转移。

检查可见局部肿胀，压痛。压痛点在关节旁而不在关节内。肿块的大小或肿胀程度依肿瘤侵犯范围和深浅而有所不同，边界不清。其硬度依肿瘤的成分不同而不同。肿瘤生长增大致表面皮肤张力增高，发亮，皮温可升高，浅静脉怒张。

三、辅助检查

1. 红细胞沉降率

约半数患者红细胞沉降率加快，多发生在肿瘤大、分化差、进展快的病例。红细胞沉降率可作为对肿瘤发展或复发的观察指标之一，但特异型和敏感性不够强。

2. 碱性磷酸酶

50%～70%的患者碱性磷酸酶升高，骨肉瘤早期、硬化型骨肉瘤、分化较好骨肉瘤、皮质旁骨肉瘤的碱性磷酸酶可正常。进展快，发生转移的可明显升高。切除肿瘤和化疗后可降低，复发或转移可再次升高，因此，碱性磷酸酶可作为复发和转移的监测和预后评估的指标之一。

3. 骨钙素

高骨钙素表达见于骨肉瘤，预后一般较好，尤因肉瘤不表达骨钙素，因此可作为鉴别骨肉瘤（尤其是小细胞型）及尤因肉瘤的良好标志物。

4. 乳酸脱氢酶

骨肉瘤患者治疗前乳酸脱氢酶越高，预后较差。

5. 血清铜、锌

骨肉瘤患者血清铜含量的增高与肿瘤在体内的活动度成正比，骨肉瘤伴有转移的患者较单纯骨肉瘤患者的血清锌低。

6. X线平片检查

典型的骨肉瘤表现为长骨干骺端浸润性、弥漫性骨质破坏，骨质破坏可呈筛孔状、斑片状或虫蚀状等不同形态，破坏程度不同，范围不一，边缘不清，溶骨性或成骨性为主，或混合存在。可见骨皮质破坏、缺损，断裂，可发生病理性骨折，但不多见。病变累及周围软组织，表现为软组织阴影，并可见各种形态的瘤骨阴影，可呈针状、棉絮状或高密度的象牙质样。

骨膜反应呈Codman三角或"日光"放射状。Codman三角是在肿瘤边缘掀起骨膜与皮质相交处，形成新骨，表现为骨膜反应性三角。"日光"放射状阴影是肿瘤向软组织内浸润生长的表现，形成垂直于骨干的肿瘤性成骨。

在X线片上，据骨破坏和肿瘤骨的多寡，骨肉瘤可分为3型。①硬化型，以肿瘤新生骨形成为主。瘤体内大量云絮状、斑块状瘤骨，密度较高，有时呈象牙质改变。骨破坏一般不显著。软组织肿块内也有较多的瘤骨。骨膜增生较明显。②溶骨型，以骨质破坏为主，广泛的溶骨性破坏，易引起病理性骨折。一般仍可见少量瘤骨及骨膜增生。③混合型，即硬化型与溶骨型的X线征象并存。

胸片可显示肺转移灶。

7. CT

CT表现为骨内外肿瘤块密度不均，内见各种形态的瘤骨、瘤软骨环形钙化及坏死囊变区。CT发现肿瘤骨较平片敏感，并能较好地显示肿瘤的侵犯范围。增强扫描肿瘤的实质部分可有较明显的强化，使肿瘤与瘤内坏死灶和周围组织的区分变得较为清楚。有助于肿瘤分期的评估和保留肢体的手术设计，以及适用于脊柱、骨盆和部位较深的骨肉瘤。CT在显示瘤骨或钙化有优势，但显示肿瘤髓内边界和软组织肿块及瘤体和重要血管神经束的关系不如磁共振成像（MRI）清晰。

多数骨肉瘤发现时已侵犯间室外组织，为恶性骨肿瘤外科分期的ⅡB期。由于肿瘤的分化不同及发现早晚，肿瘤累及的范围有程度上的不同。肿瘤大小不同、侵犯范围不同，对手术方式的选择和预后有所不同。

肺部CT是检测肺部转移灶最为常用的手段，它比X线片要敏感，可显示小的转移灶。

8. 放射性核素全身骨扫描

放射性核素全身骨扫描可显示骨肉瘤的部位和范围，以及骨转移灶的部位和数目，作为分期的评价之一，也可作为随访的检查内容。

9. 血管造影

临床上可在术前辅助介入治疗时，通过血管造影，了解肿瘤血液供应特点，肿瘤与主要血管的关系，为设计手术方案提供参考依据，同时通过导管进行化疗栓塞。

10. 磁共振成像（MRI）

磁共振成像对显示肿瘤内部结构非常敏感，尤其对髓内和软组织病变范围显示更为清楚，大多数骨肉瘤在 T_1WI 上表现为不均匀的低信号，在 T_2M 上肿瘤实质一般为高信号，而瘤骨、骨膜反应和瘤软骨钙化则表现为低信号影。对比增强后，肿瘤组织有强化，可与坏死囊变区鉴别。骨肉瘤的骨质破坏、瘤骨、骨膜反应和瘤软骨钙化于 T_2WI 显示最好，但 MRI 显示细小、淡薄的骨化或钙化的能力远不及 CT。MRI 多平面成像可以清楚地显示肿瘤与周围正常结构如肌肉、血管、神经等的关系，也能清楚显示肿瘤在髓腔内，以及向骨骺和关节腔的蔓延，是发现跳跃病灶的较为理想的检查方法。其适用于脊柱、骨盆等位置深在的肿瘤。四肢保肢术前的 MRI 检查，了解肿瘤在髓腔扩散情况和软组织受累范围，有利于判断截骨平面和切除范围。

11. PET-CT

PET-CT 作用优于放射性核素全身骨扫描，可以较全面地反映骨骼，肺部、肝脏、周围淋巴结等全身部位微小病灶情况，可作为随访的检查内容。

四、病理与分型

（一）肉眼所见

肿瘤穿破骨皮质，侵入周围软组织。肿瘤可向髓腔扩散。肿瘤组织呈"鱼肉样"改变，其断面还可见钙化灶、软骨组织、出血、坏死、液化和囊腔形成。肿瘤的肉眼改变和组织密度与肿瘤内所含的组织成分的不同有关。

（二）显微镜下所见

梭形或多形性肉瘤细胞及其形成的肿瘤性骨样组织是骨肉瘤的病理特征，后者是诊断骨肉瘤的关键。肉瘤细胞具有明显的异型性，大小不一，核大，形态奇异，核深染，核分裂多见，可见瘤巨细胞。

（三）骨肉瘤的分型

WHO 介绍了比较合理的分类，首先从肿瘤发生部位而分为两大类：中心性骨肉瘤与表面性骨肉瘤。然后在中心性骨肉瘤中，再细分为普通型骨肉瘤；分化较好且恶性度稍低的低度恶性骨肉瘤；临床病理具有特殊表现的圆形细胞骨肉瘤和血管扩张型骨肉瘤；在表面性骨肉瘤中分为骨旁骨肉瘤、骨膜骨肉瘤和高恶性表面性骨肉瘤，共分七种类型。这种分类，能反映临床病理的特点，又与临床治疗及预后有较密切关系。

普通型（传统型）中心性（髓性）骨肉瘤，基于骨肉瘤细胞和组织分化方向，可分为下列亚型、骨母细胞型、软骨母细胞型、纤维母细胞型和混合型骨肉瘤。这种分型说明骨肉瘤具有多种分化的潜能，一般认为软骨母细胞亚型或纤维母细胞亚型多少带有软骨肉瘤或纤维肉瘤的特性，生长相对较慢，恶性度较低，但预后各家报道不一，各亚型间无显著差别。此外，按照瘤细胞分化程度的不同，可将骨肉瘤分为三级：Ⅰ级，肿瘤细胞分化较高，有一定异型性，核分裂少见；Ⅲ级，瘤细胞分化很差，明显异型性，瘤巨细胞多见，核分裂多见；Ⅱ级介于二者之间。

（四）骨肉瘤亚型

随着对骨肉瘤的深入研究，发现有些骨肉瘤在临床、病理、X线表现、发生部位、恶性程度和预后等与"典型"骨肉瘤有所不同，具有各自的一些特征，从而将一些骨肉瘤从典型骨肉瘤中分出来，形成骨肉瘤的亚型（表7-1）。骨肉瘤可以认为是一组既有共性、又由不同生物学特性和临床病理特征构成的肿瘤病变，其恶性程度有所不同。亚型的建立，加深对骨肉瘤的认识，并使诊断和治疗更为合理和准确。

表7-1 常见骨肉瘤分类和亚型

名称	恶性程度
①髓内起源	
典型骨肉瘤（中央型）	
成骨细胞性骨肉瘤	分化差，高度恶性
成软骨细胞性骨肉瘤	分化差，高度恶性
成纤维性骨肉瘤	分化差，高度恶性
混合性骨肉瘤	分化差，高度恶性
毛细血管扩张性骨肉瘤	分化差，高度恶性
圆形细胞性骨肉瘤	分化差，高度恶性
髓内低度恶性骨肉瘤	分化较好
②皮质旁	
骨旁骨肉瘤	分化较好
骨膜性骨肉瘤	中度恶性
高度恶性表面骨肉瘤	分化差，高度恶性
③继发性骨肉瘤	
佩吉特骨肉瘤	高度恶性
放射后骨肉瘤	低中度恶性
继发于其他肿瘤	
④多中心骨肉瘤	高度恶性

中心性骨肉瘤指原发骨内破坏骨质的类型，包括普通型中心性骨肉瘤、髓内分化好低度恶性骨肉瘤，小圆细胞骨肉瘤和血管扩张性骨肉瘤。普通型中心性骨肉瘤是最常见的"典型"类型，占骨肉瘤80%以上，髓内低度恶性骨肉瘤分化较好，小圆细胞骨肉瘤和血管扩张性骨肉瘤为高度恶性。

表面性骨肉瘤发生在骨表面，一般较少侵犯骨质，包括骨旁骨肉瘤、高度恶性表面性骨肉瘤和骨膜性骨肉瘤。

五、诊断

主要依据临床表现、影像学表现和病理活检诊断。质量良好的 X 线平片对大多数骨肉瘤病例可提供有力的诊断依据。

病理活检是必不可少的诊断步骤，应作为常规。尤其对于拟开展化疗、放疗和截肢等破坏性大的手术之前，一定要有明确的病理诊断作为依据。可通过穿刺或切开活检获取明确的病理诊断，活检切口须考虑对下一步手术的影响。由于骨肉瘤多数瘤体较大，肿瘤成分较多，不同部位的活检结果可能有差异，而且需要与炎症、有关的肿瘤进行鉴别，如小圆细胞型的骨肉瘤与其他类型的小圆细胞肿瘤的鉴别，成软骨细胞型骨肉瘤与软骨肉瘤的鉴别，骨肉瘤与恶性骨母细胞瘤鉴别，还有纤维肉瘤、尤因肉瘤、转移瘤等。诊断困难时需要临床表现，X 线和病理三结合会诊。

随着对骨肉瘤的深入研究，发现有些免疫组化有助于骨肉瘤的诊断及鉴别诊断，免疫组化染色中，Vimentin 强阳性，在软骨分化区内 S-100 蛋白阳性，对上皮性抗体（如 Keratm，EMA）及肌源性抗体（如 SMA desmin），也可在局部出现弱阳性，但绝不是弥漫性强阳性。骨基质中主要为 I 型胶原蛋白，还有与骨质钙化有关的基质蛋白，包括骨钙素、骨黏蛋白、骨桥蛋白、骨形态形成蛋白（BMP）等这些物质均可作为骨组织的标志物，其阳性结果表明是成骨性组织或成骨性肿瘤。

根据 Enneking 的骨肿瘤外科分期，还要考虑肿瘤累及的解剖间室和是否有远处转移。累及的两个解剖间室的骨肉瘤属 ⅡB 期，有远处转移的骨肉瘤属 Ⅲ 期。

六、治疗

早期发现和及时诊断极为重要。一旦确诊应立即开始治疗。过去骨肉瘤的治疗主要采用高位截肢手术。单纯手术治疗的 5 年生存率仅有 5% ~ 20%。自开展化疗以来，尤其在应用大剂量甲氨蝶呤（MTX）和四氢叶酸钙（CF）解救疗法，骨肉瘤的生存率不断提高。

当今骨肉瘤的治疗是以化疗和手术为中心环节的综合治疗。1982 年建立了新辅助化疗的概念，产生治疗新模式；术前化疗 + 手术治疗 + 术后化疗，形成骨肉瘤治疗史上的现代标准化治疗。标准治疗过程包括诊断、术前化疗、外科手术、肿瘤坏死率的评估和术后化疗等。文献报道骨与软组织肿瘤规范治疗后 5 年生存率可达到 70% 以上，大大超过非标准治疗。现代标准化外科治疗包括术前分期的确定、切除肿瘤的"无瘤"技术，手术方式由单一的截肢，发展为在有效的辅助治疗基础上，选择合适的病例实施保留肢体的方式。化疗成为骨与软组织肿瘤标准治疗重要组成部分，能显著提高患者的生存率，为保肢手术打下了坚实的基础。化疗包括术前和术后两个阶段，结合静脉化疗和动脉化疗及栓塞。

（一）骨肉瘤化疗

1. 骨肉瘤化疗的常用药物和方案

（1）化疗的作用与药物选择。手术结合化疗使骨肉瘤的 5 年生存率由 20% 增加到 50% 以上，甚至达到了 70% 以上，取得了令人瞩目的疗效。化疗作用在于杀灭亚临床转移的肿瘤细胞，抑制或延缓致命的肺转移，同时控制原发瘤的生长，有利于局部保肢手术的实施。新辅助化疗即术前化疗，并根据化疗效果调整术后化疗方案。化疗一经确诊应尽早进行。

目前，骨肉瘤化疗采用较多的常用药物包括甲氨蝶呤、阿霉素、顺铂、异环磷酰胺和长春新碱等。其中包括以大剂量甲氨蝶呤和四氢叶酸钙解救疗法（HD-MTX-CF）。

（2）HD-MTX-CF疗法。甲氨蝶呤是骨肉瘤化疗中最常用的药物，其疗效与剂量有密切关系，大剂量优于中等剂量。迄今为止大剂量MTX（HD-MTX）被认为是单药有效率最高的药物。

甲氨蝶呤的单次用量根据患者的公斤体重或体表面积（$8 \sim 10 \ g/m^2$，或$200 \sim 300 \ mg/kg$）计算。一般的单次剂量在5 g以上，达到$10 \sim 15 \ g$或以上。可在输入MTX前应用长春新碱$1 \sim 2 \ mg/m^2$，二者配伍有利杀灭肿瘤细胞。

使用方法：长春新碱$1 \sim 2 \ mg/m^2$，静脉缓慢注射，1小时后MTX溶于5%葡萄糖注射液500 mL中，在6小时滴完。输完后$6 \sim 10$小时开始肌内注射CF $15 \sim 20 \ mg$，每6小时注射一次，共12次。用药后建议每天监测MTX血药浓度，CF解救直至MTX血药浓度降至正常。

在输入MTX的前1天须进行水化，静脉输入液体$2\,000 \sim 3\,000 \ mL$，输入MTX的当天和随后的3天均须补充足够的液体，每天$3\,000 \ mL$，适量补钾，给予碱性液体碱化尿液，可每日静滴5%碳酸氢钠$100 \sim 200 \ mL$。

（3）大剂量MTX临床应用的注意事项。①大剂量MTX的应用对患者可引起全身的反应，需要医护人员的高度重视。化疗前应进行全面检查，包括心、肺、肝、肾和血液方面。不能应用大剂量MTX的情况有：诊断不清者；体质虚弱者；严重心、肺、肝肾功能障碍者；血白细胞$< 4 \times 10^9/L$、血红蛋白$< 8 \ g$、血小板$< 100 \times 10^9/L$者。治疗中须密切观察病情的变化，定期复查血常规和有关的生化检验，及时发现毒性反应并给予积极的处理。必要时可进行MTX的血药浓度的监测。②治疗中给予适当的支持疗法和对症处理，缓解和减轻不良反应。③在输入MTX的前后、注射CF时间、次数和安排等每一环节，都必须做好记录和交班，以免延误注射CF或漏注射，使MTX的不良反应解救不及时引起严重后果。④记录每天尿量，用药当日和次日应保持尿量在$3\,000 \ mL$以上。

（4）其他常用的化疗药物。①阿霉素（AMD）。AMD是另一种对骨与软组织肿瘤有较好疗效的化疗药物，很多临床研究表明，缺少AMD的化疗方案或在化疗过程减少AMD的用量会影响骨肉瘤患者的生存率，但AMD对心脏有较大的毒性，且与总量（超过$500 \ mg/m^2$）和血浆AMD峰值成正相关。②顺铂（CDP）。目前CDP主要与AMD联合用于大剂量MTX缺乏敏感性的病例，两者的联合应用对骨与软组织肿瘤的有效率为40% ~ 65%。尽管CDP有明显的肾、耳毒性，但CDP动脉内应用更显优越性，是骨与软组织肿瘤滋养动脉内给药的首选药物。③异环磷酰胺（IFO）被认为是第4种抗骨与软组织肿瘤的关键药物。大剂量IFO目前主要用于常规老牌药物效果不佳病例的补充化疗，但有迹象表明其可能替代毒性较大的AMD和CDP成为骨与软组织肿瘤化疗中的主要药物之一。

骨肉瘤化疗方案众多，可根据具体情况选用，其基本内容是：①术前化疗，术前静脉化疗或动脉化疗，或二者结合；②术后化疗，术后化疗用药根据术前化疗效果进行调整，化疗效果好，可重复术前用药，疗效差，则调整改换药物；③术后早期用药；④化疗药物足量、多药联合、交替用药；⑤化疗的规范化。术后化疗期一般在1年。

2. 动脉化疗栓塞

通过动脉插管，对肿瘤供血动脉选择性插管，灌注化疗药物，并进行栓塞。通过化疗药物和栓塞的双重作用，从而减少肿瘤血供，促使肿瘤坏死，使肿瘤缩小，分界变清，有利手术治疗。如肿瘤不能切除，化疗栓塞对抑制肿瘤发展有一定作用。

3. 对术前化疗反应的评价及意义

有效的术前化疗可杀灭大部分肿瘤细胞，减少扩散和转移的机会，临床症状减轻，肿块缩小，影像学检查病变部位密度增加，血管造影见血供减少，为手术提供有利于切除肿瘤的相对安全的外科切除边缘。

对经术前化疗的手术切除肿瘤标本进行评定肿瘤细胞破坏情况，进一步了解骨肉瘤对术前化疗的反应和效果，对预后的评价和术后化疗方案的调整有指导价值。如对术前用药反应良好，大部分区域肿瘤细胞坏死，可继续术前用药。如反应不敏感，肿瘤细胞坏死率小于90%，则须调整化疗方案。研究表明，对化疗反应好的病例有较长的无瘤生存期。

（二）手术治疗

1. 截肢术

截肢是治疗骨肉瘤的主要术式之一，适用于肿瘤浸润广泛，神经血管受侵犯，邻近肌肉皮肤广泛受累，患肢已无法保留者。截肢平面原则上应为骨肿瘤外科分期中的根治性截肢手术边缘，即间室外的手术切除。

2. 改良截肢术

在彻底切除肿瘤的前提下，保留肢体的部分功能，从而减轻截肢所带来的残废。

（1）Tikhoff-Linberg肢体段截术：适用于肱骨上段骨肉瘤，主要神经血管未受侵犯，手术将神经血管保留，将肿瘤段的骨、肌肉和皮肤一起切除，然后将前臂上移固定于胸壁，主要血管可切除多余部分后重新吻合。术后虽然患肢明显缩短，但手的功能仍可保留，减轻了残废程度。

（2）Salzer手术：即下肢旋转成型术，适用于发生在膝关节周围的骨肉瘤，主要神经未受侵犯。手术保留神经，切除肿瘤段的骨、肌肉和皮肤，将踝关节上移置于对侧膝关节水平，旋转小腿180度，使跟骨位于前面，胫骨上端与股骨断端固定。优点在于踝关节可代替膝关节的功能，有利于发挥假肢的功能。

（三）保留肢体手术

随着骨肉瘤的早期和及时的诊断，在有效术前化疗的基础上，肢体重建技术的提高，骨肉瘤保肢术在合适的病例逐步得到开展。保肢手术包括瘤段骨截除术、骨骼重建及软组织重建。瘤段骨截除术必须根据MRI提示的肿瘤反应区，来确定手术切除的范围，力求广泛性切除，在重要血管神经走区可能是边缘性切除。

1. 实施保肢术的条件

（1）骨肉瘤范围较局限，病变主要在骨内，或累及周围软组织的范围较局限，主要神经血管未受侵犯，估计手术可完整切除肿瘤，并可达到外科分期中的广泛切除边缘。

（2）切除肿瘤后仍有正常肌肉维持肢体一定的功能，皮肤应完好。

（3）有条件开展术前和术后化疗。

（4）活检部位须完整切除。

（5）有肿瘤切除和各种肢体重建的技术。

（6）无远处转移。

（7）儿童骨肉瘤因仍在生长发育，而且可调假体的设计和应用仍未成熟，因此多考虑做截肢或改良截肢。但当患儿年龄已较大、肿瘤范围局限、医院具备成熟和丰富经验的肢体重建技术，也可慎重考虑做保肢手术和选用可调式假体。

2. 肢体重建方式

（1）假体置换：优点有术后早期肢体活动，不受化疗的影响。假体根据病变部位、大小、形状和长度进行定制。不足是远期效果欠佳，可发生松动、假体折断等并发症。临床常用适用于主要关节部位的肿瘤型人工假体。

（2）自体骨移植：可采用吻合血管或游离自体髂骨或腓骨移植修复骨肿瘤切除后的骨缺损。根据具体情况进行关节重建或关节融合，如肱骨近端肿瘤切除后腓骨移植重建、恢复肩关节的一定功能，膝部周围肿瘤切除后关节融合等。

（3）异体骨移植：以异体半关节移植重建肢体，还可同时结合自体骨移植、给予骨形态发生蛋白等辅助措施，促进骨的生长。以异体骨修复的主要问题在于：异体骨的免疫排斥反应；容易并发感染；异体骨所需的爬行替代时间很长，用于下肢时长期不能负重；化疗可能影响异体骨移植的骨愈合；可有较明显的骨吸收，容易骨折等问题。因此，在以异体骨移植进行肢体重建时，应充分考虑可能发生的并发症，并给予防治措施。

（4）肿瘤骨灭活再植。将肿瘤段骨切下后清除肿瘤组织，对残留骨壳进行灭活处理，灭活方法包括物理或化学法，如高温、高压蒸气、微波、乙醇浸泡等，以骨水泥填充残壳，再植入原位，以钢板螺钉、交锁髓内钉等方式固定。

（5）复合重建。以异体骨、自体骨和人工假体结合应用重建肢体，可发挥各自的优点。

（6）关节融合术。主要适用于股骨下端或胫骨上端骨与软组织肿瘤切除的同时，维持关节稳定和运动的肌肉也被切除，已不适合功能重建的青壮年患者。

（7）旋转成形术。主要是股骨肿瘤切除后利用功能良好的小腿代替大腿，术后装配小腿的假肢。该手术保持了肢体的生长和替代膝关节的功能，术后并发症的发生率较低，但重建后外观容易使患者产生心理问题。

（四）骨肿瘤切除手术的无瘤污染原则与技术

分离时应在肿瘤包膜外正常组织中进行，避免挤压、穿破肿瘤包膜或在肿瘤内手术，尽量在正常组织内完整地整块切除肿瘤。

骨肉瘤的保肢治疗可看作是一项综合和系统的"工程"，包括正确分期，准确判断肿瘤范围和边界，正确的活检和活检道的切除，重视术前化疗，以合理切除边缘完整切除肿瘤，合理的重建方式和正确的重建技术，选择化疗方案和规范的术后化疗，以及长期的随访。

（五）肺转移灶的手术治疗

近年来越来越多的学者主张对肺转移病灶采取更为积极地治疗，已出现肺部转移的病例，如原发病灶已行根治性切除，肺部转移病灶也应考虑手术切除。选择肺手术患者应符合以下要求：①原发瘤必须完全控制或能够完全控制；②没有无法控制的肺外转移；③转移瘤能完全切除；④预计术后能保留足够的肺组织；⑤患者能耐受手术。一些研究人员分析了影响预后的因素，并把预后因素也列入手术选择标准：其一为原发瘤治疗后到出现肺转移之间的无瘤间期≥12个月；其二为肿瘤倍增时间＞20天。但也有一些研究表明以上两个因素与预后无关，所以是否把后二者列入手术选择标准还没有确定。

七、其他类型骨肉瘤

（一）骨皮质旁骨肉瘤

骨皮质旁骨肉瘤也称骨旁骨肉瘤，是一种特殊类型的骨肉瘤，其特征是肿瘤生长在皮质骨旁，低度恶性，生长缓慢，占骨肉瘤的 7%。肿瘤组织结构较致密，有些病变区以纤维组织为主，也有软骨组织。肿瘤附着或环绕骨表面，与骨皮质有一间隔。肿瘤境界清楚，质硬。随着肿瘤发展，可侵犯皮质累及髓腔。病理可见大量分化较成熟骨小梁，周围分布梭形肿瘤细胞，可见较多纤维组织。瘤细胞分化较好，核分裂少见。X 线和病理表现须与骨化性肌炎鉴别。

发病年龄较一般骨肉瘤大，平均 30 岁，多见于股骨下端的后方，胫骨上端和肱骨上端次之。多数病例病程较长。早期无症状，逐渐出现硬块，疼痛较轻。肿块固定，不活动，压痛不明显。X 线的典型表现为致密肿块，可呈分叶状或结节状，边缘清楚，肿瘤与骨之间常有一透亮带，无骨膜反应。CT 表现为骨外大片骨性密度影，宽基底，并形成包绕骨干倾向，可显示骨皮质和髓腔是否受侵犯。该瘤早期属ⅠA 期，随着肿瘤向骨质和周围肌肉侵犯，分期为ⅠB 期。治疗以大块切除为主，应采取广泛切除边缘。切除不彻底易复发。多次复发常要截肢。对化疗和放疗不敏感。预后较一般骨肉瘤好。

（二）毛细血管扩张性骨肉瘤

毛细血管扩张性骨肉瘤是一种高度恶性的骨肉瘤类型，肿瘤内为扩张的血窦，血窦相互连接、大小不一。纤维间隔和周围分布恶性细胞，多核细胞，可见核分裂和少量骨样组织。其组织学改变有时类似动脉瘤样骨囊肿。临床表现为肿胀和疼痛明显，病情进展快，病理性骨折较一般骨肉瘤多见。X 线以溶骨性破坏为主，骨皮质变薄，呈浸润性进展，界限不清，可穿破骨皮质形成软组织肿块，可有骨膜反应。CT 表现为膨胀性溶骨性破坏，边界不清，骨皮质破坏形成软组织肿块。病理活检可确诊。但影像学和病理诊断易与动脉瘤样骨囊肿、尤因氏肉瘤等发生误诊。病理检查时须多处取材，全面观察病变区。临床、X 线和病理三结合会诊有助于本瘤的诊断。该类型骨肉瘤分化差，预后不良，宜采用截肢加化疗的综合疗法。

（三）圆形细胞骨肉瘤

圆形细胞骨肉瘤病理以小圆细胞为主，并见肿瘤性骨样组织，此与尤因肉瘤不同，糖原染色和对 S-100 免疫组化阴性。临床以肿痛为主。X 线表现为溶骨性破坏，累及骨皮质和髓腔，边缘模糊，可有骨膜反应和软组织肿块。病理活检确诊。治疗为截肢加术前后辅助化疗。预后欠佳。

（四）骨膜型骨肉瘤

骨膜型骨肉瘤是从骨旁骨肉瘤分出的亚型，病变主要发生在骨膜和骨皮质，肿瘤与骨皮质紧密相连，可侵犯软组织形成软组织肿块。镜下可见软骨样组织，表现为软骨肉瘤样改变，可见异型性梭形细胞，形成类骨组织。病理切片看见肉瘤细胞和肿瘤性类骨可做出诊断，但常须全面检查才能发现。该瘤多见于青年，临床以肿块和疼痛为主，多见于胫骨和股骨。X 线可见肿瘤位于骨皮质表面，可见钙化、成骨改变，受累骨皮质表面破坏形成缺损，可见 Codman 三角和放射状阴影。CT 或 MRI 可了解骨质破坏、肿瘤范围和骨髓腔受侵犯情况。该瘤的恶性度较低。治疗包括局部的广泛切除，或截肢、术前后辅助化疗。

（五）髓内低度恶性骨肉瘤

髓内低度恶性骨肉瘤是一种少见的分化良好的骨肉瘤，肿瘤细胞的异型性不明显，瘤巨细胞少，核分裂少见，可见分化较好的类骨组织。起病较缓慢，主要症状为疼痛和缓慢增大的包块。X 线表现为局部的溶骨破坏，骨皮质变薄，可有膨胀，边界相对较清。须与良性肿瘤和其他低度恶性骨肿瘤鉴别。手术局部广泛切除或截肢，结合化疗，预后较好。

（六）多发性骨肉瘤

多发性骨肉瘤主要表现为骨的多处骨肉瘤和多块骨的骨肉瘤，单个病灶的临床，X 线和病理与典型骨肉瘤所见相同，术后标本显示多个独立的肿瘤病灶。但多发性骨肉瘤与骨肉瘤的骨转移不易鉴别。治疗采用截肢和化疗。

（七）放射性骨肉瘤

放射性骨肉瘤见于一些肿瘤放疗后诱发所致，因此有局部放疗史，与放射剂量有关，还与机体的敏感性有关。通常有较长的潜伏期，一般 5 年以上，可长达 10 多年。临床表现为原放疗处疼痛、肿胀，发生病理性骨折。X 线显示硬化型骨肉瘤，软组织肿块，须与放射性骨炎相鉴别。病理活检可证实。治疗视肿瘤的部位、范围、局部软组织条件和患者全身情况而定。

（八）佩吉特骨肉瘤

中老年的骨肉瘤多与佩吉特病有关，病程较长，表现为肿痛，逐渐加重，X 线显示骨质破坏明显。病理活检可确诊，显示骨肉瘤的改变。治疗以截肢为主。

（九）高度恶性表面型骨肉瘤

高度恶性表面型骨肉瘤发生部位同骨旁骨肉瘤，但肿瘤分化差，异型性明显，相当于以前分化差的骨旁骨肉瘤。影像学表现为骨皮质表面的软组织肿块，内有瘤骨形成，骨皮质和髓腔也受到侵犯，边界模糊，可见骨膜反应。

（陈春荣）

第二节　软骨肉瘤

软骨肉瘤是起源于软骨组织的恶性骨肿瘤，病灶内可见肿瘤性软骨组织，无骨样组织。其分为原发性和继发性，可继发于软骨瘤和骨软骨瘤。按部位可分为：中心型（发生在骨内）、周围型（发生在骨外已存在的骨疣）及骨膜型。按细胞组织学特点可分为普通型软骨肉瘤、间叶型软骨肉瘤、透明细胞软骨肉瘤、去分化软骨肉瘤。

一、发病情况

软骨肉瘤的发生仅次于骨肉瘤，根据我国的统计资料，软骨肉瘤占原发性骨肿瘤的 4.3%，占原发性恶性骨肿瘤的 14.2%。软骨肉瘤多发生在 30～50 岁，男性多于女性。长骨和骨盆是软骨肉瘤的好发部位，长骨以股骨、胫骨和肱骨多见，还见于肩胛骨等。

二、临床表现

发病缓慢，常见局部疼痛，主要为隐痛，间歇性。多有逐渐增大的肿块，在骨盆的肿瘤，长得很大时才引起注意。局部可有压痛，关节活动可受限。病史较长，一般为 1 年至 1 年半，短期内肿块增长较快，疼痛加剧提示肿瘤的恶性度较高。继发性软骨肉瘤一般有较长的肿块病史，然后突然疼痛，肿块明显增大，提示为恶性变。继发性软骨肉瘤预后较原发性好。

三、影像学表现

1. X 线检查

（1）中央型：表现为骨髓腔内出现形态不规则的溶骨性破坏，内有各种形态的钙化灶，呈斑点状、环状、絮状等。分化好的肿瘤有硬化边缘。肿瘤进展较快使骨皮质变薄，轻度膨胀。恶性度高的肿瘤边界不清，骨皮质破坏，形成软组织肿块，并有骨膜反应。

（2）周围型：见于骨盆、肩胛骨等部位，多为骨软骨瘤恶变，表现为境界不清的肿块影，软骨帽不规则增厚变大，边缘模糊，其内出现斑点状或絮状钙化的钙化影。肿瘤骨性基底部和附着部的骨皮质可出现骨质破坏。

2. CT

对软骨肉瘤中钙化的显示优于平片，有助于定性诊断。CT 片上软骨肉瘤的典型钙化仍是点状、环形或半环形。CT 能确定肿瘤的范围，清楚显示骨破坏区、软组织肿块及其中坏死液化区。周围型软骨肉瘤可见软骨帽呈不规则增厚。

3. MRI

软骨肉瘤于 T_1WI 上表现为等或低信号，恶性度高的信号强度常更低；T_2WI 上，低恶性度的肿瘤因含透明软骨而呈均匀的高信号，但恶性度高的信号强度不均匀，钙化和骨化均呈低信号。由于 MRI 能清楚显示软骨帽，对估计软骨肉瘤是否恶变有一定的帮助，若软骨帽厚度大于 2 cm，则软骨肉瘤的可能性大。

四、病理

（一）肉眼所见

多数软骨肉瘤较大，尤其在扁平骨或不规则骨。向骨外生长的软骨肉瘤呈结节样肿块，与软组织分界较清，肿瘤切面呈蓝白色分叶状，有光泽，半透明状。可见钙化灶，可有黏液变性。髓腔内分界不清。高度恶性时皮质破坏，有软组织肿块。

（二）显微镜下所见

软骨肉瘤的镜下变化复杂。瘤细胞丰富，肥大，核饱满，大小不规则，染色质深染。可见双核或多核细胞，巨核细胞，或具有多核或单核的瘤巨细胞。高度恶性肿瘤具有多形性的肿瘤细胞。瘤细胞间为软骨基质，含有钙化。分化好、低度恶性的软骨肉瘤与良性软骨瘤、软骨黏液样纤维瘤有时不容易鉴别。软骨肉瘤有时须与软骨母细胞型骨肉瘤进行鉴别。

根据瘤细胞的分化程度，核分裂，软骨化骨等组织学所见，可将软骨肉瘤分为 3 级：Ⅰ级为低度恶性，Ⅱ级中度恶性，Ⅲ级分化最差。有研究显示，分级与预后有关。继发性软骨肉瘤多为低度恶性，预后较好。

（三）特殊检查

免疫组化：瘤细胞胞质和胞核 S-100 蛋白均为阳性反应。CTGF 在软骨肉瘤水平低且与软骨肉瘤的分级成反比。PCNA 的反应性则与软骨肉瘤的分级成正比。软骨肉瘤 cyclin D1、CDK4、Ets-1、E2F-1 均过表达。

流式细胞分析：GⅠ软骨肉瘤主要为二倍体，GⅡ、GⅢ软骨肉瘤主要为异倍体。其异倍体的发生概率越大，肿瘤的恶性度越高，对预后评估有一定意义。

五、诊断

主要依据临床、影像学检查和病理活检。X 线平片对多数软骨肉瘤病例可做出初步诊断，但分化好的软骨肉瘤和早期的继发性软骨肉瘤，可因平片上缺乏特征性的改变而难以做出恶性的诊断。

活检对明确诊断是必要的，但是，取材部位不同可能对诊断有影响。因此，术前的活检应取有代表性的部位，并结合临床和影像学结果做出诊断。

需要与软骨肉瘤鉴别的肿瘤包括含有较多软骨组织的骨肉瘤。低度恶性，或早期继发的软骨肉瘤与良性软骨肿瘤的鉴别有时较困难，可通过临床、X 线和病理三方面会诊解决。

六、治疗

手术是治疗软骨肉瘤的主要方法。手术原则是彻底切除肿瘤。手术方案应结合肿瘤的分级、部位、大小、范围和患者情况而定。应对肿瘤做出外科分期。如肿瘤局限在骨内，范围小，肿瘤分化较好，属ⅠA 或ⅠB 期，可局部广泛性切除。分化差、范围小，如ⅡA 期，或间室外累及范围较局限的ⅡB 期，也可局部广泛切除。对高度恶性肿瘤，病变范围广，软组织受累广泛，并与重要血管神经粘连，应予截肢或关节离断。

如需要进行重建，可用以下方式：①自体骨移植；②异体骨移植；③人工假体置换；④瘤段灭活再植；⑤异体骨假体复合重建。

骨盆软骨肉瘤根据肿瘤的分化、大小、部位采用半骨盆截肢或局部广泛切除，局部切除后可根据具体情况采用以上方式重建或不重建。介入治疗可作为术前辅助治疗或姑息治疗的选择。

软骨肉瘤对化疗和放疗不敏感。

采用局部切除的肿瘤可发生复发，因此手术时的无瘤技术、保肢广泛性切除边缘对减少复发是关键环节，术后应加强随访，及时发现复发。

七、其他类型软骨肉瘤

（一）透明细胞型软骨肉瘤

病理特征是肿瘤呈分叶状，细胞大，核居中，胞质丰富，透亮。细胞境界清，可见多核巨细胞，属低度恶性肿瘤。肿瘤生长缓慢，多见于中老年，疼痛较轻，可有肿胀。X 线表现为溶骨性破坏，边界较清。一般需病理证实。手术治疗为主，根据具体情况采用广泛局部切除或截肢。

（二）去分化型软骨肉瘤

在分化较好的软骨肉瘤中，伴有分化不良的肉瘤部分，如纤维肉瘤，恶性纤维组织细胞瘤或骨肉瘤等。病理可见较成熟软骨样组织，而在去分化区为高度恶性表现。取材不当可与软骨瘤或骨肉瘤等恶性骨肿瘤误诊。本型恶性程度较高，多见于中老年，进行性疼痛和肿胀是主要的临床表现。X线表现复杂，显示软骨肉瘤的X线征象，同时有纤维肉瘤或骨肉瘤的表现，需病理确诊。发生转移早，手术根据分期采用广泛切除或截肢。预后较差。

（三）间叶性软骨肉瘤

病理特征是未分化的间叶细胞和软骨样病灶构成肿瘤，细胞体积较小，形态较一致，呈圆形或梭形。软骨组织分化成熟，软骨细胞形态大小一致。肿瘤多发生在脊椎、骨盆，多见于中年，临床表现为疼痛和肿块。X线显示溶骨性破坏，边缘模糊，可见各种类型钙化灶，有软组织肿块。诊断依据病理。治疗采用广泛性切除或截肢。

（四）继发性软骨肉瘤

多继发于骨软骨瘤和软骨瘤，约占软骨肉瘤总数的1/3。骨软骨瘤恶变多数发生在骨盆和肩胛骨。而且，恶变多见于多发性的病变。恶变的年龄常见于中年以后，多在原发瘤基础上出现疼痛和肿胀，或加重。短期内肿胀明显、疼痛明显加重提示恶性改变。X线表现除了原发瘤表现，还可出现骨质破坏、边缘模糊、钙化影改变等恶性变的征象。CT可显示肿瘤破坏特征、钙化情况，对恶变的判断有参考价值。由于肿瘤恶变在瘤体的不一致性，活检结果与取材部位有关，是否恶变常需要结合临床、肿瘤部位、影像学和病理进行综合评估。手术进行广泛性或边缘性切除。术后应进行长期随访，警惕复发。继发性软骨肉瘤较原发者预后较好。

（张　杰）

第三节　尤因肉瘤

尤因肉瘤家族（ESFT）包括骨尤因肉瘤、骨外尤因肉瘤、周围原始神经外胚层肿瘤及Askin瘤，皆属于低分化的小圆细胞肿瘤。

尤因肉瘤是Ewing于1921年首先报道的一种恶性的非成骨性原发性骨肿瘤。最初发现本病发生于长骨骨干，X线片未见骨的增生，仅显示骨结构破坏，当时认为该病源于原始内皮细胞，且恶性度高，预后不良。目前认为该肉瘤组织内有不同程度的神经外胚叶分化，肿瘤来源于神经外胚叶，属于原始性神经外胚叶肿瘤（PNET）。一些学者将没有或很少神经上皮分化的肿瘤称为尤因肉瘤，而有明显神经上皮分化的则称为PNET。

一、流行病学

本病是一种较少见的肿瘤，WHO统计，其发生率占原发骨肿瘤的5%，占恶性骨肿瘤的9.17%。虽可发生于各年龄组，但好发于10~20岁青少年，30岁以上少见。其占儿童骨肿瘤约20%，是儿童第二常见的骨与软组织肉瘤。男性患者多于女性（2：1），白种人发生率高于其他人种，我国本病发生率较低。

二、病因

本病病因未明。虽少数可伴泌尿生殖系统或骨的先天畸形，但未发现存在遗传现象，至20 世纪 80 年代后期，Cavazzana 等在实验研究中发现了 80% 的尤因肉瘤有特殊 t（11；22）（q24；q12）染色体转位。其次，50% 以上的病例有染色体的畸变，主要为 1 号染色体长臂（1q）、8 号和 12 号染色体增加（gain），对 t（11；22）断裂点分子克隆研究表明，染色体 22q12 的 *EWS* 基因 5′端与 11q24 *FLI* 基因 3′端发生融合。*FLI1* 基因是转录因子 ETS 家族成员之一。此外，约 10%～15% 的病例有 t（21；22）（q22；q12）转位，*EWS* 基因转位到另一个与 WTS 有密切关系的 *ERG* 基因，该基因位于 21q22。最近还发现，少于 1% 的病例有 t（7；22）、t（17；22）和 t（2；22）转位，分别造成 *EWS* 基因和 ETS 基因家族中的 *ETV1*、*EIAF*、*FEV* 和 *ZSG* 融合。因此，几乎所有的尤因肉瘤病例都有某种形式的 *EWS/ETS* 基因融合。

三、临床表现

尤因肉瘤发生部位广泛，主要发生于长骨和骨盆，偶见于颅骨、椎骨、肩胛骨、肋骨及手足的短管状骨，也可发生于软组织。常见发生部位依次为股骨、骨盆、腓骨、胫骨，而其他如肱骨、胸骨、锁骨、肋骨较少见。患者早期因病灶较小而无症状。最常见症状为局部胀痛，但全身症状较少，随病情进展，疼痛加重并出现局部肿块、肿胀以致活动受限制，发生转移之后则可出现渐进性发热、进行性贫血、疲倦和消瘦，实验室检查可有白细胞增多、核左移、红细胞沉降率加快。结合全身症状而可致误诊为骨髓炎，个别患者因存在瘤内出血、坏死致局部及全身症状更明显。长骨的病变 1/5 合并病理性骨折：不管初诊或治疗后肿瘤转移均以肺转移最常见，5%～50% 的患者可有早期肺转移，其次好发转移部位为骨和骨髓。淋巴结转移则少见及较晚发生，纵隔和腹膜后转移也相对少见，病程中中枢神经系统转移在2% 以下，但椎旁转移则相对多见，并可因肿瘤压迫或侵犯脊髓而出现截瘫。尤因肉瘤是高度恶性肿瘤，病损可早期侵犯多骨髓区域，其分散性被认为是多中心起源。病变可按其范围分型：Ⅰ型，孤立性骨内病损；Ⅱ型，孤立性病损并有骨外侵犯；Ⅲ型，多处骨骼受累；Ⅳ型，远处转移。

四、诊断

1. 详细和全面的体检

明确病灶部位及范围。

2. 影像学检查

根据初步结果再决定行患处 CT、MRI 检查以便更准确了解病灶范围、大小；胸部 X 线片及 CT 扫描；腹部 B 超或 CT 及全身 ECT 或 PECT 扫描以排除体内其他转移灶存在。患处 CT 和 MRI 可发现髓腔早期的骨破坏，尤其是 MRI 能敏感地显示髓腔内的早期浸润，在 T_1WI 上肿瘤常呈低信号，在 T_2WI 及 STIR 上呈不均匀高信号，这对于早期诊断有着重要意义。

3. 实验室检查

包括血常规、肝肾功能、红细胞沉降率、血 LDN 等，须与神经母细胞瘤鉴别时可检查尿香草基扁桃酸（VMA）和高香草酸（HVA）等，骨髓穿刺涂片也有诊断及鉴别诊断的肯定价值。

4. 病理组织学检查

为确诊的必须检查，可采用穿刺活检或切开活检的方式，但活检时特别要求取材要准确，避免只取坏死组织，要有充分材料以供病理、免疫组化及分子生物学检查之需。

5. 特殊检查

遗传学诊断包括染色体带型分析、间期细胞荧光原位杂交（FISH）、RT-PCR检测和Southernblot斑点杂交等，另外，电镜超微结构检查对诊断及鉴别诊断也有帮助。

五、鉴别诊断

本病必须与急性骨髓炎、骨先天性结构不良性畸形相鉴别，其他骨恶性肿瘤包括骨源性肉瘤、骨原发性淋巴瘤、小细胞骨肉瘤、中胚层软骨肉瘤和转移性神经母细胞瘤等。上述肿瘤多数与尤因肉瘤同属小圆细胞肉瘤，有时鉴别可能不易。一般而言，骨肉瘤在组织学上可有典型成骨病灶，常见发生于长骨骨端，与本病多见于骨骺端和扁骨不同。神经母细胞瘤主要原发于腹腔，可较早出现多发性骨转移，此外还有尿液儿茶酚胺分解产物（VMA、HVA）及癌基因（N-myc）检测可供鉴别。骨源性神经外皮瘤临床表现与本病近似常须靠电镜及免疫细胞化学等检查才能鉴别；骨原发性淋巴瘤多为非霍奇金淋巴瘤，可以根据组织细胞形态、免疫组织化学检查鉴别，必要时须做基因重排分析。

六、治疗

治疗的目标是既要控制全身转移，又要尽可能局部清除病灶，保存患侧肢体的功能，在以外科手术为主要治疗手段的时代，患者长期生存率仅为15%~20%。而从应用多学科综合治疗之后，长期生存率已超过50%，因此综合治疗已成普遍使用的治疗策略。

（一）手术治疗

由于综合化疗使存活率大有改善，使手术切除成为改善局部症的手段，手术能减少局部复发，提高生存率。手术治疗的原则是完全切除肿瘤，最大限度地达到局部控制。临床上常用的手术方式是肿瘤瘤段切除及重建或截肢术。

对于四肢长骨的病损可按骨肉瘤的手术原则及方式进行切除重建，局部复发率约为18%，而肩关节周围及骨盆的病损手术后的复发率稍高，约为28%。由于有效化疗及重建手术的改善，尤因肉瘤患者的存活和肢体功能有了明显改善，经过综合治疗，多数患者可进行保肢又不影响存活率，而且肢体功能有了改善。

（二）放疗

尤因肉瘤对放疗敏感，一般小剂量（3 000~4 000 cGy）照射，能使肿瘤迅速缩小，局部疼痛减轻，但单纯放疗远期疗效差，5年生存率只有10%~20%。国外报道，单纯放疗的中位数生存期10.4个月，局部复发率为47.5%。目前认为，放疗应与化疗及或手术综合使用，可以达到化疗加手术相近的预后，特别是应用于手术困难的部位，如骨盆、脊柱。目前多数学者主张尤因肉瘤放疗应采用早期、范围广的方式。照射范围可包括肿瘤上、下3 cm的正常组织。照射剂量在肢体肿瘤为40~50 Gy，脊柱、骨盆肿瘤为50~60 Gy。此外，放疗加化疗也适用于晚期已播散的患者，只要身体条件允许，对骨原发灶及转移灶给予放疗加联合化疗。资料显示，高剂量照射并不能减低局部复发；相反，不良反应明显增高。常见的是放疗后病理性骨折，发生率为10%。此外，放疗区域继发恶性肿瘤的可能性增加，国外报道，10年中的发生率为35%，其中以骨肉瘤最常见。

（三）化疗

尤因肉瘤对化疗最敏感，目前多种药物的联合化疗已使尤因肉瘤的5年生存率提高至50%~70%。多数学者主张尤因肉瘤患者术前应先进行联合化疗，待肿瘤缩小，再施行肿瘤广泛切除，术后原肿瘤所在骨放疗，再加联合化疗。常用的药物有CTX、ADR、Act-D、VP-16、VCR、DDP和carboplatin，还有IFO和DTIC。常用化疗方案有VAC、VAAC、VAC-IVP。近期有文献报道应用IFO联合干扰素α或β在治疗动物（小鼠）移植性尤因肉瘤获良好疗效。病理检查显示肿瘤组织明显坏死伴区域性纤维化和钙化表现。经充分化疗的患儿完全缓解率可达80%左右，长期生存则在50%以上。采用外周血或骨髓干细胞支持下的大剂量化疗已证明有肯定的临床价值，但由于花费大和设备要求高，目前仅用于部分晚期和复发的病例。化疗的主要不良反应为胃肠道反应及骨髓抑制性毒性。

（张　迪）

第八章

皮肤软组织肿瘤

第一节　皮肤癌

皮肤癌是人类最常见的恶性肿瘤之一，在我国发病率较低，但在白种人中发病率较高且呈上升趋势。皮肤癌可发生在体表各个部位，但多发生在体表暴露部分，如头面部、四肢及背部等，约95%发生在体表暴晒部位。皮肤癌以基底细胞癌和鳞状细胞癌最为常见，多见于50岁以上的患者。

一、局部解剖

皮肤由表皮和真皮构成，其深面为疏松结缔组织构成的皮下组织。

1. 表皮

表皮厚0.004~0.4 mm，是无血管的复层鳞状上皮层。其深面的生发层是具有分裂能力的柱状细胞；位于其浅面的是多层多角细胞；最浅面即是角质层，它包括几层扁的鳞状细胞。角质层表面的细胞不断脱落，而生发层新生的细胞逐渐分化并接连表面，以代替不断脱落的细胞。表皮的上皮细胞之间，混有色素细胞。色素细胞的多少，是决定皮肤颜色的主要因素，色素的作用是保护人体免受过多紫外线的损伤。

2. 真皮

真皮厚0.5~2.5 mm，位于表皮深层，主要由胶原纤维和弹力纤维紧密交织构成，既有从表皮陷入的毛囊和腺体，也有从其深层深入的血管、淋巴管和神经。

二、流行病学

皮肤癌的发病率在人种上有较大的差异，白种人发病率最高，亚洲黄种人次之，非洲黑种人最低。我国皮肤癌的发病率很低，但在白种人中皮肤癌的发病率特别高，且呈不断上升的趋势，以澳大利亚为最高，约占全部恶性肿瘤的一半，据大洋洲人口普查显示，皮肤癌的年龄标准化发病率高达每年555/10万。美国癌症协会的统计数据显示，每年约有超过70万的新发病例。我国鳞状细胞癌与基底细胞癌的比例为（5~10）：1，西方国家则正好相反，鳞状细胞癌与基底细胞癌的比例约为1：4。

三、病因

人们早就注意到皮肤癌的发生与化学致癌物质有关，但直到目前为止，皮肤癌的病因仍未完全了解，可能与下列因素有关。

（一）物理因素

1. 紫外线照射

世界范围的流行病学研究表明，紫外线是皮肤癌的最重要致癌物，尤其中波紫外线（波长在 290 ~ 320 nm）与皮肤癌的发生密切相关。皮肤癌多见于白种人和经常直接暴晒的渔民、农民及野外工作者，其暴晒部位易患皮肤癌。动物实验也证实紫外线照射能诱发老鼠皮肤癌。

2. 放射线

接受放射线的患者在多年之后，有少数可在放疗部位发生皮肤癌。长期接触 X 线而保护不当的放射工作者，也偶见发生皮肤癌。

3. 其他

长期不愈的慢性溃疡、瘘管和烧伤瘢痕，多年之后这些部位可能发生癌变，以鳞状细胞癌较多见。

（二）化学因素

1775 年英国医生 Pott 首次描述了扫烟囱工人好发阴囊皮肤癌，100 年后人们才发现经常接触砷化合物、焦油和沥青的工人容易发生皮肤癌。动物实验也证实了上述观点。现已证实煤焦油中含有 3，4-苯并芘等致癌物质。

（三）病毒因素

人乳头状瘤病毒（HPV）与鳞状细胞癌的发病可能密切相关。目前研究表明，大部分 HPV 的原发感染主要发生于生命早期，但在体内一直保持潜伏状态，紫外线照射时间过长可能会激活病毒基因，或者灭活控制细胞生长的基因，近年来，对于 HPV 感染和紫外线照射是否具有协同作用的研究也引起人们的关注。

（四）癌前病变

皮肤的某些病变，如脂溢性角化病、着色性干皮病等常可发生癌变。

四、病理

（一）基底细胞癌

起源于表皮和皮肤附属器的基底细胞，其基本特点是肿瘤细胞呈大小不等的集合状，细胞形态大小较为一致，核的非典型性及核丝分裂象少见。肿瘤周边的细胞呈栅栏状排列，常与周围组织间有裂隙形成。按其组织学形态可分为以下几型：①结节型；②色素型；③表浅型；④硬斑病样型；⑤腺样型；⑥异性型。

（二）鳞状细胞癌

肿瘤由鳞状上皮细胞团块组成，不规则向真皮层内浸润性生长，达到真皮网状层，部分可与表皮相连。肿瘤团块中有分化好的鳞状细胞，也有异型性鳞状细胞，在瘤体中可见角化珠、鳞状涡。根据异型性鳞状细胞与分化好的鳞状细胞的比例多少、癌细胞浸润的深度及角化珠的多少来估计肿瘤的恶性程度，将其分为 Ⅰ ~ Ⅳ级：Ⅰ级不典型鳞状细胞低于 25%，常有角化珠，真皮内伴有明显的炎症反应；Ⅱ级不典型细胞占 25% ~ 50%，仅见少许角化珠；Ⅲ级不典型细胞占 50%～75%，角化情况不明显，核丝分裂明显；Ⅳ级几乎所有肿瘤细胞均有不典型性，核分裂象很多，完全看不到角化珠，有时与肉瘤很难鉴别。

五、临床表现

（一）基底细胞癌

1. 一般情况

多见于 50～70 岁的中老年人，男女发病差异不大。

2. 好发部位

以常暴露于日光的头面部最常见，且多在口部以上，如鼻侧、颊部、前额、目眦及鼻唇沟等。

3. 皮损特点

典型病变为蜡样半透明小结节，针头至黄豆大小，早期为一表面光亮的具有珍珠样隆起边缘的圆形斑片，表面的形态多种多样，大致分为以下 4 型：①结节型最常见，皮损单发，为半球状隆起的结节，表面有蜡样光泽，中央常有溃疡、结痂，又称结节溃疡型；②色素型皮损与结节型相似，但有黑褐色色素沉着，色素分布不均；③浅表型少见，多见于男性，以躯干部特别是背部好发。皮损为淡红色或黄褐色斑片，境界清楚，不规则，表面可附有鳞屑，类似银屑病、湿疹或脂溢性皮炎。部分皮损边缘呈线状或堤状隆起；④硬斑病样型少见，皮损单发，呈淡红或淡黄色斑块，质较硬，边缘不清，似硬斑病，后期可出现溃疡。本型肿瘤可侵犯神经、肌肉甚至骨组织。

4. 其他

多数略有瘙痒症状。肿瘤恶性度低，进展缓慢，罕有远处转移和淋巴道转移。但日久局部可发生破坏，肿瘤缓慢向深部组织生长，破坏鼻、眼眶、上颌窦等处的软骨及骨组织。

（二）鳞状细胞癌

1. 一般情况

多发生于老年患者，男性多于女性。

2. 好发部位

好发于头皮、面、颈和手背等暴露部位，并且多继发于原有皮损处，如日光性角化病、慢性溃疡、瘢痕、放射性皮炎、黏膜白斑及砷剂角化病等。

3. 皮损特点

早期的鳞状细胞癌和基底细胞癌的皮损没有明显的区别，先为红色硬结，以后逐渐发展为斑块或疣状损害，有浸润感，表面常有溃疡、结痂。有时能形成结节或乳头状肿物，发展快的溃疡能形成相当深的溃穴，状似火山喷口。若继发感染，则可有脓性分泌物，伴恶臭。如发生转移，则相应的淋巴结可肿大。

4. 其他

可有轻微痒或痛感。肿瘤恶性程度较基底细胞癌为高，皮损发展快，破坏性大，肿瘤向深部浸润性生长可达肌肉骨骼，并可发生区域淋巴结转移，较少发生血行转移。

六、诊断

对于 40 岁以上的患者，在原有皮损处或在正常皮肤上，发生质地较硬的结节或斑块，边缘隆起并有向四周发展的趋势，或中心破溃呈菜花样生长应注意皮肤癌的可能，并及早做活检以明确诊断。

七、鉴别诊断

皮肤疾病所出现的临床形态是多样化的，早期病灶难以鉴别，多须病理组织学检查才能明确诊断。

（1）其他疾病引起的皮肤慢性溃疡，如结核等，应与溃疡型皮肤癌相鉴别。

（2）角化棘皮瘤。良性，早期病灶似淡红色粉刺或与皮肤色泽相似的小结，内有一小黑头，发展速度是其特点，一般长到 1 cm 左右后不再继续发展，2~6 个月后有自行萎缩的倾向。

（3）脂溢性角化病。多发生于 50 岁以后，好发于面部，表面呈砂粒状，为脂溢性鳞屑。

（4）无色素痣和无色素性黑色素瘤更需要与基底细胞癌仔细地区别，因为它们的治疗方法和预后完全不同。

（5）转移性皮肤癌。其他器官原发性癌可能转移到皮肤，如肝癌、鼻咽癌。一般为多发性，单发的很少。

（6）基底细胞癌与鳞状细胞癌的鉴别，见表 8-1。

表 8-1　基底细胞癌与鳞状细胞癌的鉴别

鉴别项目	基底细胞癌	鳞状细胞癌
损害	结节、盘形斑块，中央有溃疡和痂皮或萎缩和鳞屑	结节、斑块、肿物、溃疡、质坚硬，表皮呈颗粒状，菜花状
边缘	有丘疹排列如串珠或呈细绳状隆起	卷起、坚硬、炎症显著，易出血
色泽	肉色、红色、黄褐色，有蜡样光泽	红色、黄红色，浑浊
中央退行倾向	有	无
炎症反应	无或轻微	显著
部位	面、头皮、手背	头、手背、黏膜
病程	慢	较快
预后	较好，很少转移	不良，易转移

八、分期

准确的分期，对制订合理的治疗方案、判断预后及评价疗效甚为重要。目前临床上较为实用的美国癌症联合协会（AJCC）2010 年公布的临床病理分期，该分期经多年的不断修改，已经日趋合理。皮肤癌目前 AJCC 针对鳞状细胞癌的分期如下。

1. 肿瘤浸润深度

T_x：肿瘤无法评估。

T_0：无原发肿瘤。

Tis：原位癌。

T_1：肿瘤最大径小于 2 cm 且少于两个高危因素[*]。

T_2：肿瘤最大径大于 2 cm 或任何大小的肿瘤并两个或两个以上的高危因素。

T_3：肿瘤侵犯颚骨、下颚、眼眶或颞骨。

T_4：肿瘤侵犯骨骼（中轴或附属骨）或颅脑起源的周围神经。

2. 淋巴结转移

N_x：局部淋巴结无法评估。

N_0：无局部淋巴结转移。

N_1：同侧单一淋巴结转移，最大径小于 3 cm。

N_2：同侧单一淋巴结转移，最大径大于 3 cm 但小于 6 cm；或者同侧多个淋巴结转移，最大径均小于 6 cm；或者双侧或对侧多个淋巴结转移，最大径均小于 6 cm。

N_{2a}：同侧单一淋巴结转移，最大径大于 3 cm 但小于 6 cm。

N_{2b}：同侧多个淋巴结转移，最大径均小于 6 cm。

N_{2c}：或者双侧或对侧多个淋巴结转移，最大径均小于 6 cm。

N_3：淋巴结转移，最大径大于 6 cm。

3. 远处转移

M_0：无远处转移。

M_1：远处转移。

[*] 高危因素如下。

深度/浸润：厚度 >2 mm；Clark 分级 ≥4；外周神经浸润。

解剖：原发部位为耳部。

部位：原发部位为无毛发的嘴唇。

分化程度：低分化或未分化。

分期：皮肤癌分期如下（表8-2）。

表 8-2　皮肤癌 TNM 分期

分期	T 分期	N 分期	M 分期
0 期	Tis	N_0	M_0
I 期	T_1	N_0	M_0
II 期	T_2	N_0	M_0
III 期	T_3	N_0	M_0
	T_1	N_2	M_0
	T_2	N_1	M_0
	T_3	N_1	M_0
IV 期	T_1	N_2	M_0
	T_2	N_2	M_0
	T_3	N_2	M_0
	任何 T	N_3	M_0
	T_4	任何 N	M_0
	任何 T	任何 N	M_1

九、治疗

皮肤癌的治疗方法包括手术治疗、放疗、冷冻治疗、激光治疗和药物治疗等。对于每一个病例应选择哪种治疗方法，必须依据病灶的部位、大小、侵犯范围（周围和深层组织）、病理类型和分化程度、有无区域淋巴结转移、原发或复发，以及病史的长短、年龄和全身情况综合考虑。

（一）手术治疗

手术治疗为主要治疗方法，切除范围应距肿瘤边缘 2~3 cm。但头面部的病变常涉及切除后的修复及外观与功能问题，切缘也应距瘤缘 1 cm 以上。不适用于放疗并发生在瘢痕组织的病灶，血液供应不佳及结缔组织贫乏部位（外耳）的病灶，或癌已侵犯软骨和骨，这些应行手术治疗。当癌已侵犯深层的骨质时应尽可能将骨质一并切除或行截肢手术，当出现区域淋巴结转移时可行区域淋巴结清扫术。原发灶切除后之创面可一期缝合，或植皮及行皮瓣转移修复。

（二）放疗

皮肤癌对放疗敏感，单纯放疗常可达到治愈的目的，特别是基底细胞癌对放疗的效果更为理想，对临床早期皮肤癌的治愈率可达 95% 以上。特别适用于鼻翼、耳廓、眼睑、目眦等手术易造成畸形的部位及分化程度差、有手术禁忌证或切除有困难的患者。但对先前有烧伤或放射性瘢痕基础上发生的癌，放疗后复发、浸润较深或累及其他组织器官的癌，硬斑性基底细胞癌疗效均不佳，对此宜采用手术治疗。

（三）冷冻治疗

适用于病灶较小且局限于皮肤者。当病变侵及其他组织器官时就不适用于冷冻治疗。治疗前必须做活检证实，因为冷冻后没有标本可供病理检查。该方法的优点是方法简单，易于操作，治愈率高，美容效果好，特别适用于颜面部临界部位如眼睑、目内外眦部、鼻翼、唇、耳廓等部位的皮肤癌。

（四）激光治疗

常用的有 CO_2 及 $Nd:YAG$ 激光。其优点是对病灶周围正常组织的损伤范围局限于 200 μm 以内，故特别适用于门诊治疗，其炎性反应比冷冻治疗为小，且修复快，如果治疗深度不超过 3 mm，则治疗后不遗留瘢痕，故适用于治疗小而浅表的基底细胞癌。其缺点是缺乏病理检查结果，无法了解切缘情况。

（五）药物治疗

对小而浅表的基底细胞癌、原位鳞状细胞癌和癌前期病变，可采用局部搽敷抗癌药物治疗，常用的药物有 5-FU 软膏、皮癌净、20% 蟾酥软膏。一般认为此法的疗效不如手术、放疗等疗效可靠。因此，局部用药对较大病灶者应慎用。

皮肤癌一般不用全身化疗，但当病期较晚、发生区域淋巴结转移或远处转移者须用全身化疗，常用药物是 bleomycin，肌内或静脉注射，每次 10~20 mg，总量 200 mg。

（曾 杰）

第二节 皮肤黑色素瘤

黑色素瘤是起源于神经管细胞的恶性肿瘤，可见于皮肤、黏膜、软组织、眼睛和脑等部位，以皮肤黑色素瘤最为多见。在世界范围内经济发达地区黑色素瘤平均每年发病率为 7/10 万人，而在经济较不发达地区每年只有 0.6/10 万人左右。澳大利亚为最高发地区，澳大利亚昆士兰州的男性黑色素瘤发病率可达每年 55.8/10 万人，女性可达 41.1/10 万人。中国是黑色素瘤低发区，估计每年发病率在 （0.4 ~ 1）/110 万人。近年来全世界黑色素瘤发病率急剧上升。早期皮肤黑色素瘤可治愈，中晚期皮肤黑色素瘤和非皮肤来源黑色素瘤预后差。

一、解剖与生理

皮肤最主要的作用是保护机体和调控体温，分为表皮层和真皮层。表皮层平均厚度为 0.2 mm，真皮层平均厚度为 0.3 ~ 3.8 mm。真皮层又分为上层和下层，真皮下层中有滋养表皮的淋巴管、血管和神经。肿瘤细胞一旦到达真皮下层就可能进入淋巴管和血管，进而发生远处转移。黑色素细胞是一种树突状细胞，由神经管细胞分化而成，位于真表皮交界处。黑色素细胞伸出突触深入到表皮上层，突触将黑色素颗粒输送到表皮。黑色素既能影响皮肤的颜色，又能吸收紫外线。当皮肤暴露于日光时，黑色素细胞产生更多的色素使肤色加深。遗传因素决定黑色素在皮肤细胞内的储存和分布，并决定皮肤对日晒及其他光毒性效应的敏感性。

二、流行病学

1. 年龄

50 岁之前黑色素瘤发病率随年龄递增，50 岁以后的发病率随人群和性别的差异而出现不同的变化趋势。

2. 性别

不同地区黑色素瘤的性别发病率不同。欧洲每年女性发病率比男性高 1.0/10 万人。50 岁以前北美洲和澳大利亚女性的发病率超过男性，而 50 岁以后男性发病率却超过女性，男女性的发病率最高可相差 2 倍。

3. 民族

95% 以上的恶性黑色素瘤发生于非西班牙籍白种人。

4. 时间趋势

恶性黑色素瘤是所有恶性肿瘤中发病率增长最快的肿瘤，年增长率为 3% ~ 7%，每 10 年或 20 年增加 1 倍，但死亡率相对稳定。中国和日本等亚洲国家发病率低，但是增长同样迅猛。北京市城区统计资料显示 2000 年恶性黑色素瘤发病率为 0.2/10 万，2004 年其发病例率已达 1/10 万。

5. 危险因素

黑色素瘤危险因素包括黑色素瘤家族史、先天性巨大型色素痣、非典型痣、多发痣（超过 50 个）、容易受到慢性损伤和长期日光暴露的痣、消化道和生殖泌尿道的痣或色素沉

着、外伤后迁延不愈的黑斑、老年性雀斑和金色或红色头发、蓝眼睛、浅肤色人种等。

6. 中国人黑色素瘤特点

与西方人相比，中国黑色素瘤特点为发病率低、中晚期患者多、肢端皮肤黑色素瘤和黏膜黑色素瘤比例高、起病常与慢性损伤和炎症有关。

三、病理

2006 年 WHO 推荐的黑色素瘤病理分型包括浅表扩散型黑色素瘤、结节型黑色素瘤、恶性雀斑样黑色素瘤和肢端雀斑样黑色素瘤等。

（一）浅表扩散型黑色素瘤（SSM）

SSM 是白种人黑色素瘤最常见的病理类型，约占 70%。SSM 常来源于不典型色素痣，外观不规则，颜色各异。以放射生长为主，显微镜下见肿瘤细胞分布于皮肤基底膜浅层，在鳞状上皮之间呈铅弹样或派杰样播散。SSM 多发生于间歇性接受日光照射部位的皮肤，如头颈部、躯干皮肤。

（二）结节型黑色素瘤（NM）

NM 是一种处于垂直生长期的黑色素瘤亚型，侵袭性强，预后差，占白种人所有黑色素瘤的 10%~15%。NM 常表现为快速生长的色素性结节，偶成息肉样，可出血或形成溃疡。NM 可发生于身体的任何部位，常见于接受日光照射的部位。NM 可发生于任何年龄，以 60 岁以上老人和男性更多见。NM 多来源于痣，也可呈跳跃式生长，原发病灶处可没有可疑的色素痣或损伤。

（三）恶性雀斑样黑色素瘤（LMM）

LMM 占所有黑色素瘤的 4%~15%。该病理类型源于恶性雀斑，表现为非典型性黑色素瘤细胞沿真皮表皮交界处呈线状或巢状增生，下延至毛囊壁和汗腺导管，伴有严重的日光性损伤和真皮内非典型性黑色素细胞浸润。LMM 生长较慢，少见转移，老年人多见，预后相对较好。

（四）肢端雀斑样黑色素瘤（ALM）

ALM 在白种人中发病率低，约 5%。ALM 是有色人种中最常见的类型，我国皮肤黑色素瘤患者多为此型。ALM 侵袭性强，常由水平生长期迅速进入垂直生长期。该病理类型好发于手掌、足掌、甲床，易被忽视。此外，上皮样黑色素瘤、促纤维增生性黑色素瘤、恶性无色素痣、气球样细胞黑色素瘤、梭形细胞和巨大色素痣黑色素瘤等病理类型较少见。

四、临床表现

90% 以上的黑色素瘤原发于皮肤，常见部位包括足底、指（趾）间、下肢和躯干皮肤和甲床等。50% 皮肤黑色素瘤起源于良性痣，表现为痣或色素斑增大、隆起、边缘不规则、颜色改变、局部形成水疱、瘙痒、刺痛等。部分患者表现为新发皮肤肿物或外伤后伤口迁延不愈伴黑斑形成。晚期肿瘤破溃、出血。80% 的皮肤黑色素瘤先发生区域淋巴结转移，再继发远处转移，常见转移部位包括远处淋巴结、皮肤、皮下组织、肺、肝、脑、骨等。非皮肤来源性黑色素瘤的原发部位包括眼睛睫状体、虹膜、脉络膜、鼻腔、呼吸道、消化道、生殖系统黏膜和脑膜等。非皮肤来源黑色素瘤表现为原发部位肿物，易血行播散，预后差。

五、诊断

皮肤痣若出现如下改变应警惕黑色素瘤：①形状不规则，表面隆起；②边缘呈锯齿状，边界不清；③颜色异常改变；④直径 >6 mm；⑤病变增大或出现溃疡、瘙痒等变化。皮肤镜检查能有效帮助判断良性痣是否存在恶变倾向。对可疑色素病灶行活检术，经病理组织学确诊。通常采取切除活检，保证切缘 1 ~ 3 mm。不宜切除活检的部位（如面部、手掌、足跟、耳、指趾或甲下病灶）或巨大病灶可全层切开活检或取病灶最厚处行穿刺活检。肿瘤厚度、有丝分裂率、溃疡、卫星结节和淋巴结转移情况是分期的主要依据，应在病理报告中详细描述。

六、鉴别诊断

黑色素瘤需要与先天性巨大型色素痣、皮肤和黏膜黑斑、单纯雀斑/雀斑样黑色素细胞痣、非典型痣、基底细胞癌、皮肤鳞状细胞癌和皮肤 T 细胞淋巴瘤等病变鉴别，详见相关专著。

七、分期

皮肤黑色素瘤 TNM 分期（AJCC，2010）如下。

1. 原发肿瘤（T）

T_x：原发肿瘤无法评估。

T_0：未发现原发肿瘤。

Tis：原位黑色素瘤。

T_{1a}：肿瘤厚度 ≤1.0 mm，无溃疡形成且有丝分裂率 <1 mm^2。

T_{1b}：肿瘤厚度 ≤1.0 mm，有溃疡形成或有丝分裂率 ≥1 mm^2。

T_{2a}：肿瘤厚度 1.01 ~ 2.0 mm，无溃疡形成。

T_{2b}：肿瘤厚度 1.01 ~ 2.0 mm，有溃疡形成。

T_{3a}：肿瘤厚度 2.01 ~ 4.0 mm，无溃疡形成。

T_{3b}：肿瘤厚度 2.01 ~ 4.0 mm，有溃疡形成。

T_{4a}：肿瘤厚度 >4.0 mm，无溃疡形成。

T_{4b}：肿瘤厚度 >4.0 mm，有溃疡形成。

2. 区域淋巴结（N）

N_x：转移淋巴结无法评估。

N_0：无区域淋巴结转移。

N_{1a}：转移淋巴结 1 枚，临床隐性转移。

N_{1b}：转移淋巴结 1 枚，临床显性转移。

N_{2a}：转移淋巴结 2 ~ 3 枚，临床隐性转移。

N_{2b}：转移淋巴结 2 ~ 3 枚，临床显性转移。

N_{2c}：卫星灶或过路转移，无淋巴结转移。

N_3：4 个以上淋巴结转移，或淋巴结相互融合成团，或卫星灶/过路转移伴淋巴结转移。

3. 远处转移（M）

M_x：远处转移灶无法评估。

M_0：无远处转移。

M_{1a}：远处皮肤、皮下组织或远处淋巴结转移。

M_{1b}：肺转移。

M_{1c}：其他内脏转移，或任何远处转移伴 LDH 升高。

注：溃疡形成指病理组织学检查发现原发灶表面表皮不完整。临床隐性淋巴结转移指临床或影像学无淋巴结转移证据，前哨淋巴结活检或选择性淋巴结切除发现淋巴结转移。临床显性淋巴结转移指临床或影像学有淋巴结转移证据，并经病理证实，或肿瘤明显突破淋巴结包膜。卫星灶是指距原发肿瘤 2 cm 以内的淋巴管内转移。过路转移是指距原发肿瘤 2 cm 以上，但未超出引流淋巴结区域的淋巴结管内转移。

八、治疗

（一）治疗原则

局限于区域淋巴结范围内的皮肤黑色素瘤（临床 I ~ III 期）实施以手术治疗为主的综合治疗。转移性黑色素瘤以药物治疗为主，手术切除稳定的孤立病灶。

（二）手术治疗

手术治疗包括原发灶局部扩大切除术、前哨淋巴结活检术和治疗性区域淋巴结清扫术。

1. 局部扩大切除术

皮肤恶性黑色素瘤原位癌的外科切缘为 0.5 cm，肿瘤厚度 ≤1.0 mm 者外科切缘为 1.0 cm，肿瘤厚度 1.01 ~ 2.0 mm 者为 2 cm，肿瘤厚度 ≥2.01 mm 者为 2 cm。手术切缘测量以外科医生术中测量为准，应在病变的上、下、左、右四个边缘进行测量。切除边缘可根据解剖部位、黑色素瘤类型和美容需求调整。例如，恶性雀斑样痣和恶性雀斑样黑素瘤多发生于面部，边界不清，宜采用 Mohs（莫式）显微手术来保障既完全切除肿瘤又避免过大的切除范围。

2. 前哨淋巴结活检术（SLNIB）与治疗性区域淋巴结清扫术

前哨淋巴结指淋巴液在某处皮肤组织生成后最先达到的区域淋巴结，可以是一个淋巴结或一组淋巴结，因此，前哨淋巴结应该是皮肤黑色素瘤转移过程中肿瘤细胞最先达到的淋巴结。SLNB 的临床意义在于及时发现区域淋巴结的微小转移灶，提供准确的临床分期。原发肿瘤厚度与区域淋巴结转移的风险密切相关。原发肿瘤厚度 <0.75 mm 者无须行 SLNB，肿瘤厚度 >1 mm 者需要常规行 SLNB。肿瘤厚度介于 0.75 ~ 1 mm 时，若存在原发灶溃疡、有丝分裂指数 $>1/mm^2$ 或合并其他高危因素时须行 SLNB。临床诊断区域淋巴结转移或前哨淋巴结活检阳性患者行区域淋巴结清扫术，不推荐对临床 I ~ II 期皮肤黑色素瘤患者行预防性区域淋巴结清扫术。若无条件开展 SLNB，在超声导丝引导下活检可疑淋巴结有助于尽早发现淋巴结亚临床转移。

（三）内科治疗

1. 局域性皮肤黑色素瘤的内科治疗

IIB 期和III期皮肤黑色素瘤预后较差，行干扰素辅助治疗或定期随访。干扰素辅助治疗能延长无复发生存时间，对总生存的改善无定论，通常采用 1 年期 Kirkwood 大剂量干扰素方案或 5 年期长效干扰素方案。若多个区域淋巴结受累或肿瘤侵犯淋巴结外膜者辅助放疗淋巴引流区，降低局部复发率。

2. 转移性皮肤黑色素瘤的内科治疗

（1）免疫治疗：免疫治疗能延长转移性皮肤黑色素瘤患者生存时间，首选靶向免疫检查点的单克隆抗体。靶向 CTLA-4 的单克隆抗体 ipilimumab 已上市，预期靶向 PD-1 和 PD-L1 的单克隆抗体即将上市。大剂量白细胞介素 -2（IL-2）毒性大，临床已较少应用。黑色素瘤疫苗和过继性免疫细胞治疗尚在研究中。免疫治疗特点是单药有效率低，疗效持久，部分患者可治愈或长期带瘤生存。

（2）小分子靶向药物治疗：携带 *BRAF V600E* 基因突变的转移性皮肤黑色素瘤可选择 BRAF 抑制剂和 MEK 抑制剂治疗，携带 *Kit* 基因突变患者可选择格列卫等治疗。已上市的 BRAF 抑制剂维包括维莫菲尼和 dabrafenib，已上市的 MEK 抑制剂有 trametinib。维莫菲尼延长转移性皮肤黑色素瘤患者生存时间 3 个月。小分子靶向药物不能彻底治疗黑色素瘤，在有适应证的患者中 20%～40% 患者存在原发耐药，有效患者的完全缓解率极低，中位 PFS 为 6～8 个月，几乎所有患者出现继发耐药。

（3）化疗：化疗不能延长转移性皮肤黑色素瘤患者生存时间。化疗方案包括：①单药化疗，如达卡巴嗪、替莫唑胺、紫杉醇类或亚硝脲类药物等；②以达卡巴嗪、紫杉醇等为基础的联合化疗；③化疗联合干扰素、IL-2 等细胞因子的生物化疗。转移性皮肤黑色素瘤化疗首选达卡巴嗪，其有效率为 10%～20%，疾病无进展时间为 3～6 个月，中位生存时间为 6～8 个月。达卡巴嗪有效部位包括皮肤、软组织、肺和淋巴结转移灶，对肝、脑转移灶无效。与达卡巴嗪单药化疗相比，联合化疗和生物化疗提高有效率，延长疾病无进展时间。

（李　娜）

第三节　软组织肉瘤

软组织的定义是指人体除骨骼、内脏上皮组织、造血系统、皮肤上皮组织及中枢神经系统以外的组织，凡发生于软组织的恶性肿瘤统称为软组织肉瘤。其包括起源于黏液组织、纤维、脂肪、平滑肌、横纹肌、间皮、滑膜、淋巴管间叶组织，也包括周围神经系统在内。

软组织肉瘤在全身各系统肿瘤中所占的比例较小，全球每年发病率在（1.8～5.0）／110 万，约占成人恶性肿瘤的 1%，占儿童恶性肿瘤的 7%～10%。可发生于任何年龄，但以 30～50 岁的人群多见，据中山大学肿瘤防治中心近 10 年的病例统计资料显示，35 岁以上的病例约占 63.3%，男女比例为（2～3）：1。

一、病因

与其他恶性肿瘤一样，软组织肉瘤病因至今未明，但与下列因素有较密切关系。

1. 化学因素

流行病学的调查已经发现长期接触某些化学物质，如氯乙烯、二乙基乙烯雌酚、聚氯乙烯醇等，其人群中软组织肉瘤的发生率远高于普通人群。

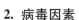

2. 病毒因素

动物实验表明，将多瘤病毒注射到新生的小鼠、大鼠、仓鼠、豚鼠和兔子等动物体内，可诱发多部位的肉瘤。非洲儿童卡波西肉瘤的发生也与某些病毒的感染有密切的关系。

3. 物理因素

在新英格兰、英格兰和南非有石棉接触史者70%患间皮瘤。在 Ruiffie 收集的一组弥漫性胸间皮瘤病例中，有石棉接触史者占44%。

4. 其他因素

放射损伤可诱导肉瘤的发生，如放射后纤维肉瘤；遗传因素见于某些特殊肿瘤，如神经纤维瘤病。

至今为止，国内外学者一致认为软组织肉瘤的病因不是孤立的，在最终机制上有相互交叉、相互促进、相互影响的作用，虽然通过动物实验证明某一因素能单独诱发肿瘤，但在临床上都不是单一因素造成的。

二、病理与分期

WHO 已经定义出超过 50 种病理亚型，但这些亚型并不能很好的代表预后。纤维肉瘤、脂肪肉瘤、平滑肌肉瘤、横纹肌肉瘤、血管肉瘤、恶性神经鞘瘤、滑膜肉瘤和尤因家族肉瘤是主要的组织亚型。

软组织肉瘤病理学表现为：质地比较柔软、韧实，切面可呈鱼肉状或灰白色、黏液样，由于肿瘤的过速生长，而且质地脆弱，中央常出现坏死、出血。肿瘤周边组织由于新血管增生，呈间叶组织肉芽肿样改变而形成"假包膜"。分化差的软组织肉瘤常可穿透假包膜，插入周围正常组织形成"卫星结节"；镜下：个体差异很大，总体上，其分化程度越低，细胞异型性越明显，往往须借助免疫组化诊断。而分化程度高，则其细胞形态尚接近正常组织。新兴的分子遗传学检测技术，敏感性和特异性尚不确切，目前只能作为辅助诊断的方法而不应常规检测。

2010 年 AJCC 第 7 版软组织肉瘤分期如下。

1. 原发肿瘤（T）

T_x：原发肿瘤无法评估。

T_0：未见明显原发肿瘤。

T_1：原发肿瘤最大径≤5 cm。

T_{1a}：表浅肿瘤。

T_{1b}：深部肿瘤。

T_2：原发肿瘤最大径＞5 cm。

T_{2a}：表浅肿瘤。

T_{2b}：深部肿瘤。

注：表浅肿瘤指肿物位于浅筋膜浅层而未侵入该筋膜，深部肿瘤指肿物位于浅筋膜深层或侵犯浅筋膜两侧。

2. 区域淋巴结（N）

N_x：区域淋巴结无法评估。

N_0：无区域淋巴结转移。

N_1：区域淋巴结转移。

注：区域、淋巴结转移者即为Ⅳ期。

3. 远处转移（M）

M_x：无法评估远处转移。

M_0：无远处转移。

M_1：伴远处转移。

4. 组织学分级（G）

G_x：无法评价组织学分级。

G_1：分化良好。

G_2：中等分化。

G_3：分化较差。

G_4：分化差或未分化。

5. TNM 分期

Ⅰ期：T_{1a}，T_{1b}，T_{2a}，T_{2b}，N_0，M_0，$G_{1\sim2}$ 低度恶性。

Ⅱ期：T_{1a}，T_{1b}，T_{2a}，N_0，M_0，$G_{3\sim4}G_{2\sim3}$ 高度恶性。

Ⅲ期：T_{2b}，N_0，M_0，$G_{3\sim4}G_{2\sim3}$ 高度恶性。

Ⅳ期：任何 T，N_1，M_0，任何 G 高度或低度恶性。

任何 T，N_0，M_1，任何 G 高度或低度恶性。

三、临床表现

（一）好发部位

软组织肉瘤好发部位以四肢为主，其次为内脏、腹膜后、躯干等，随其病理类型的不同，各有一定的好发部位，如滑膜肉瘤易发生于关节附近及筋膜等处。纤维源性肿瘤，多发生于皮肤及皮下组织；平滑肌源性肿瘤好发于躯干及体腔，脂肪源性肿瘤好发于腹膜后；而横纹肌肉瘤则好发于四肢；胃肠间质瘤好发胃肠道等。

（二）症状与体征

1. 肿块

超过半数患者以肿块作为第一症状就诊。但较深部位的特别是在体腔内的肿瘤，常难以发现。肿块多呈不规则状、分叶状或结节状，其硬度依组织来源和血供情况而定。早期肿块尚可活动，随病情发展或肿瘤发生于深部组织则肿瘤可移动不良直至完全固定。通常，分化差、恶性度高的肿瘤，发展快、边界不清。在一些少见的情况下，肿瘤可表现为红、肿、热、痛的典型局部炎性包块，继之出现溃烂、出血、感染。

2. 疼痛

软组织肉瘤多为无痛性肿块，但当肿瘤浸润周围神经组织、骨骼等，或合并感染时可产生疼痛。某些位于深层组织的肉瘤，疼痛可成为促使患者就诊的首要症状。当肉瘤内出血时，可呈急性发作性疼痛。隐痛表明肿瘤广泛坏死，或压迫躯体感觉神经。软组织肉瘤出现疼痛通常提示预后不良。

3. 转移

组织肉瘤有明显浸润性生长倾向，除向周围组织浸润外，尚可沿组织间隙向远处浸润生长，筋膜为强有力的天然屏障，只有到晚期才能穿透筋膜至邻近肌肉间室中。血道播散是其远处转移的主要途径，常见的转移部位为肺、肝等，而转移至骨、脑较少见。淋巴道转移虽不多见，但常见于组织学分级高的软组织肉瘤，如胚胎性横纹肌肉瘤、恶性纤维组织细胞瘤、滑膜肉瘤等。中山大学肿瘤防治中心的统计资料显示，淋巴道转移占总病例数的 5% ~ 11%。患者随转移会出现相应临床表现，部分病例以转移灶症状首诊。

四、诊断

软组织肉瘤由于缺乏特征性表现，故给临床医师诊断带来一定困难。当局部出现软组织肿块，且增大迅速、形状不规则，并出现伴随症状时应考虑软组织肉瘤的可能性。对诊断不明的软组织肿块应在治疗前取得病理学证据，根据不同的情况采取相应的措施，如肿瘤溃疡面边缘的钳取活检；体腔积液的细胞学检查；肿物的穿刺涂片等，但应注意穿刺针道必须包括在手术切除的范围之内；对于较小的肿瘤行切除冰冻送检为妥。

影像学检查具有重要意义。B 超检查若发现肿物不均匀或边界不清往往提示为恶性肿瘤；X 线照片及血管造影检查有助于了解肿块与骨骼及血管、神经干的关系，在部分肉瘤如滑膜肉瘤、脂肪肉瘤等可出现钙化点，提示曾有出血和坏死。计算机断层扫描及磁共振对进一步了解肿瘤的范围、估计手术治疗的难易度极有帮助。

五、治疗

由于该类肿瘤具有病期短、易血道转移、治疗后反复复发等特点，必须实施多学科的综合治疗，原则上应根据肿瘤不同的组织学类型、部位及浸润范围制订不同的治疗方案，主要原则为以下几点。

（一）治疗原则

（1）低分级、且肿瘤直径 <5 cm 的肉瘤仍应以广泛切除为主要治疗手段，但当肿瘤 >5 cm 时应结合术中所见，一旦发现可疑残留须附加放疗和（或）化疗。

（2）高分级的肉瘤治疗方式为：①肿瘤直径 <5 cm 的应广泛切除 + 放疗 + 化疗；②肿瘤直径 >5 cm 的采用放疗 + 热疗 + 手术 + 化疗。

（3）如肿瘤累及血管、神经干应尽可能保存肢体采取介入化疗 + 热疗 + 手术 + 放疗为宜。

（4）截肢只在各种综合治疗无效时才考虑实施。

（5）如属部位、组织学类型特殊或以减轻症状为目的的病例可优先考虑非手术治疗。

（6）远处孤立转移灶经系统治疗并观察至少半年以上，病情稳定者，可考虑手术切除。

（二）手术治疗

（1）禁止做局部浸润麻醉。

（2）操作轻柔，避免挤压肿瘤。

（3）切除范围应足够广泛，应距肿瘤肉眼边界至少 1 ~ 5 cm，严禁做肿瘤挖出术，强调三维立体切缘。

（4）对于复发病例切除范围应做包括原切口的广泛切除术。

（5）保证切缘情况下最大限度保留功能。

鉴于软组织肉瘤浸润性生长的特点，广泛切除应包括足够的肉眼边界外尚应包括肿瘤基底的筋膜组织，只要血管、神经主干未受侵犯，通常剥除外膜后予以保留，另外无须常规进行整个解剖间室的切除。对于合并区域淋巴结转移的病例应同时行淋巴清扫术。而对于头、颈等特殊部位的软组织肉瘤，除应争取做尽可能的广泛切除外，应根据实际情况积极附加其他治疗。

（三）放疗

传统观念认为软组织肉瘤对放疗不敏感，随着放疗技术的改进、高能射线的采用，对软组织肉瘤的治疗有了很大的进步。事实上，在部分软组织肉瘤如滑膜肉瘤上皮型、横纹肌肉瘤胚胎型、脂肪肉瘤黏液型、纤维肉瘤等对于放射线都具有良好的敏感性。对于放疗时机的选择，术后放疗的作用已得到公认，而术前放疗尚有争议。对于高度可疑术中残留的病例，术后放疗是合理和必要的。中山大学肿瘤防治中心的资料表明，对于局部晚期的肢体软组织肉瘤病例积极采用术后放疗的综合治疗手段，取得良好效果，能够降低软组织肉瘤外科切除术后的局部复发率。因此，对于高度恶性、低度恶性但肿瘤 > 5 cm、切缘阳性者，术后复发再次切除后、首次手术不规范者均建议进行术后放疗。

（四）化疗

异环磷酰胺和阿霉素是软组织肉瘤化疗的常用药物，单独应用可达到 20% ~ 30% 的反应率，由此形成了软组织肉瘤化疗的主要组合用药方案 MAID（M：mesna，美司钠；A：adriamycin，阿霉素；I：ifosfomide，异环磷酰胺；D：dacarbazine，达卡巴嗪）和 AIM，该组合方案的反应率最高可达 60%，往往作为一线方案应用。化疗效果相对较好的有尤因肉瘤/原始神经外胚层肿瘤（PNET）、横纹肌肉瘤及骨肉瘤等，而对于其他多数软组织肉瘤来说，化疗效果仍不理想。常用的化疗药物还包括氮烯咪胺（DTIC）、吉西他滨和多西他塞等，对难治、复发和转移性肉瘤有效，并且有协同作用。对于手术切除有困难的肢体软组织肉瘤病例可尝试采用隔离肢体热灌注治疗（ILP），但尚缺乏严格的随机对照临床研究结果来证实其疗效。已有证据显示术前化疗（或联合放疗）可以提高难治性肉瘤的切除率及保肢率。

（五）靶向治疗

靶向药物既可单药应用，也可与化疗药物合用，其不良反应率较传统化疗轻，耐受性较好，其里程碑式的应用为伊马替尼应用于间质瘤的治疗。

六、几种常见的软组织肉瘤

（一）纤维肉瘤

纤维肉瘤在所有软组织肉瘤中最为多见。但近年来，由于诊断技术的改进与提高，部分由梭形细胞产生胶原纤维构成的肿瘤，诊断为恶性纤维组织细胞瘤、恶性神经鞘瘤等。因此，纤维肉瘤在软组织肉瘤中所占比例有所下降。

1. 病理表现

纤维肉瘤为来源于成纤维细胞的恶性肿瘤。质地柔软，剖面多呈灰白色或鱼肉色，可出现坏死、出血和变性。可形成"假胞膜"，但当肿瘤生长较大时，边界常模糊不清，肿瘤可以不规则形态向周围组织突起扩展。镜下可见其组织结构变异极大，不仅核裂象甚多，而且可出现奇形怪状的瘤巨细胞。纤维肉瘤的主要扩展形式是局部的浸润性生长，而非远处转移，手术切除不易彻底，因此，纤维肉瘤威胁患者的主要因素不是转移，而是顽固性的复发。发生血行播散时，主要以肺转移最多。在少数病例，也可出现区域淋巴结的转移。

2. 临床表现

纤维肉瘤多发年龄是 30~55 岁，女性略多于男性，可发生于身体各个部位，但以四肢最为多见。主要症状为无痛性肿块。病程可自数周至 20 年不等，生长缓慢，压迫神经时可引起疼痛。范围广、巨大的肿瘤表面皮肤可出现水肿、静脉怒张、溃烂和出血。

3. 诊断

临床症状与体征可提示肉瘤的可能，但确诊须赖于病理诊断。治疗前应注意判断肿瘤与深层组织的关系，以决定切除的范围。必要时尚须配合其他特殊检查，如血管造影等。

（1）影像学检查：X 线片上纤维肉瘤呈圆形肿块，较周围软组织密度高，出现骨质破坏、骨膜反应、骨皮质变薄及外形不规则时，则表示肿瘤已侵犯骨质。计算机断层扫描、磁共振、肿瘤滋养血管造影等对了解肿瘤浸润范围有一定的帮助。

（2）活组织检查：原则上在治疗任何软组织肉瘤之前，首先应获得病理诊断，以确定肿瘤类型，为选择正确的治疗方法提供可靠的依据。应以循序渐进的方式行穿刺涂片→针取活检→切取活检→切除活检。

4. 鉴别诊断

纤维肉瘤有时易与神经纤维瘤等良性肿瘤相混淆。但后者一般病史较长，且生长缓慢，活动度大，少与周围组织相粘连，临床上宜明确诊断。

5. 治疗

目前，手术治疗为纤维肉瘤的首选治疗。一经活检证实，应连同正常组织广泛边缘一并切除。对头颈等特殊部位，不易行广泛切除术时，应在尽可能广泛切除肿瘤的同时，积极合并放疗和化疗。

对肢体的巨大病灶，或由于解剖学所限，不具备立刻切除条件时可考虑行动脉插管热灌注化疗，待肿瘤缩小时再行切除，并辅加术后放疗。

（二）横纹肌肉瘤

横纹肌肉瘤是较常见的软组织肉瘤之一，占软组织恶性肿瘤的 15%~20%。儿童发病率最高。横纹肌肉瘤可发生在人体任何部位的横纹肌，也可发生在无横纹肌的部位。小儿患者多见于头颈部及泌尿生殖道。成人好发于四肢、躯干及附睾等部位。

1. 病理表现

按其组织学特点可分为：①多形性横纹肌肉瘤；②胚胎性横纹肌肉瘤；③葡萄状横纹肌肉瘤；④腺泡性横纹肌肉瘤。除第一种多见于成年人外，其余三种多见于儿童。临床上常见瘤体较大，并形成假包膜，质地较软，切面呈鱼肉状，常伴有出血及坏死和囊性变。葡萄状横纹肌肉瘤常发生于黏膜下，呈葡萄状物。镜下所见：瘤细胞多呈梭形或网球拍形。胞质多而核较大。胞质内除用特殊染色，偶尔能见到少数横纹外，一般不见有横纹。

近年来，通过免疫组织化学标记对于横纹肌肉瘤的诊断很有帮助。肌球蛋白是诊断横纹肌肉瘤的特异性标志物，符合率高达 100%。

横纹肌肉瘤极易发生血道转移，淋巴道转移相对少见。

2. 临床表现

临床上多为无痛性肿块，随肿瘤的不断增大，常可出现疼痛，并影响肢体功能。肿块表面皮肤温度升高和潮红，易诱使临床医师误为脓肿进行切开引流。少数病例可出现溃烂，肿块呈结节状突起。发生于泌尿生殖道的葡萄状横纹肌肉瘤呈典型的葡萄状肿块、苍白色或黯红色。

3. 治疗

横纹肌肉瘤恶性程度高。手术范围强调必须包括肿瘤所在区域的全部肌肉。对于肢体的横纹肌肉瘤要行起止点的切除。手术的彻底性与预后直接有关，故笔者认为应进行术中的切缘冰冻切片，必要时扩大切除范围。对于不能进行肿瘤广泛切除的病例，术前应有充分的估计，采用综合治疗手段为宜。截肢仅在各种综合治疗无效时方予考虑。

放疗对横纹肌肉瘤有效，但并非所有类型的肉瘤都效果良好，一般发生在膀胱部位的胚胎性横纹肌肉瘤及眶内的横纹肌肉瘤，经放疗可获得较好效果。另外，对于术后肿瘤残留病例，可采用放疗，有效剂量应不少于 55 Gy。

横纹肌肉瘤对化疗有相当的敏感性，应作为综合治疗手段之一加以灵活运用。给药途径有全身化疗及动脉插管两种。常用药物有 ADN、DDP、DTIC 等。

（三）脂肪肉瘤

脂肪肉瘤约占全部软组织肉瘤的 21.4%。多发生于成年人，尤以 40~60 岁最为多见。凡有脂肪组织的部位均可发生脂肪肉瘤，好发部位以腹膜后、下肢、躯干最为多见。病期长短差异很大，主要危险在于局部的浸润性生长与反复复发。

1. 病理表现

肿瘤通常呈分叶状，质地柔软，发生于腹膜后的脂肪肉瘤有时与正常脂肪组织无明显分界，肿瘤组织切面为黄白色。镜下：可分为高分化的黏液性、低分化的黏液性、多形性、圆形细胞性及脂肪瘤样 5 型。分化良好的脂肪肉瘤与脂肪瘤极为相似，常有较多比较成熟的脂肪样组织，分化不良的脂肪肉瘤中有脂肪母细胞，细胞大小不一，并有多种形态的改变。

2. 临床表现

该类肉瘤生长相对缓慢。多表现为深在的、边界不清的无痛性肿块。随病情发展，可出现疼痛及相应的压迫症状和功能障碍。发生于腹膜后的脂肪肉瘤临床上更难发现，患者常以并发症状就诊，如腹股沟疝、下肢水肿或内脏的压迫症状。晚期可合并体重减轻、消瘦等。

3. 治疗

以手术治疗为主，应做广泛性切除。同时，因普遍认为脂肪肉瘤对放射线较为敏感，故对于因部位特殊而手术不易彻底的病例，应积极采用放疗。

（四）滑膜肉瘤

滑膜肉瘤在软组织肉瘤中位居第 4 位，约为 8.3%。目前已发现滑膜肉瘤来源于间叶组织发展的滑膜组织，与关节囊内的滑膜组织无关，故滑膜肉瘤很少发生于关节内，但常好发于大关节附近，如踝关节、膝关节等。好发年龄为 20~40 岁，男性较女性多见。

1. 病理表现

肉眼上，瘤体多为结节状，周围常有假包膜包绕，切面呈鱼肉状，可有出血、坏死。镜下：肉瘤组织主要由菱形及上皮样滑膜细胞组成。根据两种细胞的比例不同，可将肉瘤分为纤维型、上皮型及混合型。

滑膜肉瘤极易产生血道转移。

2. 临床表现

典型症状为关节附近的痛性包块。并可以先出现疼痛，以后才扪及肿块，因而易被误诊。肿块质地硬实，部分可呈多结节状或串珠状。病程长短不一，为 2 年左右，病程越短，往往提示恶性度越高。

由于滑膜肉瘤常发生肺转移，故就诊时胸部的 X 线检查应列为常规。于病变部位的影像学检查，有助于了解肉瘤的浸润范围。

3. 治疗

广泛切除为首选治疗方法。但因肉瘤往往发生于关节附近，切除范围易受解剖学限制，难达彻底，故应以综合治疗措施为宜，在不影响生存率的前提下，力求保全肢体。非截肢不能达到治疗目的的可酌情采用。

术前、术后的放疗有助于减少肿瘤复发，提高疗效。多途径的联合化疗不但有助于挽救肢体的手术，同时可减少复发及远处转移的概率，提高总体疗效。

（王　鹏）

第九章

肿瘤的放疗应用

第一节　放疗相关概念

如前所述，放射肿瘤科是一个临床学科，放射肿瘤医师是一位临床医师，他直接接受患者，进行诊断及治疗，因此必须具有一般的临床知识及经验，并能处理放疗前、中、后的临床问题。

放疗主要用于治疗恶性肿瘤，所以必须具有一般的肿瘤学知识，如肿瘤流行病学、病因、发病机制及肿瘤分子生物学等，特别是应熟悉临床肿瘤学，要了解不同肿瘤的生物学行为、转归，每一个肿瘤的分期及不同期别的治疗，放疗在各种肿瘤不同期别治疗中的作用等。

一、肿瘤放射生物学

放疗是用射线治疗肿瘤，因此必须具有射线的物理知识，如熟悉各种设备的性能、各种射线的特点及其应用、剂量及临床剂量学、了解剂量计算等，这是每天都要用的，对放射肿瘤医师来讲是十分重要的。

肿瘤放射生物学的最基本目的是解释照射以后所产生的现象并建议改善现在治疗的战略，也就是从三个方面为放疗提供了发展，即提供概念，治疗战略及研究方案（protocol）。概念：首先是放疗基本知识，照射后正常组织及肿瘤效应的过程及机制，它将有助于我们了解照射后发生的现象，如有关乏氧，再氧合，肿瘤细胞再增殖及 DNA 损伤后的修复。治疗战略：协助我们研究放疗的新方法，如乏氧细胞增敏剂，高 LET 放疗，加速分割及超分割放疗。研究方案：可为临床放疗研究方案提供意见，如为不同的分次治疗及剂量率提供转换因子，在治疗过程中何时应用增敏剂，将来进一步建议个体化治疗方案。综上所述，放射肿瘤医师必须具备肿瘤放射生物知识，吴桓兴教授曾生动地形容，肿瘤放射生物就是肿瘤放疗的药理学。

二、临床剂量学原则

（1）肿瘤剂量要准确，放疗时，照射野一定要对准肿瘤组织，同时给以足够的剂量，使肿瘤组织受到最大的杀伤。

（2）治疗的肿瘤区域内剂量分布要均匀，剂量梯度变化不能超过 ±5%，即 90% 的等剂量曲线要包括整个靶区。

（3）照射野设计应尽量提高肿瘤治疗区域内剂量，同时，降低周围正常组织受量。

（4）保护肿瘤周围重要器官，如食管癌治疗时保护脊髓免于照射，至少不能使其接受超过其耐受剂量的范围。

治疗比（TR）为正常组织的耐受剂量与肿瘤致死剂量之比。治疗比（TR）>1 有可能治愈肿瘤；TR<1，放疗治愈肿瘤的可能性很小。

三、分次放疗的类型

1. 常规分割放疗

每周 5 次照射，每次 2 Gy。此为目前最常用的放疗方案。

2. 超分割放疗

每日照射次数较常规分割多，超过 1 次，每次剂量较常规剂量少。如每周 5 日，每日 2 次，两次间隔 6 小时以上，日剂量超过常规分割 15%～20%，疗程与常规放疗相似。

3. 加速放疗

通过增加每周照射次数或每次剂量使整个疗程缩短，总剂量不增加。

4. 加速超分割放疗

每天照射次数超过 1 次，次剂量和日剂量高于超分割治疗，总疗程缩短。

5. 减少分割放疗

减少每周照射次数，每次剂量相应增加。

6. 分程间歇放疗

分割方法同常规治疗，疗程中间有休息，总疗程延长。

四、立体定向适形放疗概述

（一）立体定向（位）

立体定向（stereotaxy）是利用现有的影像技术，如 CT、MRI、DSA、血管造影、X 线等，借助计算机的特殊软件得到病变在体内精确三维空间位置的一种技术。

（二）立体定向放射外科（SRS）

1. 定义

立体定向放射外科是借助于立体定向装置和影像设备准确定出靶区的空间位置，经计算机优化处理后通过 γ 线（γ 刀）或 X 线（X 刀）聚焦照射，使靶区接受高剂量照射而周围组织受量很低，达到控制或根除病变的目的。由于高剂量集束在靶区，周围正常组织剂量很小，形成了像刀割一样的效应边界，故称放射手术。

2. SRS 特点

小野、集束、大剂量照射。

3. 立体定向放射外科照射后病理过程

（1）坏死期：一次性接受 200 Gy 剂量照射后 3～4 周。

（2）吸收期：病灶边缘还可见到慢性炎性反应、新生毛细血管形成和血管内充血、细胞增生。此期大约持续 1 年以上。

（3）晚期：此期的特点是永久性瘢痕形成，病灶处于稳定状态，炎性反应消退。

（三）立体定向放疗（SRT）

立体定向放疗是利用立体定向技术进行病变定位，用小野分次照射靶区的放疗技术。

SRT 分次放疗基本原理：①恶性肿瘤内部分细胞乏氧，有氧细胞和乏氧细胞的放射敏感性差别很大，即使单次剂量很高（大于 25 Gy），也不能将含有 1% ~2% 乏氧细胞的肿瘤全部控制，因而只能用分次放疗的方法，使其乏氧细胞不断再氧化，逐步灭之；②早期和晚期反应组织的 X/γ 线的剂量反应曲线存在较大的差别，小剂量分次有利于避免晚期组织的损伤，而加大单次剂量对控制肿瘤有利。

由此得出结论：即使肿瘤的体积很小，分次放疗也能得到较好的治疗增益比。立体定向放疗的分次剂量一般在 2 ~5 Gy 的范围。

（四）立体适型放疗

立体适型放疗（3DCRT）是在立体定向照射技术的基础上，通过对照射野的控制，使高剂量分布的形状在三维（立体）方向与被照病变的形状一致，靶区获得高剂量，而靶区周围的正常组织和重要器官也得到保护。

3DCRT 使用多野同中心照射，放射野设置在同一平面或多个平面，各个放射野的几何形态必须和肿瘤在该射野视观的形状一致，在和射野线束垂直的平面上，放射的强度是均匀的。

（五）束流调强立体适形放疗

所谓束流调强立体适形放疗（IMRT）就是把一个射野分割成若干个小射野，每个小射野的照射强度，应根据需要实施调节，即在一个射野内的照射剂量是不均匀的。

IMRT 是 3DCRT 的高级阶段，从 3DCRT 到 IMRT 的过程中，一个重要的发明是动态楔形滤片技术。该技术在放疗进程中通过动态移动直线加速准直器中的一个铅门，控制其移动速度来调节所给予的剂量，最终形成与楔形滤片一样的等剂量分布。根据治疗的需要可形成任何角度楔形滤片所产生的等剂量分布。这种动态移动铅门的方法是现代动态 IMRT 技术的基础，即在计算机控制下用固定野或旋转野放疗的过程中动态移动 MLC 的一对叶片，从而进行束流调强。

五、放疗计划设计中的有关概念

1. 巨检肿瘤体积（GTV）

巨检肿瘤体积又称肿瘤区，指肿瘤的临床灶，为一般的诊断手段能够诊断出的可见的具有一定形状和大小的恶性病变范围，包括原发肿瘤、淋巴结的转移和其他转移。

2. 临床靶体积（CTV）

临床靶体积指按一定的时间剂量模式给予一定剂量的肿瘤的临床灶（肿瘤区）、亚临床灶及肿瘤可能侵犯的范围（淋巴引流区）。

3. 内靶区（ITV）

内靶区指在患者坐标系中，由于呼吸或器官运动引起的 CTV 外边界运动的范围。

4. 计划靶体积（PTV）

计划靶区指包括临床靶区 CTV 本身、照射中患者器官运动和由于日常摆位、治疗中靶位置和靶体积变化等因素，须扩大照射的组织范围，以确保临床靶区 CTV 得到规定的治疗剂量。由 CTV 及外面的安全边界所组成的体积被定义为计划靶体积。

5. 治疗体积（TV）

治疗体积对一定的照射技术及射野安排，某一条等剂量线面所包括的范围。通常选择 90% 等剂量线包括的范围作为治疗区的下限。一个好的治疗计划，应该使其剂量分布的形状与计划靶区的形状相一致。

6. 照射体积（IV）

照射体积对一定的照射技术及射野安排，50% 等剂量线面所包括的范围。照射区的大小，直接反映了治疗方案设计引起的体积积分剂量即正常组织剂量的大小。

7. 靶区最大剂量

靶区最大剂量计划靶区内最高剂量值。当面积大于或等于 2 cm^2 时，临床上才认为有意义；面积小于 2 cm^2 时，临床上不考虑其影响。

8. 剂量热点

剂量热点指内靶区 ITV 外大于规定靶剂量的热剂量区。与靶区最大剂量一样，当剂量热点的面积等于或大于 2 cm^2 时临床上才考虑，但对较小器官，如眼、视神经、喉等，小面积也必须给予注意。

六、放疗的质量保证（QA）

放疗的 QA 是指经过周密计划而采取的一系列必要措施，保证整个放疗过程中的各个环节按国际标准，准确安全地执行。

1. 质量保证组织

从放疗的全过程看，执行 QA 是一个组织问题。放疗医生负有治疗方针的制订、治疗计划的评定、监督治疗计划执行等责任。物理师主要任务是进行治疗机和其他辅助设备特性的确定及定期检查、射线剂量的定期校对、参与治疗计划的设计等。放疗技师是放疗计划的主要执行者，治疗计划能否被忠实执行的关键决定于放疗技师对具体治疗计划的理解程度、对机器性能的掌握。

2. 靶区剂量的确定

靶区剂量定义为得到最大的肿瘤局部控制率而无并发症所需要的剂量。该剂量一般通过临床经验的积累和比较分析后得到。对不同类型和期别的肿瘤，应该有一个最佳的靶区剂量。ICRU 第 24 号报告总结了以往的分析和研究后指出"已有的证据证明，对一些类型的肿瘤，原发灶的根治剂量的精确性应好于 ±5%"。

3. 放疗过程及其对剂量准确性的影响

放疗主要分为治疗计划的设计和治疗计划的执行。目标是在患者体内得到较好的或较佳的靶区及其照射周围的剂量分布。

（1）在靶区剂量的总不确定度为 ±5% 中，计划设计模体中处方剂量不确定度为 2.5%；剂量计算（包括使用的数学模型）为 3.0%；靶区范围的确定为 2%。

（2）在治疗摆位过程中，可能产生两类误差：随机误差和系统误差。随机误差会导致剂量分布的变化，进而导致肿瘤局部控制率减少或正常组织并发症的增加。

（3）物理技术方面的质量保证。主要包括 4 个方面内容：①治疗机和模拟机的机械几何参数的检测与调整；②加速器剂量监测系统和 ^{60} 钴计时系统的检测与校对；③治疗计划系统；④腔内组织间治疗和治疗安全。各项内容的 QA 必须包括建立定期检查常规，使其各项技术指标达到机器安装验收时的标准值。定期和常规检查的所有数据必须记录，并留意观察机器运行状态的变化情况，即时分析比较。

4. 照射野特性的检查

（1）灯光野与射野的一致性：灯光源或其虚光源的位置，应位于准直器的旋转轴上与放射源相同的位置。灯光野大小对应于实际射野的 50% 等剂量线的范围，两者的符合性应小于 ±2 mm。通常用胶片法用剂量仪检查两者的符合性。

（2）射野平坦度和对称性：射野均匀性、平坦度和对称性是射野剂量分布特性的重要指标。射野的对称性和平坦度的变化不应超过 ±3%， ^{60} 钴机应每月检查 1 次，加速器（X 射线和电子束）应每月检查 2 次。

（3）射野输出剂量的检测：模体内射野中心轴上参考点（一般在最大剂量点）处的输出剂量的准确性应不大于 ±2%，加速器每天或至少每周 2 次，并对所有能量进行校对；而 ^{60} 钴治疗机，应每月测量一次，并与衰变计算的结果进行比较。如果两者之差超过 ±2% 时，应该找出原因，首先应检查使用的剂量仪，确认剂量仪无误之后再查治疗机本身。

（4）楔形板及治疗附件质量保证：楔形板、射野挡块和组织补偿器是影响剂量分布和剂量输出的重要的治疗附件，对楔形因子和挡块托架因子必须每年校测一次，变化不能超过 ±2%。

5. 剂量测量和控制系统

在整个治疗过程中，剂量不准确性包括以下 7 个方面：①物理剂量的不准确性；②处方剂量测定时的不准确性；③照射部位解剖结构的差异，包括肿瘤的位置、大小和形状及身体外轮廓和组织不均匀性等方面确定的不准确性；④剂量计算方法的不精确，包括对组织剂量进行校正和补偿过程中所产生的不准确性；⑤照射时患者摆位和给予处方剂量时的不准确性；⑥治疗机发生故障；⑦上述各步骤中工作人员的操作失误等。

上述各项中，①、②项决定了处方剂量的误差，③至⑥项决定了从处方剂量到靶区剂量转换过程中可能产生的误差。要求靶区剂量的不准确性不超过 5%。

6. 治疗计划系统

治疗计划系统的应用，有助于治疗计划的改进和治疗精度的提高。为保证系统的正常运行，必须建立完整的质量保证体系。它包括系统文档、用户培训、验收、常规质量保证和患者治疗计划的检查等内容。影响剂量准确性的因素，即剂量误差的来源有 4 个方面：①基本剂量学数据测量误差；②根据 CT、MRI 图像确定患者或测试模体几何尺寸时引入的误差，由 CT 值计算电子密度时引入的误差；③剂量算法的局限性，射线与物质相互作用过程很复杂，为保证能实时交互地设计治疗计划，系统采用的算法在模拟这个作用过程时，往往需要做某些假设或近似，对假设或近似成立条件的满足程度越低，误差越大；④硬件输入输出设备空间位置准确性，应要求准确性优于 1 mm。

（朱慧心）

第二节　放疗计划与实施

一、放疗的种类

1. 近距离放疗

近距离放疗是指将放射源置入瘤体内或帖近瘤体表面进行的照射，其基本特征是放射源可以最大限度地贴近肿瘤组织并持续照射，使肿瘤组织得到有效的杀伤剂量，而周围的正常组织受量较低。用于近距离照射的机器又称为后装治疗机。目前，在国内约有400多家放疗机构装备了后装治疗机，接受近距离放疗的患者占放疗患者总数的5%～10%。

2. 远距离放疗

远距离放疗是指放射源在体外一定距离射向人体某一部位，用于体外照射的放射治疗设备有X线治疗机、^{60}Co治疗机和直线加速器等。直线加速器与^{60}Co治疗机相比较，具有操作方便，剂量率高，能量可调控等优点，且克服了^{60}Co治疗机半影大、半衰期短和放射防护方面的缺点，故直线加速器在目前的临床放疗中占主导地位。

二、放疗的临床应用

（一）根治性放疗

1. 概述

指应用放疗方法全部而永久地消失恶性肿瘤的原发和转移病灶。通过此法治疗，患者可望获得长期生存。

2. 根治性放疗的主要适应证

①病理类型属于放射敏感或中度敏感肿瘤；②临床Ⅰ期、Ⅱ期及部分Ⅲ期；③患者全身状况较好，重要腔器无明显功能损害；④治疗后不会出现严重并发症或后遗症，患者自愿接受。

3. 根治性放疗的剂量

根治性放疗的剂量也就是达到肿瘤致死剂量。根据病理类型和周围正常组织的耐受尽有很大差异。如淋巴网状内皮系统肿瘤一般为（20～40）Gy/（2～4）周，鳞状细胞癌为（60～70）Gy/（6～7）周；腺癌一般为（70～80）Gy/（7～8）周。

（二）姑息性放疗

对病期较晚、治愈可能性较小的患者，以减轻患者痛苦、改善生存质量、尽量延长生存期为目的的放疗，称姑息性放疗，又可分为高姑息和低姑息治疗两种。

姑息性放疗的适应证：①止痛，如恶性肿瘤骨转移及软组织浸润所引起的疼痛；②止血，由癌引起的咯血、阴道流血等；③缓解压迫，如恶性肿瘤所引起的消化道、呼吸道、泌尿系统等梗阻；④促进癌性溃疡的清洁、缩小甚至愈合，如伴有溃疡的皮肤癌、乳腺癌等；⑤改善器官功能和患者的精神状态，尽管肿瘤已广泛播散，但当患者看到肿瘤在缩小，症状在缓解或消失，其精神状态就会获得很大的改善。

治疗技术相对简单，剂量也是根据需要和具体情况而定。高姑息治疗用于一般情况尚好的晚期病例，所给的剂量为全根治量或 2/3 根治量。低姑息治疗用于一般情况差或非常晚期的病例。照射方法可采用常规照射，也可使用大剂量少分割方式。

（三）与手术结合的综合治疗

1. 术前放疗

术前放疗的目的是抑制肿瘤细胞的活性防止术中扩散；缩小肿瘤及周围病灶，降低分期提高手术切除率；减轻肿瘤并发症，改善患者状况，以利于手术治疗。

2. 术后放疗

术后放疗的适应证主要有：①术后病理证实切缘有肿瘤细胞残存者；②局部淋巴结手术清扫不彻底者；③因肿瘤体积较大或外侵较严重，手术切除不彻底者；④原发瘤切除彻底，淋巴引流区须预防照射；⑤手术探查肿瘤未能切除时，须给予术后补充放疗。

3. 术中放疗

很少应用。

（四）与化疗结合的综合治疗

1. 化疗和放疗综合治疗的目的

①提高肿瘤局控率；②降低远处转移；③器官结构和功能的保存。

2. 化疗和放疗综合治疗的生物学基础

①空间联合作用；②化疗和放疗独自的肿瘤杀灭效应；③提高杀灭肿瘤的效应；④正常组织的保护作用；⑤阻止耐药肿瘤细胞亚群出现；⑥降低放疗剂量。

3. 化疗和放疗综合治疗的基本方法

主要有序贯疗法、交替治疗和同步治疗。

（五）急症放疗

1. 脊髓压迫症（SCC）

脊髓压迫症是指肿瘤或非肿瘤病变压迫侵犯脊髓、神经根或血管，从而引起脊髓水肿、变性及坏死等病理变化，最终导致脊髓功能丧失的临床综合征。由癌骨转移引起症状的病例，早期放疗效果比晚期放疗效果好。照射剂量应根据肿瘤的敏感情况而定，一般为 40~50 Gy，不宜超过 55 Gy，然后给予或直接给予椎管内肿瘤放射性粒子植入治疗。

2. 上腔静脉综合征（SVCS）

上腔静脉综合征是上腔静脉或其周围的病变引起上腔静脉完全或不完全性阻塞，导致经上腔静脉回流到右心房的血液部分或全部受阻，从而表现为上肢、颈和颜面部瘀血水肿，以及上半身浅表静脉曲张的一组临床综合征。源于恶性肿瘤的上腔静脉综合征，尤其是对放疗敏感的肿瘤，一般首选放疗。一般开始剂量用 4 Gy，每天一次，连续 3 天后改为 2 Gy，每周 5 次，病灶总剂量在（40~50）Gy/（3~5 周），精确放疗剂量甚至可达 75 Gy，国产 γ 刀 50% 等剂量曲线上剂量可根据肿瘤病理类型而定，中度敏感或不敏感肿瘤可达 65 Gy，中心剂量达 100 Gy 以上，但热点要避开血管壁或其他敏感组织、器官。

三、肿瘤放疗的原则

1. 首次治疗原则

肿瘤治疗只有一次最佳机会，首次治疗不正确，常常导致治疗的失败。

2. 综合治疗原则

应该有计划、有组织、分步执行。

3. 长期治疗原则

不是手术、放疗结束，治疗就终止，而是分别对不同情况，制订长期计划，定期随诊，及早发现问题，及时解决问题。

4. 诊断清晰原则

尽量弄清肿瘤类型、范围、立体位置及期别等肿瘤情况，做到有的放矢。鉴于放疗的有害性，一般不做实验性治疗或者对良性病放疗。

5. 综合评估原则

对患者一般情况进行 Karnofky 氏评分，掌握重要生命器官、肿瘤周围组织功能状况及其他合并症。

6. 细致计划原则

充分进行放疗前的准备，排除一切不利因素如感染，利用各种技术反复计算，提高肿瘤受量和敏感性，减少正常组织受量，以提高疗效。

7. 个体化原则

因肿瘤情况、正常组织耐受性、机体状况乃至社会心理学在临床上个别差异较大，计划须区别对待，还应密切观察，不断调整。如常规 2 Gy/d，某些患者可能反应较大或者肿瘤的"抗拒"，应适当协调。又如脊髓受照时，个别患者可能较早出现脊髓炎症状，说明该患者脊髓神经可能对放疗敏感，可以考虑提前脊髓照射。临床情况复杂，应视情况而定。

四、放疗前的准备工作

1. 患者及其亲友的思想准备

包括病情、治疗方案、预后、治疗中及治疗后可能发生的反应及晚期反应等，并取得同意，签订知情同意书。

2. 医疗上的准备

如纠正贫血、脱水、控制感染等；头颈部照射时保持口腔清洁、洁牙，拔除照射野内残牙等。

五、放疗的步骤

1. 患者体位固定

精确放疗的前提是要确保患者体位在整个放疗过程中保持高度的一致性和可重复性，所以每个放疗患者均需要采用体位固定，合理的体位固定既要考虑布野的要求，又要考虑患者的健康状况和可重复性。

2. 肿瘤定位

肿瘤定位是指在 CT 扫描床上安装定位用平板，将体位固定装置置于平板上，按照患者实际治疗体位摆位，用激光模拟定位灯将靶区中心用记号笔标记在患者的皮肤或热塑膜上。由于成像原理的限制，CT 不能准确反映人体的各类组织信息，故将 CT 图像和 MRI 图像融合应用于肿瘤靶区精确定位是目前主要的发展方向。

3. 治疗计划设计

治疗计划设计是指根据临床要求，优化确定一个治疗方案的过程，是放疗中一个重要的环节。计划设计方式有正向设计与逆向设计，前者主要取决于肿瘤与临近敏感组织之间的几何关系；后者对射野方向的依赖较少而更依赖于肿瘤靶区和敏感结果体积的具体要求，以及它们的剂量限制。在临床实践中应力争以尽量少的射野数与尽量低的调强水平达到计划目标，提高计划实施效率。

4. 治疗执行

治疗计划的执行在某种意义上是计划设计的逆过程，本阶段的中心任务是保证患者体内得到计划设计阶段所规定的靶区剂量大小及其相应的剂量分布。在治疗摆位过程中可能产生导致靶区边缘剂量的不准确进而导致野内复发率增加的系统误差和随机误差，所以计划执行过程中的质量保证和质量控制对肿瘤局部控制有非常重要的作用。

5. 计划验证和图像引导

在设计一个患者的治疗计划时主要根据患者群体的摆位误差和器官运动数据来确定其 PTV 和 CTV 之间的间距。但实际上由于个体的差异有时可以很大，因此有必要使用个体化的间距，图像引导的精确放疗就是指应用图像验证减少器官运动及摆位误差对治疗的影响，减小计划靶区的边界，保护周围正常组织器官的同时，提高照射剂量，在没有过度的正常组织损伤的情况下传递一个肿瘤致死剂量。图像引导的精确放疗是目前放疗的主要发展方向，是真正精确放疗的开始。

六、提高放疗疗效的途径

1. 高 LET 射线

高 LET 射线具有 Bragg 峰型剂量曲线，用改变粒子入射能量和外加滤过器的方法，可以加宽峰区范围，适应特定部位肿瘤的治疗。从射线的深度和剂量关系来看，峰值深度外的 LET 值最大，用单一射野，就可能获得理想的剂量分布，简化了射野的设计，提高了肿瘤治疗剂量的准确性。高 LET 射线的 OER 低，没有或较少有 SLD 和 PLD 的修复。以上情况，充分说明高 LET 射线对提高放疗疗效的优越性。

2. 加热放疗

加热放疗作为临床治疗癌症的一种方法，其生物学基础是：热对乏氧细胞的敏感性与对足氧细胞的相同；低 pH 及营养不良环境能增加热对细胞的杀灭能力；细胞分裂周期中对放射线抵抗的 S 期细胞对热敏感；肿瘤散热能力差。以上这些热的生物学特性可以与低 LET 放射线治疗相配合。因此，加热结合放疗是一种有效的放射辅助治疗方法。

热杀灭细胞与加热温度及加热时间有关，高于 43 ℃，温度每升高 1 ℃，要达到同样生物效应的加热时间应当减半；而低于 43 ℃，每增高 1 ℃，要获得同样的生物学效应，加热时间应减少 3/4。因为加热能增强放射效应，所以加热一般与放疗联合应用。加热增强放射效应表现为细胞存活曲线变陡，也就是 Do 值降低，曲线的斜率增加。可能是由于加热增加了对乏氧细胞、对 S 期细胞的杀灭及热阻止了放射损伤的修复。加热的同时选择放射线种类要根据病灶部位和大小选用。一般认为，由于热耐受现象，每天加热是不必要的，可以每周加热一次或者两次。加热对放射效应的增强作用与加放疗的程序及肿瘤的病理类型关系不大，而与两种方法之间的间隔时间有密切关系。加热放疗同时进行可获得最大的热增强作用如间质放疗加热，但是对正常组织的效应也可能增加。现在临床上常用两种方法的间隔时间不超过 4 小时。

3. 氧效应的应用

在有兼收并蓄和乏氧的情况下，细胞存活曲线的形状基本上是一样的，主要区别是低 LET 在乏氧时照射要达到同样的存活率，需要几倍于有氧照射的剂量，即 OER 高。肿瘤内乏氧细胞的放射抗拒性已经成为影响肿瘤放疗疗效的重要因素。要使氧效应发挥作用，并不需要很高的氧浓度，实践证明，氧浓度达 2% 以上时的细胞存活曲线已和正常有氧情况一样。除高压氧吸入增加肿瘤细胞的氧合以外，还可以通过降低正常细胞的氧合，时间剂量分割，高 LET 射线，乏氧细胞增敏剂和中毒剂、正常组织保护剂的应用等手段，减少乏、氧细胞的放射抗拒性。有关这方面的工作正在临床实践中不断摸索改进。

4. 时间剂量分割

每天一次照射，每次剂量 1.8～2 Gy，每周 5 天的放疗方法，此种方法在临床上一直被认为是标准的分割放疗方案。但是，这种方法并不适用于所有肿瘤，在实际临床中，应针对不同肿瘤和具体情况，应用不同的非标准放疗方法，共有以下几种。

（1）低分割放疗：低分割放疗就是标准分割放疗的基础上减少次数，而不失其效果，如每周 3 次，每次剂量高于常规，总剂量同标准分割剂量；或者每周 5 次，分次剂量高于常规，总剂量低于标准分割剂量。目前临床上较多应用的是一种更为简单特殊的低分割放疗（简称 IHF），被证明是一种较为理想而又无近期低分割耐受缺点的低分割方式。IHF 最初用于骨转移瘤，效果不亚于常规放疗〔45 Gy/（25 次×35 天）〕。其疗效与标准分割放疗相仿，但它却简单易行、时间短、无绝对禁忌证等。具体方法是：第 1 天和第 5 天各放射 5 Gy，第 15 天和第 17 天各放射 6.5 Gy，总剂量为 23 Gy/（4 次×17 天）。

（2）超分割放疗：超分割放疗即减少了每次分割剂量，每日放射 1 次以上，间隔 4～6 小时，总疗程不变或者稍微延长，总剂量增加。这种方法氧效应降低，晚期反应较低，但是由于每周剂量增加，急性反应常规放疗增加。

（3）加速分割放疗：加速分割放疗就是增加每次放疗剂量，总次数减少，疗程缩短，总剂量减少或不变。这种方法使急性反应和晚期反应都增加。在此基础上，Saunder 等提出了连续超分割加速放疗方案（CHART），方法为 1.5 Gy/次，共 36 次，连续 12 天，3 次/天，间隔 6 小时，临床应用疗效较好。1991 年 Herskovic 等进一步改进为 1.1 Gy/次，共 72 次/24 天，3 次/天，周末休息。

（4）其他方法如下。

1）分段方法：将原常规放射分两个阶段，间隔 2～3 周。这种方法如果总剂量不增加，疗效会降低。

2）同时追加剂量：在常规疗程中予以小射野追加放射，以避免疗程长不能克服肿瘤增殖。

3）不均等分割放疗：如周一剂量为 5 Gy，周二至周五每日剂量为 1.2 Gy 或 1.0 Gy，每周剂量为 9.0 Gy，照射总剂量平均为 68.8 ±9.4 Gy。

5. 放射增敏

放疗是目前治疗恶性肿瘤的主要手段之一。但是，放疗也存在疗效有限和不良反应大的问题，如何提高疗效及减轻不良反应，一直是中西医肿瘤学家研究的课题。国内外许多学者从不同方面进行研究，采用不同的方法来克服乏氧细胞对放射的抗拒性。放射增敏剂的研究为进一步提高恶性肿瘤的治愈率、减少治疗后的复发率等，带来新的希望。由于放射增敏剂具有特殊放射性生物学疗效，特别是，可以促进放射线乏氧细胞的放射敏感性的增加，增加肿瘤组织放射损伤，这无疑将大大有助于临床治疗。同时，这些放射增敏剂中不少化合物还具有化学增敏和热增敏的作用，因此。为整个恶性肿瘤的治愈率提高，开辟了一条切实可行的途径。

临床应用放射增敏剂应符合下述条件：①药物的化学性质稳定，在体内不易和其他物质起作用而失败，代谢降解慢，生物半衰期长；②药物能选择性浓集于肿瘤组织内，使肿瘤内部浓度能维持较高和持续较长时间；③药物有效治疗剂量须低于中毒剂量；④药物在水和脂肪中均有一定的溶解度；⑤能选择性地增敏乏氧细胞，而对正常有氧细胞的作用很小或者无影响；⑥药物的放射增敏作用最好无时相依赖性，即对整个细胞周期有效，同时，在分次小剂量照射时也有作用。总之，理想的放射增敏药物除了低毒和有效外，其他各方面的性能也比较好。

七、放疗的技术新进展

理想的放疗计划是给予肿瘤高剂量照射且最大限度地保护周围正常组织，放疗技术的发展就是对此目标不断追求的过程。

1. 屏气和呼吸门控技术

对容易受呼吸运动影响的靶区，屏气可以使靶区暂时停止运动，提高放疗的精确度。屏气技术主要包括深吸气屏气（DIBH）技术和主动呼吸控制（ABC）技术。由于需要患者的主动配合和治疗前的适当呼吸训练，该项技术仅适合呼吸功能好且愿意配合的肿瘤患者。

呼吸门控（RGRT）技术并没有减小肿瘤运动的范围，而是指在治疗过程中，采用红外线或其他方法监测患者的呼吸，只在特定的呼吸相触发射线束治疗。该技术无须患者屏气，适用性和耐受性好。

2. 四维放疗

四维放疗是在传统的三维放疗基础上加上了时间变量，专家们将其定义为在影像定位、计划设计和治疗实施阶段均明确考虑解剖结构随时间变化的放疗技术。四维 CT 是指在一个呼吸周期或其他运动周期的每个时相采集一组三维图像，所有时相的三维图像构成一个时间序列，即四维图像。四维放疗的想法是采用四维影像所用的相同的呼吸监测装置监测患者的呼吸，当患者进入某个特定时相时，治疗机即调用该时相的射野参数实施治疗。目前，四维放疗仍处于研究阶段。

3. 高能重粒子治疗

高能重粒子治疗包括质子、负 π 介子及低原子序数的碳离子等。重粒子束的高线性能量传递射线突破了常规放射肿瘤的发展瓶颈，是目前肿瘤放疗的前沿技术。碳离子突出的特点是拥有高相对生物效应值，同时兼有比质子更好的肿瘤剂量适形性的双重优越性，对常规放疗抗拒的一些难治性肿瘤具有疗效好、疗程短、无明显并发症的特点。

（张连花）

第三节　放射性核素治疗

一、历史回顾

早在 1905 年，居里夫人做了第一例放射性核素插植治疗。1936 年劳伦斯用核素^{32}P 治疗白血病。1942 年黑尔兹用^{131}I 治疗甲状腺功能亢进。1951 年缪勒用核素胶体磷和颗粒治疗肺癌。1964 年卡达伏拉以^{32}P 树脂微球经动脉导管介入治疗肿瘤。1983 年北京和上海也开展了放射性核素导向治疗肿瘤的研究。1986 年后上海医科大学肝癌研究所把放射性核素引入不能手术切除的肝癌，使肿瘤缩小，然后切除，取得良好效果。1990 年北京原子能研究院等单位制成的核素玻璃微球，临床试用效果和国外同类产品一样。

二、放射性核素治疗的原理

放射性核素治疗属于内照射治疗，核素聚集在病变部位发出射程很短的 β 粒子或 α 粒子，对病变进行集中照射，在局部产生电离辐射生物学效应，达到抑制或破坏病变组织的目的。目前放射性核素治疗的疾病不多，但疗效较好，方法简便，不良反应小。

三、放射性核素治疗的临床应用

（一）^{131}I 治疗甲状腺癌

分化较好的甲状腺滤泡性癌及乳头状癌有聚集碘的功能，口服^{131}I 后，癌组织或转移灶受到足够量的 β 粒子照射后被破坏，达到治疗的目的。

适应证：①甲状腺滤泡性及乳头状癌已有转移，包括颈部淋巴结、肺部转移、骨转移等，经检查癌灶有吸取^{131}I 的功能；②滤泡性或乳头状甲状腺癌手术后癌组织没有全部切除或有残留甲状腺；③甲状腺癌手术治疗后复发而不能再手术切除者；④患者的一般情况良好，白细胞计数在 3 000 以上者。

禁忌证：①妊娠和哺乳期患者；②甲状腺手术后创面未完全康复者及转移病灶不聚^{131}I 者；③转移病灶可以用手术切除者；④白细胞低于 3 000 以下或有肝肾功能严重障碍者。

（二）骨转移癌的治疗

人体各种恶性肿瘤均可发生骨转移。前列腺癌、乳腺癌及肺癌患者的骨转移较为多见。常表现为疼痛、局部肿胀、活动受限，甚至骨折。对有骨转移的患者，从静脉内注入趋骨性放射性药物后，在骨转移部位出现较高的药物浓集，利用放射性药物 β 射线对肿瘤病灶进行内照射，达到减轻疼痛和抑制病灶增长的姑息性效果，而同时不明显抑制骨髓功能。

适应证：①确诊为骨转移患者，不受原发癌种类的限制；②骨转移引起剧烈疼痛，放、化疗无效者；③白细胞高于 3 500 和血小板高于 9 万者。

禁忌证：①严重肝肾功能障碍者；②放、化疗出现严重骨髓功能障碍者；③骨转移灶显示溶骨性"冷区"并呈空泡的患者；④进行过细胞毒素治疗的患者。

（三）肝癌的动脉介入治疗

自 20 世纪 80 年代初应用放射性微球选择性的动脉灌注疗法以来，技术日臻完善，是较好的肝癌治疗方法之一。放射性核素标记的玻璃微球进入肝癌病灶区域，一方面阻塞癌的营养血管；另一方面放射性核素发射的 β 射线杀伤、杀死肝癌细胞，达到治疗肝癌的目的。

适应证：①肝脏肿瘤血管丰富，有明确的单一动脉供血；②肿瘤供血无动脉畸形或变异者；③肿瘤无显著的动—静脉分流。

禁忌证：肿瘤血液供应差并有广泛坏死者；肿瘤有动—静脉瘘且分流量大者。

（四）放射性胶体腔内治疗

将放射性胶体（^{32}P 胶体磷酸铬）注入由恶性肿瘤引起积液的胸腔或腹腔内，让其充分稀释并均匀分布，利用放射性胶体发射的 β 射线对胸、腹腔的转移灶进行破坏，以抑制或暂时停止积液的产生，达到姑息治疗的目的。

适应证：①预防性治疗，肿瘤切除后疑有残留病灶或播散的癌细胞存在；②浆膜表面有不易切除的粟粒样转移性肿瘤；③肿瘤大部切除，遗有难以切除的部分；④顽固性癌性胸腹腔积液。

禁忌证：患者情况严重，有明显恶病质及明显贫血；有包裹性积液；体壁有伤口与体腔相通，^{32}P 会由此外溢，达不到预期效果，而将污染环境和衣物。

（李连涛）

第四节　质子放疗

在用 ^{60}Co、电子直线加速器作肿瘤根治性放疗的患者中，约有 1/3 患者局部癌瘤未能控制。在美国每年约有 10 万例肿瘤患者由于局部肿瘤未能控制而致治疗失败。

一、质子治疗的历史

1946 年 Wilson 提出了质子治疗设想。1984 年 Tobiar 等深入研究质子等粒子的物理特性并证实 Wilson 事先预计质子局部剂量的特征，确定了此种射线可用于医疗。1954 年 Lawrence 和 Tobias 首先用质子线照射垂体，做乳腺癌转移患者内分泌抑制的治疗，可与外科切除垂体相媲美。以后又进一步治疗垂体功能失调的患者，包含肢端肥大症、库欣综合征、纳尔逊综合征和无功能性肿瘤。

1956 年 Larsson 和他的同事在 Uppsasla 做了放射生物和放射物理试验，领导研究开展脑部立体定向放射外科，并将 Bragg（布拉格）峰区加宽，用于大的肿瘤治疗。1968 年 Koehler 在 Harvard 开展各种不同的物理技术为临床治疗应用，他们治疗了肢端肥大症、纳尔逊综合征、库欣综合征。Kjellberg 和哈费回旋加速器组发展新的技术，用质子线治疗大的动静脉畸形病变。1972 年澳大利亚 Constable 眼科医生与 Koehler 等用猴子做动物实验掌握正常组织的耐受量，并对眼球内恶性黑色素瘤进行治疗。由于技术改进很安全，取得很大的成功。这种给人深刻印象的临床结果，促进人们对质子治疗的注意和兴趣。

1974 年 Suit、Goitein 等在麻省医院开始用标准分次的质子治疗，开展大野照射，对颅底和颈椎旁的骨和软骨肿瘤进行治疗，获得非常好的临床效果。

1979 年在日本千叶国家放射科学研究所用 70 MeV 质子线进行临床治疗。1983 年在 Tsukuba 大学粒子放射医学科学中心用 250 MeV 质子线治疗，能垂直照射，并开展了胸腹部深部肿瘤的治疗，取得满意的效果。千叶还开展三维定向扫描技术降低靶区以外的剂量。

1985 年成立了国际性质子治疗协作组（PTCOG），定期开会交流有关信息，讨论共同关心的问题。1988 年美国开始在 Loma Linda 兴建世界上第一台专用质子治疗装置。同年苏联新西伯利亚核物理研究所提出第一台小型专用质子治疗装置的设计方案。

1990 年 Loma Linda 大学医学中心开始质子治疗。1993 年意大利提出强子治疗网计划（TERA），它包括质子治疗。1994 年在 MGH 成立美国东北质子治疗中心，兴建世界上第二台质子治疗装置。1994 年在日本筑波大学也兴建一台专用质子治疗装置。1995 年中国科学院高能物理研究所设计质子治疗专用同步加速器，同年奥沃公司设计了扇形聚焦调频回旋加速器。

二、质子治疗用的加速器

过去质子治疗使用原有物理研究设计的加速器，一台质子加速器能量达 70 MeV 左右便可用于眼部肿瘤治疗；能量达到 200 MeV 左右便可用于人体深部的肿瘤治疗。质子治疗需要的束流强度是纳安量级（1 nA = 10 A），一般不成问题。随着质子治疗的发展，显示其治疗效果已超过 X 线治疗。人们要求建造能放置在医院中操作方便的质子加速器，即专用质子治疗加速器。

20 世纪 80 年代人们就提出不少专用质子治疗加速器的方案，同步加速器、回旋加速器和直线加速器均能用于质子治疗。

（一）同步加速器

为物理研究而建造的同步加速器能量较高，规模较大，操作复杂，研制专用质子治疗同步加速器的主要难点在于设备小型化、操作简单化。在 James Slater 领导下，1990 年美国 Loma Linda 大学医学中心建立质子同步加速器，专用于医疗，是世界上第一个拥有为医院服务的质子治疗机器。能量 70 ~ 250 MeV，由 Fermi 实验室建造。主机为近似圆形的真空管，直径 3.1915 m，四角各有两个 1.25 m 长的磁铁用以改变质子运动的方向。机器所产生的能量适宜穿透人体最厚部位，也可根据肿瘤位置调节能量。治疗室共 4 间，可根据需要将质子线输送到任何一间。第 1 间为专门治疗眼和头颈部肿瘤的两个分机，其他 3 间则有可能承载输送质子的装置，用以治疗其他部位的肿瘤。

（二）回旋加速器

小型回旋加速器早就应用于工业的医疗，其能量一般不超过 100 MeV。目前用于质子线治疗的能量在 150 MeV 以上的老加速器不少是同步回旋加速器，由于其性能不太令人满意，这种加速器近年已不再制造。现在专用质子治疗系统是用等时性回旋加速器或者调频回旋加速器，能产生能量为 250 MeV 左右的固定能量质子束，束流强度为 100 ~ 300 nA，其中等时性回旋加速器束流脉宽为毫微秒级，每秒达亿次，可视为连续束。调频回旋加速器工作频率每秒几百至几千次，可视为准连续束，扫描方式、剂量均匀度均优于同步加速器。回旋加速器质子治疗系统调节束流能量的方法是在束流传输线上用调能器进行调节，也能够实现 70 ~ 250 MeV 连续调能或台阶式调能。束流的有效利用率约为百分之几。比利时离子束应用公司（IBA）研究的质子治疗等时性回旋加速器受到广泛好评，其特点是稳定可靠，操作方便。在 Suit Goitein 领导下，于 1994 年在麻省综合医院兴建医疗专用回旋加速器，能量为 235

MeV 的连续束，两个转动机架式治疗装置和一个固定束治疗装置。日本癌症中心也采用了这种加速器。超导回旋加速器也是一个值得注意的方案，它比常规的质子治疗回旋加速器更小型化，但超导运行需要极低温度。回旋加速器属于束流较强的加速器，用于质子治疗时束流量很大，因此调试比较方便。

（三）直线加速器

质子直线加速器也是束流较强的加速器，传统的质子加速器体积较大，价格也较贵。目前国外正在研制的 S 波段质子加速器也是一种有希望的机型，它是一种小型的质子直线加速器，束流品质特别优良。

1990 年以前质子治疗都是利用现成的加速器进行的，治疗室中也只有固定束。20 世纪 80 年代不少物理学家和工程师开始筹建专用的质子治疗装置，90 年代质子治疗疗效已被充分肯定，许多质子治疗中心正在筹建之中。

三、质子线的特点

质子是带正电的粒子，其电荷量为 1.6×10^{-19} C，与电子相等。质子质量为 1.6×10^{-27} kg，是电子的 1 836 倍，现代加速器能提供束流品质优良的质子束。质子在组织中、水中或其他介质中具有一定的射强，质子线束进入介质时，在介质表面，能量损失较慢，随着深度的增加，质子运动速度逐渐减低，质子能量损失率逐渐增加，接近射程最后一段距离时，质子能量很小而运动速度很慢，能量损失率突然增加，形成电离吸收峰即 Bragg（布拉格）峰。然后当质子静止时，能量损失率急剧降为零。

Bragg 峰的位置（深度）可以用质子的射束能量或外加吸收体的方法进行调节，很显然峰值处的 LET 值最大。一般情况下，Bragg 峰值区比较窄，为了适应放疗的要求，需要加宽峰区范围。有两种方法可以实现：①调节能量却在照射时间内，使取胜量在一定范围内连续变化，使峰加宽；②固定质子能量，在质子上束途径上加一种所谓山形滤过器来加宽 Bragg 峰。

对于小肿瘤，可以根据它在体内的深度选择质子能量，使 Bragg 峰落在肿瘤位置上，对于较大的肿瘤可以通过调节质子能量使 Bragg 峰宽与肿瘤厚度相当，用 250 MeV 能量时可扩大到 40 cm，足以治疗人体内深部肿瘤。

质子线照射肿瘤时，可以提高肿瘤区内的照射剂量，并且大大地减低肿瘤周围正常组织和器官所受到的照射剂量。特别是近年来，影像学技术和放疗设计计划技术的迅速发展，CT 和 MRI 已在临床上广泛应用。影像学数码化技术及影像重建技术可显示人体各部位、任何方向、各层次的解剖结构。在应用质子线治疗时，利用三维放疗技术，有可能对不规则形状的肿瘤，设计出和肿瘤基本上相一致的照射靶区，提高肿瘤的局部剂量，并明显减少肿瘤周围正常组织的受量。因此，质子线治疗肿瘤已引起各国放疗界的重视。

质子线属低 LET，其相对生物效应（RBE）和常规射线相似。质子的相对生物效应（RBE）为 1.1 左右，即 1 Gy 的质子照射剂量相当于 1.1 Gy ^{60}Co 剂量的生物效应，因此常用 ^{60}Co 戈瑞当量（CGE）。所以，质子线的特点主要表现在其放射物理剂量学方面，局部剂量高，剂量分布好，旁向散射少，由于能量高强。光子线和快中子线缺点为身体表面放射线剂量高，至深层才渐渐减弱，而质子线入射处放射线剂量低，至一定深度达到最大，随后急剧下降到零。这种特征符合放疗要求即在病灶处剂量高而其周围正常组织受量少。负 π 介子和重粒子也一样，但入射处剂量则难以达到质子那样。

质子线放射剂量分布好，可供选择。装置价格较负 π 介子、重粒子低，面积小，操作方便，一般医院就能安装。正常组织损伤可能性很小，故有利于患者的治疗。

四、质子线治疗肿瘤的发展和现状

自从 1954 年 Lawrence 和瑞典的 Larsson 将质子线用于临床，目前世界上已有瑞典、美国、俄罗斯、日本、加拿大、瑞士、英国、比利时、法国、南非和德国等国家开展了质子治疗。到 1998 年 7 月为止，全世界质子治疗患者总数 2.5 万例，质子的疗效已被充分肯定。

（一）质子线在临床应用的 3 个发展阶段

随着质子加速器放疗设备和技术的不断改进、能量的提高，质子在临床上的应用可以分为以下 3 个发展阶段。

1. 质子放射手术

类似 X 刀和 γ 刀，但它可比 X 刀和 γ 刀治疗更大的肿瘤，而且在瘤体内的剂量分布更为均匀。

2. 眼部质子治疗

由于质子线束的能量分布非常集中，因此可用于眼内局限性的眼色素层（主要是脉络膜）黑色素瘤，避免眼球中的角膜、晶体、视神经盘和黄斑等重要而且放射敏感的组织受到照射，使这类患者不必做眼球摘除术。

3. 较大照射野的照射

现已应用到全身多个部位的肿瘤，特别是周围有重要器官和组织的肿瘤，如眼、脑、颅底、脊髓、头颈部、纵隔、肝、前列腺等部位肿瘤。质子治疗的临床适应证正在逐渐扩大。

（二）质子治疗的注意事项

医生在治疗肿瘤时，必须要有全面的观点。首先应该从多学科综合治疗的观点来考虑，尽可能利用和综合各种治疗手段的优点，制订出一个最佳治疗方案（包括外科手术、放疗、化疗和其他手段）。同样道理，在制订放疗方案时，也应从临床肿瘤学、放射生物学、放射物理学和照射技术学等方面进行全面考虑。在选择射线方面，也应综合考虑各种射线的特点制订出一个最佳放疗方案，质子线应是综合手段之一。

在设计和执行质子放疗计划时，必须进行三维设计和精确治疗。每次照射均应有重复性，保证治疗的准确性，必须比应用其他射线的治疗更为严格，以免出现靶区的边缘部分剂量丢失或靶区周围正常组织的高剂量。

（三）展望

在粒子治疗开展初期，发现快中子、负 π 介子、重粒子具有不同于质子的生物学优点，很多学者积极从事快中子、负 π 介子和重粒子研究。经过几十年探索，快中子治疗仅在腮腺局部、晚期前列腺癌方面有其独特的效果，但由于其损伤较重，抵消了治疗增益，因而大多数肿瘤治疗效果未见明显提高。负 π 介子治疗的临床试验结果、疗效和光子治疗相同。重离子、氦氖离子治疗没有证明优于质子治疗。碳离子治疗处于开展初期，有待于以后比较。从目前情况看来，很多学者积极从事质子治疗，目前全世界质子治疗中心有 20 多个，治疗人数已约 2.5 万人，质子疗效已被充分肯定，质子治疗设备已超过快中子。由于质子治疗设备较重离子小，价格便宜，商业上已有销售于医院使用的加速器，将成为外照射的主要工具。改革开放以来，我国的综合国力日益增强，一些研究所和大学已开展有关质子治疗的研究工作，一些医院也在考虑建设质子治疗中心。

（罗佳宁）

第五节　放射性粒子靶向植入治疗

自 1901 年 Pierre Curie 成功地研制出放射性粒子以来，放射性粒子组织间近距离治疗肿瘤已有近百年的历史，由于早期放射性粒子治疗肿瘤使用的大多是高能核素，如 ^{60}Co 等，这些核素释放 γ 射线，防护颇难处理，对患者和医护人员造成严重损伤，同时由于缺乏治疗计划系统和相关的定位引导设施，治疗精度大打折扣，临床应用进展缓慢。近几十年来，由于新型、低能核素如 ^{125}I、^{103}Pd 相继研制成功，计算机三维治疗计划系统的出现和超声、CT 引导系统的发展使放射性粒子靶向治疗受到越来越多关注。放射性粒子组织间近距离治疗肿瘤具有精度高、创伤小和疗效肯定等优势，临床应用显示了广阔的前景。在美国，放射性粒子组织间植入治疗早期前列腺癌已成为标准治疗手段，放射粒子植入治疗胰腺癌已能与经典手术相媲美，治疗头颈部复发肿瘤也显示了明显的优势。

一、放射性粒子植入治疗的条件

粒子植入治疗属于近距离治疗的范畴，但是又有别于传统的近距离后装治疗。粒子植入治疗一般需要 3 个基本条件：①放射性粒子；②粒子植入三维治疗计算系统和质量验证系统；③粒子植入治疗所需要的辅助设备。

（一）放射性粒子

粒子植入治疗包括短暂植入和永久植入两种。短暂植入治疗的粒子包括 ^{192}Ir、^{60}Co 和高活度 ^{125}I，剂量率一般为 0.5～0.7 Gy/h。短暂植入治疗所使用的放射性核素由于释放高能射线，临床应用不易防护。永久粒子植入治疗的核素释放低能量光子，包括 ^{198}Au、^{103}Pd 和 ^{125}I，剂量率一般为 0.05～0.10 Gy/h。永久植入粒子核素的物理特征（表 9-1）。

表 9-1　粒子永久植入治疗放射性核素的特征

同位素	半衰期（d）	γ 射线能量（keV）	组织穿透距离（cm）	半价层（mm）铅
^{198}Au	217	410	4.5	10
^{103}Pd	16.79	20～23	1.6	0.008
^{125}I	60.2	27～35	1.7	0.025

这些核素的特点是穿透力弱，临床操作易于防护，对患者和医护人员损伤小。

（二）粒子植入治疗的三维计算系统和质量验证系统

粒子植入治疗有 3 种方式：①模板植入；②B 超和 CT 引导下植入；③术中植入。由于粒子植入是在三维空间进行，每种放射性粒子物理特征又不相同，因此每一种核素均需要一种特定的三维治疗计划系统。根据 B 超和 CT 扫描获得病灶图像，模拟粒子植入的空间分布，决定粒子植入数目和靶区及周围器官的剂量分布，指导临床粒子植入。粒子植入治疗后，由于人体活动和器官的相对运动，需要通过平片和（或）CT 扫描来验证粒子植入的质量，分析植入后的粒子空间分布是否与植入前的治疗计划相吻合、剂量分布是否有变异和植入的粒子是否发生移位。

（三）粒子植入治疗的辅助设备

根据不同部位肿瘤选择粒子植入治疗的辅助设备，如脑部肿瘤可利用 Leksell 头架，实施精确三维立体植入；头颈和胸腹部肿瘤利用粒子植入枪术中植入，盆腔肿瘤在 B 超或 CT 引导下利用模板指导粒子植入。其他的一些辅助设备包括粒子储存、消毒和运输装置等，确保放射性粒子的防护安全。

二、原理与优势

放射性粒子产生的低能量 γ 射线是高线形能量传递的射线，直接作用于增殖周期内肿瘤细胞 DNA 分子链，使 DNA 分子单链或双键断裂，肿瘤细胞失去增殖能力。在增殖周期中其他阶段的肿瘤细胞，对 γ 射线敏感度较差，静止的肿瘤细胞对 γ 射线相对不敏感。肿瘤组织间植入放射性粒子能持续地释放 γ 射线，因此能不断地杀灭肿瘤细胞，肿瘤细胞损伤效应累积。经过足够的剂量和半衰期，能使绝大多数肿瘤细胞失去增殖能力，从而达到较彻底的治疗作用。

放射性粒子近距离治疗与其他的外放疗和高剂量后装治疗不同，外放疗分次短时间照射只能对肿瘤增殖周期中一部分时相的细胞起治疗作用，其他时相的肿瘤细胞仍能很快恢复增殖能力，并且细胞的倍增时间明显缩短，因此在两次照射的间隔期内肿瘤细胞仍能迅速生长，直接影响外放疗的治疗作用。放射性粒子近距离治疗的持续时间长，治疗的剂量率较低。在连续的照射过程中，抑制细胞增殖。增殖细胞被杀灭后，处于非增殖状态的细胞进入敏感期，增加放射敏感性。如果细胞死亡超过细胞新生，再增殖将不再发生。

三、放射粒子植入治疗与外照射的区别

（1）放射源活度小，从几毫 Ci 到 10 Ci（10 MBq ~ 400 GBq，1 Ci = 3.7 × 10^{10} Bq），而且治疗距离短，在 4 ~ 50 mm，易于防护。

（2）没有防护屏蔽，大部分能量均能被组织吸收。

（3）考虑周围正常组织耐受限制因素少。由于放射源距肿瘤很近，肿瘤组织接受照射的剂量远比正常组织高。

（4）持续性照射，生物效应明显提高，对 DNA 双链断裂破坏完全，治疗增益可提高 12.6%。

（5）高度适形，降低了晚反应组织损伤的发生率。

（6）由于在不均匀剂量率下照射，靶区剂量分布均匀性较差，必须慎重划分处方剂量。

四、适应证和禁忌证

（一）适应证

放射性粒子组织间植入主要用于亚致死放射损伤修复能力强的肿瘤，放疗后的肿瘤再充

氧过程差或含乏氧细胞比例高的肿瘤、分化程度高及生长缓慢的肿瘤。

主要适应证包括：①未经治疗的原发肿瘤；②须保留重要功能性组织或手术将累及重要脏器的肿瘤；③拒绝进行根治手术的病例；④预防肿瘤局部扩散或区域性扩散，增强根治性效果的预防性植入；⑤转移性肿瘤病灶或术后孤立性肿瘤转移灶失去手术价值者；⑥无法手术的原发病例；⑦外照射效果不佳或失败的病例；⑧外照射剂量不足，作为局部剂量补充；⑨术中残存肿瘤或切缘距肿瘤太近（<0.5 cm）。

（二）禁忌证

肿瘤部位有活动性出血、坏死或溃疡，病灶范围广泛，放疗不敏感及有麻醉禁忌证等，原则上都是放射性粒子种植近距离治疗的禁忌证。

五、放射性粒子靶向治疗的展望

随着新的放射性核素如 ^{103}Pd 的研制成功和 B 超、CT 三维治疗计划系统的应用，保证了粒子植入治疗剂量分布更均匀、更合理，对于那些术后复发的肿瘤提供了更合理、更有效的治疗途径。但临床尚有许多问题需要解决，如不同增殖速度的肿瘤如何选择不同放射性核素，以获得最大的杀伤效应，粒子植入治疗与外放疗的合理结合；新的放射性核素如 ^{241}Am 和 ^{152}Cf 的临床应用前景如何须进一步明确。总之，粒子植入治疗肿瘤由于其创伤小、靶区剂量分布均匀和对周围正常组织损伤小等特点，使其临床应用显示了广阔的前景。

（刘本鲲）

第六节　脑转移瘤的放疗应用

一、流行病学

脑转移瘤是指原发于中枢神经系统以外的肿瘤转移到脑组织引起的恶性继发性肿瘤，占成人颅内恶性肿瘤的 10% 左右。常见的原发肿瘤为肺癌、乳腺癌、恶性黑色素瘤、消化道肿瘤及肾癌，其中肺癌最为多见，约占脑转移瘤原发肿瘤的一半。脑转移瘤发生部位以脑实质多见，其中大脑半球占 80%，小脑占 15%，脑干占 5%，其次为脑膜。

二、临床表现

根据脑转移瘤转移部位的不同，临床表现有略微的区别。常见的症状有头痛、恶心、呕吐、癫痫和神经功能障碍等。大约 10% 的脑转移瘤患者以癫痫为首发症状，癫痫可以是局限性癫痫或癫痫大发作。幕上脑转移瘤以偏瘫最常见，幕下转移瘤以共济失调、眼球震颤多见；而多发性脑转移瘤、肿瘤累及额颞叶或伴有广泛脑水肿可出现明显的精神症状。这些症状与肿瘤压迫和侵犯脑组织引起占位效应和颅内压增高有关。

三、影像学检查

增强 MRI 和 CT 检查是目前诊断脑转移瘤的主要手段，MRI 相较于 CT 敏感性更高。

1. MRI 检查

一般情况下，转移瘤的 T_1 加权像多为低信号，也可出现等信号和混杂信号，T_2 加权像多为高信号。当肿瘤出血时，还可有出血各期 MRI 影像。增强 MRI 检查敏感性高，转移瘤的检出率明显提高。增强 MRI 也有助于癌性脑膜炎的诊断，造影剂可使软脑膜影像明显强化。

2. CT 检查

CT 检查中病变常呈圆形或类圆形，多为高密度或混杂密度，中心时有坏死，囊变；增强后，多数呈团块状或环状强化，周围水肿明显，相邻结构出现受压移位。由于骨伪影和部分容积效应，后颅窝近颅底处的病变容易漏诊。对于癌性脑膜炎患者，增强 CT 检查仅在不足一半的病例中见到脑膜强化及脑室扩大。

3. PET-CT 检查

由于正常脑组织代谢摄取的干扰，常用的 ^{18}FDG PET-CT 显像敏感度不高，一般不作为脑转移瘤诊断的主要手段。但在脑膜转移诊断或脑转移瘤治疗后评估中有一定价值。随着新探针的出现，PET-CT 在肿瘤的诊断及疗效评估上的作用值得关注。

四、诊断

对于既往有原发肿瘤史的患者，如出现头痛、恶心、呕吐和局限性神经定位体征，应首先考虑脑转移瘤。如无恶性肿瘤病史，但年龄在 50～70 岁的患者，急性或亚急性发病，出现以上症状且在短期内病情进行性加重，也应考虑脑转移瘤。对于以上情况的患者，如果 CT 和 MRI 等影像学检查提示脑实质内类圆形占位，强化后明显增强，周围脑组织水肿，特别是多发占位者，支持转移瘤的诊断。

2. 鉴别诊断

（1）胶质瘤：胶质瘤特别是胶质母细胞瘤在病史和影像上均与转移瘤有相似之处，但胶质瘤以单发为主，瘤周水肿多呈片状，且无原发肿瘤病史。

（2）脑膜瘤：幕下脑膜瘤与单发结节型脑转移瘤在影像上须鉴别，脑膜瘤一般无脑外原发瘤病史，且病灶强化明显，与小脑幕关系密切。

（3）脑脓肿：脑脓肿和囊性转移瘤在影像上难以区分，对于脑脓肿患者，一般多有感染病史、心脏病病史、中耳炎病史等。

（4）脑出血：当转移瘤卒中出血时，须与脑出血相鉴别，一般行强化 CT 和 MRI 检查，在转移瘤的患者可见肿瘤结节。另外，还可根据出血的部位、形态、有无高血压病史来判断。

五、治疗

脑转移瘤患者预后较差，若不进行治疗，中位生存时间仅为 4 周。目前脑转移瘤最常用的治疗手段为放疗，其他治疗包括手术、对症支持治疗及化疗。

（一）放疗

放疗是目前脑转移瘤的主要治疗手段。主要包括全脑放疗（WBRT）和立体定向放疗（SRT）。下面分别介绍这些技术目前应用情况及疗效。

1. 全脑放疗

全脑放疗的放疗靶区为全部脑组织，曾被认为是脑转移瘤的标准治疗方式，目前常用于多发脑转移瘤治疗，尤其是对于放疗敏感的细胞，如小细胞肺癌、淋巴瘤等具有很好的控制效果。目前临床研究结果显示，全脑放疗总剂量在 20 ~ 50 Gy，分次在 5 ~ 25 次，对患者生存时间和肿瘤完全消除率方面无明显差异。一般临床常用的治疗模式为每次 3 Gy，每周 5 次，共 10 次，总剂量为 30 Gy，或每次 2 Gy，每周 5 次，共 20 次，总剂量为 40 Gy，对于 PS 评分较差的患者，也可以考虑采用每次 4 Gy，共 5 次，总剂量为 20 Gy 的剂量模式。对于多发脑转移瘤患者，全脑放疗的作用已得到普遍认可，可使患者平均生存期提高至 3 ~ 6 个月。1 年以上的常见神经系统不良反应是脑白质病变。

2. 立体定向放射外科和立体定向放疗

立体定向放疗的概念最早由瑞典著名神经外科专家 Lars Lsksell 提出，立体定向放疗的剂量分布具有剂量分布集中、靶区周边剂量梯度变化较大、靶区周围正常组织剂量很小等特点。根据放射剂量学特点分为以单次大剂量治疗为特征的 SRS 和分次治疗的 SRT。一般通过有创的颅骨—头架方式或无创面网等方式进行头部固定，并以此为基础建立治疗三维坐标系统。治疗靶区勾画建议以增强 MRI 或 CT 为基础，一般采用 GTV 边界外放 1 ~ 2 mm 作为 CTV。γ 刀的处方线通常为 50% 等剂量线，X 刀处方线多为 80% ~ 90% 等剂量线包括 CTV。

目前脑转移瘤的立体定向放疗的剂量模式一般遵循以下的原则。γ 刀为主的 SRS，一般针对 31 ~ 40 mm，21 ~ 30 mm 和 ≤20 mm 的不同体积肿瘤分别选用单次为 15 Gy，18 Gy，和 21 ~ 24 Gy 的照射剂量。对于 X 刀为主的 SRT，一般选用的剂量模式为：①对于 < 10 mm 的病灶，每次 12 Gy，隔日 1 次，共 3 次，总剂量为 36 Gy；②对于 11 ~ 20 mm 的病灶，可以采用每次 12 Gy，隔日 1 次，共 3 次，总剂量为 36 Gy，或者每次 10 Gy，隔日 1 次，共 4 次，总剂量为 40 Gy 的剂量模式；③对于 21 ~ 30 mm 的病灶，可以采用每次 12 Gy，隔日 1 次，共 3 次，总剂量为 36 Gy，或者每次 10 Gy，隔日 1 次，共 4 次，总剂量为 40 Gy，或者每次 8 Gy，隔日 1 次，共 5 次，总剂量为 40 Gy 的剂量模式；④对于 31 ~ 40 mm 的病灶，采用每次 3 ~ 4 Gy，每日 1 次，共 10 次，总剂量为 30 ~ 40 Gy 的剂量模式；⑤对于 41 ~ 50 mm 的病灶，采用每次 3 Gy，每日 1 次，共 10 次，总剂量为 30 Gy，观察 2 个月，待肿瘤缩小后酌情减量。

（二）其他治疗手段

对于单发的脑转移瘤，如果身体一般条件较好，且位置易于切除的患者，可以行手术切除。手术治疗可以明显减轻脑转移瘤的占位效应，对于体积较大的颅内转移病灶可以明显改善患者症状。对于多发脑转移瘤患者，一般不宜手术治疗。

对于脑转移瘤周围脑水肿比较严重，引起颅内压升高症状的患者，应给予肾上腺皮质激素及脱水治疗，尤其是对于病情危重或快速恶化的患者首先给予肾上腺皮质激素治疗及对症脱水药物，可以有效且迅速缓解脑水肿的症状，为后续其他治疗创造条件。

系统化疗目前不作为脑转移瘤的主要治疗方式。尽管有一些报道提示替莫唑胺联合放疗可以延长无进展生存和有效率，但随机研究没有明确其结果。

六、预后

目前研究显示，除了治疗方式以外，影响患者预后的主要因素有：Karnofsky 功能状态评分（KPS），年龄，原发肿瘤控制情况，有无颅外转移。Gaspar 等人在根据 RTOG9508 的研究中各种因素对预后的影响，采用分级回归方法（RPA）将患者分为3级，RPA 1级：KPS评分大于70，年龄小于65岁，原发肿瘤消失或控制，转移灶仅局限于颅内；RPA 2级：KPS评分大于70，年龄大于65岁，原发肿瘤未控，颅外存在转移；RPA 3级：KPS评分小于70。研究显示RPA可以作为生存期的独立预后因子。

　　总的来说，脑转移瘤预后较差，故在临床过程中，应综合评估患者的身体条件、全身肿瘤进展情况及病理类型等多种因素，采取综合治疗的手段，以达到缓解症状、改善机体功能和尽可能延长生存的目标。相信随着诊断技术及综合治疗模式的进步，脑转移瘤治疗将达到更好的效果。

（周福成）

第七节　肺转移瘤的放疗应用

一、流行病学

　　肺是恶性肿瘤好发生转移的器官。癌和肉瘤均可发生肺转移。临床常见的原发恶性肿瘤为乳腺癌、女性绒癌、恶性软组织肿瘤、骨肉瘤、尤因肉瘤、甲状腺癌、恶性黑色素瘤、维尔姆斯瘤、食管癌等。临床也常见支气管肺癌肺内转移。一般而言，肺转移瘤为多发病灶，孤立性转移灶少见。转移部位多见于双肺外周，多数累及胸膜。左右肺出现转移的机会均等，下肺较上肺更为常见。

　　肺转移瘤好发的机制在于：①肺是血循环必须通过的一道滤过器；②肺接受肺动脉和支气管动脉的双重血液供应；③肺循环内血流较为缓慢；④肺内血液中的凝固纤维溶解活性高，利于肿瘤细胞停滞与着床。

二、转移途径

1. 血行转移

血行转移是最为常见的转移途径。原发于不同部位的恶性肿瘤，其血行转移途径有所不同，主要通过上腔、下腔静脉入右心至肺，或是通过肺静脉入左心，由支气管动脉至肺，或是经过Batson静脉丛入支气管静脉、肋间静脉，然后到肺和胸膜。

2. 淋巴转移

主要的淋巴转移途径是由淋巴管进入胸导管，经上腔静脉到肺。常见的途径还有：①纵隔、肺门淋巴结转移后逆行转移；②淋巴管播散致双侧肺门区癌性淋巴管炎；③腹腔动脉干淋巴结转移向上侵犯，经后纵隔、食管旁淋巴结，逆行播散至肺门或纵隔淋巴结，累及肺周围淋巴管。

3. 支气管播散

多见于细支气管肺泡癌，临床少见。

4. 直接侵犯

多见于食管癌、乳腺癌、肝癌和纵隔恶性肿瘤。

三、临床表现

　　临床症状轻重与原发肿瘤的组织类型、转移途径、受累范围有密切关系。多数病例有原发癌的症状。肺转移瘤早期呼吸道症状多较轻或无，特别是血行转移。只有在转移灶累及支气管内膜时，早期可出现咳嗽和痰中带血症状。病情进展后症状和体征与原发性肺癌相似。咳嗽、痰中带血、胸闷、胸痛、气促等为常见症状，肺部病变广泛则可出现气促、呼吸困难，尤其并发癌性淋巴性炎或胸腔积液时更为明显。胸膜转移时，有胸闷或胸痛。若同时伴有纵隔淋巴结转移，可有声音嘶哑、上腔静脉压迫综合征、膈肌麻痹症状。肺转移瘤通常起病隐匿而进展较快，在数周内迅速加重。

四、辅助检查

1. X 线检查

肺转移瘤的 X 线平片表现为结节状阴影，一般呈球形，边缘整齐，质地均匀，密度不等，大小不一。数目可单发，多数为多发。可位于单侧肺或双侧肺，多见于各肺叶的基底部，尤其是周围区。肺转移瘤可出现空洞，空洞壁厚薄不等，其形态与原发肿瘤有关。鳞癌空洞以不规则形厚壁者居多，薄壁空洞多见于肉瘤肺转移。气胸可继发于空洞。肺转移瘤中出现气胸者多见于骨源性肉瘤。部分肺转移瘤的 X 线平片可见结节钙化影，原发灶多见于骨肉瘤、滑膜肉瘤、任何转移性黏液腺癌等肿瘤。

癌性淋巴管病的 X 线平片主要表现为自肺门向肺周围放射的树枝状或线条样阴影，或者呈现为异常紊乱增强的肺纹理，且以叶型或段型分布。此外还可能伴有其他 X 线征，如双下肺网状结节状阴影、肺门淋巴结肿大、胸腔积液征等。

2. CT 与 MRI 扫描

CT 扫描是目前临床最常用、最有效的检查手段。CT 扫描检查肺转移瘤的灵敏度明显高于 X 线平片，尤其对于发现小的病灶及评价纵隔淋巴结转移。而且 CT 对于纵隔后方病灶的检出能力是 X 线平片所不能比拟的。MRI 一般较少用于肺转移瘤的诊断。但它与 CT 比较，具有以下优点：①能更好地显示肿大淋巴结与周围的脂肪组织、大血管；②能区分肺内肿块、肺不张和肺炎；③判断肿瘤侵犯胸壁及侵犯范围；④能区分肿瘤放疗后的复发或纤维化。

五、诊断

对于既往有原发肿瘤史的患者，如出现咳嗽、痰中带血、胸痛、呼吸困难等症状时，应首先考虑肺转移瘤。如无恶性肿瘤病史，但年龄在 50～70 岁的患者，急性或亚急性发病，出现以上症状且在短期内病情进行性加重，也应考虑肺转移瘤。对于以上情况的患者，如果 CT 和 MRI 等影像学检查提示肺内类圆形占位，特别是多发占位者，则支持转移瘤的诊断。

六、鉴别诊断

1. 结核球

结核球常发生于上叶尖后段或下叶背段，病灶多为单发、空洞，多呈厚壁裂隙样，可见局限弧形、环形或弥漫性斑点状钙化。与肺门间常有索条状阴影相连，附近肺野有卫星灶。结合患者结核病史、结核毒血症状、结核菌素试验、痰脱落细胞检查及活组织检查可鉴别。

2. 肺霉菌病

肺霉菌病临床症状和影像学表现与转移瘤鉴别较难，须结合临床病史或痰检确诊，或采用纤维支气管镜在病变部位直接进行抽吸分泌物或灌洗液培养，对定性诊断有帮助。

3. 肺结节病

肺结节病为一种慢性肉芽肿病。X 线表现最具特征性，90% ~ 95% 表现为肺门两侧对称性肿大，部分病例可伴两侧气管旁淋巴结肿大。肿大的淋巴结边界可以清晰地区分出圆形或马铃薯形。纤维支气管镜检查对鉴别肺结节病和肺转移瘤有重要作用，肺结节病纤维支气管镜可见支气管外压性狭窄。活组织检查是可靠的鉴别手段。

七、治疗

（一）手术治疗

对于肺部仅有单个转移结节，或虽有几个转移灶但均属限于一个肺叶或一侧肺内，如原发肿瘤经治疗后已得到控制，经全身检查又未发现其他部位另有转移病灶，全身情况可以承受肺切除术者，应考虑手术治疗。肺切除术的范围应尽量保守，一般仅做楔形或肺段肺叶切除术。两侧肺出现广泛转移的病例没有手术治疗的适应证。

（二）化疗

对于无手术指征的双肺转移瘤，或除肺转移外，身体其他部位另有转移灶者，且原发肿瘤对于化疗敏感者，可考虑给予化疗，以期达到姑息治疗效果。

（三）放疗

对于因患者因素拒绝手术治疗的单发肺转移瘤可行根治性放疗。对于有明显压迫症状的多发病灶可行姑息性放疗。既往常规放疗因为正常组织的耐受限制了肿瘤靶区剂量的提高，一般仅用于原发肿瘤为放射敏感的肺转移瘤。随着体部立体定向放疗在临床的广泛应用，其在肺转移瘤治疗中的作用已得到国内外医学界的认同，主要技术有体部 γ 刀、X 刀、射波刀等，疗效的差别在于适应证掌握、剂量分割模式、治疗过程的质量控制和质量保证以及治疗后并发症处理及随访观察。

目前认为肺转移瘤放疗适应证是：①肺转移瘤的原发诊断明确；②肺转移瘤患者的原发肿瘤已控制或有其他部位转移已控制或稳定；③肺转移瘤化疗后未控、不宜化疗或拒绝化疗；④肺转移瘤为单发，病灶直径≤8 cm 或一侧肺多发，≤3 个，每病灶直径≤2 cm；⑤肺转移瘤为多发，双肺病灶≤10 个，每病灶直径 >1 cm，肺功能正常；⑥肺转移瘤发展速度快或引起继发症（如咳嗽、咯血以及呼吸困难）时适应证可适当放宽。除上述明确适应证外，还应该权衡患者的肺功能状态和全身状态以及肺转移灶治疗与不治疗对肺功能及全身状态的影响等诸多因素。因此，在面对肺转移瘤的治疗时，必须个别情况个别对待。

肺转移瘤的靶区范围就是转移瘤本身，不考虑肺门和纵隔淋巴结的预防照射，但要适当考虑 CTV 和 PTV。一般 CTV 在 GTV 外扩 3 ~ 5 mm，PTV 要根据患者的呼吸动度大小和肿瘤的位置而定，上肺 8 mm 左右，下肺 10 mm 左右。另外，在设计放疗计划时，根据病灶大小分别可采用单靶点或多靶点照射。①单病灶治疗：病灶≤3 cm 时，70% ~ 80% 剂量线覆盖100% PTV，8 ~ 10 Gy/次，（40 ~ 50）Gy/（4 ~ 5）次，1 周完成；当单病灶 >3 cm，且≤5 cm 时，可用50% ~ 70% 剂量线覆盖100% PTV，5 ~ 7 Gy/次，50 ~ 56 Gy/（8 ~ 10）次，2周完成；当病灶 >5 cm 时，应当适当降低分次剂量，增加总剂量，一般以3 ~ 5 Gy/次为宜；②多病灶治疗：病灶越多，对肺功能影响越大，治疗后对肺功能影响的判断越难，治疗后是否获益很难判定，因此，对肺内过多转移瘤的治疗应慎重。

八、预后

目前研究显示，除了治疗方式以外，影响患者预后的主要因素有：Kamofsky 功能状态评分（KPS）、年龄、原发肿瘤控制情况、有无肺外其他转移、原发肿瘤的病理类型、转移瘤的数目、转移是单侧肺还是双侧肺等。总的来说，肺转移瘤预后较差，故在临床过程中，应综合评估患者的身体条件及肿瘤进展情况，采取综合治疗的手段，以达到缓解症状、改善机体功能和尽可能延长生存期的目标。

（龚明伟）

第八节　肝转移瘤的放疗应用

肝转移瘤，又称继发性肝癌或肝转移癌，由肝外全身其他部位恶性肿瘤转移至肝，并在肝形成单个或多个的癌灶，属于恶性肿瘤的晚期表现。未经治疗的肝转移瘤预后很差，中位生存时间少于 2 年，少有超过 5 年者。近年研究结果表明，肝转移瘤若能早期诊断并采取积极有效的治疗措施，仍可获得良好疗效。

一、流行病学

肝血流异常丰富，是恶性肿瘤最常见的转移器官之一，几乎全身各部位的恶性肿瘤都可以转移到肝。据尸检及临床病理资料分析，恶性肿瘤死亡的患者 41% ~75% 有肝转移。转移至肝最多见的原发肿瘤来源于结直肠、胃、食管等消化系统肿瘤，约 60% 的胃肠道恶性肿瘤可发生肝转移；其次是肺癌、乳腺癌、肾癌、鼻咽癌等。在西方国家，转移性肝癌的发病率是原发性肝癌的 20 ~64.5 倍，而在我国，由于原发性肝癌的发病率较高，两者发生率相近。

二、转移途径

肿瘤转移至肝的途径主要经门静脉、肝动脉、淋巴道和直接浸润。

1. 血行转移

（1）经门静脉：食管下端、胃、小肠、结肠、直肠、胰腺、胆囊、脾等的血流汇入门静脉系统，所有来自上述器官的恶性肿瘤细胞均可经门静脉转移至肝，这是肝转移癌的主要途径。来自子宫、卵巢、前列腺、膀胱和腹膜后的恶性肿瘤，也可以通过门静脉与体循环之间的吻合支经门静脉转移至肝。

（2）经肝动脉：所有血行播散的恶性肿瘤细胞均可循肝动脉转移至肝，如肺、乳腺、甲状腺、肾、肾上腺的恶性肿瘤及恶性黑色素瘤等。

2. 淋巴转移

消化系统肿瘤可经肝门淋巴结循淋巴管逆行转移至肝；盆腔或腹膜后的恶性肿瘤可经淋巴管至主动脉旁和腹膜后淋巴结，然后进入肝；乳腺癌和肺癌则可经纵隔淋巴管转移至肝；胆囊癌可沿胆囊窝的淋巴管转移至肝。

3. 直接侵犯

肝脏邻近器官的恶性肿瘤，如胆囊癌、胃癌、结肠癌、胰腺癌、右肾和肾上腺恶性肿瘤均可直接浸润肝脏。

三、临床表现

肝转移瘤的症状和体征与原发性肝癌很相似，但在病程的进展方面往往比原发性肝癌缓慢，症状也相对较轻。

临床表现主要为以下两方面。

（1）多数原发性肿瘤先于肝转移瘤出现特征性临床表现，如结直肠癌出现血便，肺癌出现咳嗽、咯血等。少数患者原发性肿瘤临床表现不突出或晚于肝转移瘤。

（2）由于肝转移瘤患者多无病毒性肝炎及肝硬化病史，早期多无明显症状和体征，多数在影像检查中发现。一旦有临床表现出现，转移瘤常体积较大或数目较多。主要临床表现有：上腹部或肝区疼痛、乏力、发热、消瘦、腹胀、食欲缺乏、腹块、肝区触痛、体重减轻等。晚期患者可出现黄疸、腹水、恶病质等表现，除肿瘤压迫肝胆管引起梗阻性黄疸外，也可并发肝细胞性黄疸。

四、辅助检查

1. 实验室检查

（1）肝功能：肝转移瘤在初期肝功能往往正常，碱性磷酸酶和乳酸脱氢酶可有升高。在无黄疸或骨转移时，碱性磷酸酶升高对诊断肝转移瘤有参考价值。随着肿瘤的发展，肝功能受到不同程度损害，表现为血清胆红素、γ-谷氨酰转肽酶等升高。

（2）肿瘤标志物。

1）甲胎蛋白（AFP）：90%以上的肝转移瘤患者血中AFP不高，少数来自胃、食管、胰腺及卵巢的肝转移癌AFP可升高，但绝大多数<100 ng/mL。

2）癌胚抗原（CEA）：来源于消化道肿瘤及肺腺癌、胰腺癌等部位的肝转移瘤患者中常有CEA和（或）CA19-9升高，虽然其特异性不强，但对于疗效和预后的判断有很大价值。

2. 影像学检查

（1）超声检查：超声检查是最常用的检查方法，具有费用低廉、操作简单、无创等特点，但特异性与灵敏性受操作者经验及仪器性能等因素影响较大，其诊断价值逊于增强CT或MRI。

（2）CT：CT是发现肝转移瘤有效的检查方法之一，检出率高达80%～100%。目前CT可以发现直径小于1 cm的癌灶。

（3）磁共振：MRI在肝转移瘤的定性方面，尤其是对血管瘤的鉴别优于CT。

（4）PET-CT检查：PET诊断肝多发转移的敏感性优于CT，其敏感度为89%，而CT为71%；两者特异度相似，分别为98%和92%。PET-CT结合了PET及CT的优势，敏感度可达96.3%。PET-CT对肝外转移灶检查是其优点之一，相对于CT、MRI，PET-CT检查更能清楚、直观地了解肿瘤部位、淋巴结甚至远处转移的范围。PET-CT显像不仅可通过CT解剖影像学变化评价肿瘤治疗疗效，而且可通过肿瘤细胞代谢的变化来区分肿瘤的残存、复发与瘢痕、纤维化。

五、治疗

肝转移瘤的治疗必须根据肝脏病变范围、患者的全身情况、原发肿瘤的控制情况及肿瘤的生物学特性全面考虑，采用合理的综合治疗方案，才可能获得良好效果。随着新的影像学技术、手术方法、化疗药物以及放疗技术的临床应用，肝转移瘤的治疗在近几十年里得到很大的改善。

大多数肝转移瘤患者就诊时即为多发性病灶，已丧失手术机会。此类患者须考虑非手术治疗方法，这包括化疗、放疗、射频消融、经肝动脉化疗栓塞、无水酒精瘤内注射、冷冻治疗等。本节仅就肝转移瘤的放射治疗作一简介。

（一）肝转移瘤放疗的历史

国内关于肝癌放疗的研究始于20世纪50～60年代，先后经历了全肝照射、局部照射、全肝移动条照射、超分割照射等。这个阶段因照射技术条件所限，正常肝脏受到了较大体积的照射，正常肝组织的耐受量限制了肿瘤靶区剂量的提高。研究证实，全肝放射剂量超过23 Gy，则放射性肝炎的发生率就会增加，而此时无法达到杀灭肿瘤所需的根治性放射剂量。因此，临床在治疗肝转移瘤时较少应用放疗。

（二）肝转移瘤放疗的适应证

（1）肝转移瘤诊断明确，原发灶得到控制或相对肝转移瘤稳定。

（2）全身化疗或介入化疗未控，不宜化疗或拒绝化疗。

（3）肝功能基本正常，或Child-Pugh B级以上。

（4）多发转移病灶2～4个，病灶直径<3 cm；多发转移病灶5～7个，病灶直径<2 cm。

（5）单发病灶最大径≤8 cm。

除以上比较具体条件外，肝转移瘤的治疗还须考虑肝转移以外的全身状况，以及治疗对肝功能的影响和治疗后患者获益多少等，个别情况个别对待。

（三）放疗步骤

1. 定位方法

定位前10分钟口服造影剂150～200 mL；根据所采取的技术不同，应用不同的定位方式。采用专用真空负压袋/体网/体模固定体位。

2. 影像扫描

一般采用增强CT扫描进行定位，扫描范围包括全肝，层厚5 mm，层间距5 mm。对小病灶也可采用层厚3 mm，层间距3 mm扫描。肝转移瘤的影像表现比原发性肝癌多样化，常为多发。因此，清楚显示转移灶是关键，可采用多种影像融合技术，如CT/MRI图像融合或采用PET-CT定位+检查一体化，对临床进一步分期和靶区勾画会更有帮助。

3. 靶区勾画

肝转移瘤的CTV理论上比原发性肝癌的CTV要小，边界更清楚。因此，在勾画肝转移瘤的治疗范围时CTV应比原发性肝癌要小，一般在GTV外放3 mm，根据呼吸动度的影响，PTV在CTV外放10～15 mm的边界作为治疗靶区。勾画正常肝及邻近重要器官（如胃、十二指肠、肾、脊髓等）以进行剂量评估。

4. 治疗计划和处方剂量

设计立体定向或调强放疗计划，根据临床需要对剂量分布进行调整及优化。目前，因各放疗中心所采取的放疗技术不同，处方剂量不一。SBRT 多采用 50% ~ 80% 等剂量线作为处方剂量参考点，计划要求至少 50% 或 80% 的等剂量线覆盖靶区。其中 X 刀多采用 80% 左右的等剂量线覆盖靶区作为处方剂量线，而 γ 刀多采用 50% 左右的等剂量线覆盖靶区作为处方剂量线。SBRT 通常采用的单次剂量较大（5 ~ 15 Gy），治疗分次较少，具体根据靶区大小和周围正常组织剂量耐受性而定。

5. 治疗评估

肝转移瘤治疗后的变化规律与原发性肝癌治疗后一样，通常在治疗后 1 ~ 3 个月才出现影像学变化，有部分病例还会出现肿瘤周围的水肿反应，常被误认为是肿瘤进展，这种变化在治疗后 3 ~ 6 个月完全消失，表现为转移瘤缩小或囊性坏死或纤维化瘢痕。

6. 治疗结果

从近期疗效看，立体定向放疗 3 ~ 5 cm 孤立肝转移瘤的有效率为 80% 以上；治疗 1 ~ 3 cm 多发肝转移瘤也是安全有效的，近期有效率为 80% 以上。长期疗效不仅与转移灶的局部控制有关，还与全身有无其他部位转移及肝内是否出现新发转移灶有关。

（四）肝转移瘤放疗的不良反应及并发症

放疗治疗肝转移瘤只要适应证掌握得当，剂量分割与肝功能状态和转移灶数目的关系应用合理，多数是安全、可耐受的。治疗中和治疗后出现的反应和原发性肝癌一样，只是由于肝转移瘤患者多数肝功能较好，肝组织对放疗的耐受更高，不良反应相对更轻。精确计划、提高治疗精度和准确度，肝转移瘤的放疗严重并发症发生率可控制在 3% 以下。

1. 全身反应

可出现恶心、呕吐、厌食、乏力、食欲减退，但相对较轻，对症处理后多可较快恢复，不影响放疗的进行。若放疗后出现明显的不良反应且不易改善时，应停止放疗。

2. 血液系统反应

放疗后外周血常规常出现白细胞和血小板计数下降，及时给予升血治疗，可不中断放疗；重者可停止放疗。

3. 放射性肝病

肝照射后最严重的并发症为放射性肝病（radiation induced liver disease，RILD），临床表现为放疗后 3 个月后无黄疸性肝肿大、腹水及转氨酶升高。其发生与下列因素有关：①照射体积及剂量偏大；②并发肝硬化使肝储备功能变差、耐受性降低；③同时合用化疗药物对肝损害加重；④处于生长发育期。

肝的耐受剂量与照射体积明显相关，根据 RTOG62 号文件规定，全肝的平均剂量 < 30 Gy、肝 V35 < 50%、肝 V30 < 60% 不会发生放射性肝炎。若增加单次分割剂量、伴有肝硬化或曾接受过化疗的患者，耐受剂量明显低于上述剂量。国内对放疗治疗肝癌的相关研究结论是：对肝功能分级为 Child-Pugh A 级的患者，肝平均耐受剂量为 ≤23 Gy，Child-Pugh B 级的患者，肝的平均耐受剂量可能为 6 Gy。

放射性肝病的治疗重点在于预防，正确合理地给予单次处方剂量和总剂量，治疗期间及治疗后都要配合保肝治疗。

4. 放射性胃炎/十二指肠炎

如肝转移瘤邻近胃壁或十二指肠，则胃壁或十二指肠壁不可避免地受到一定剂量照射，放射性胃炎/十二指肠炎、胃/十二指肠溃疡多在治疗后2~6个月发生，表现为胃区疼痛，应用抑酸剂及胃肠黏膜保护剂治疗有效。二程放疗或多个邻近病灶治疗导致剂量叠加时，则不良反应的发生率明显增加，严重者出现穿孔、出血等并发症，甚至危及生命。

综上所述，肝转移瘤的预后取决于原发肿瘤的部位、恶性程度、肝受累范围、有无肝外部位转移灶和患者的全身情况。合理应用多学科综合治疗，以达到最佳治疗效果。目前，外科手术依然是切除病灶的标准治疗，但如何提高手术切除率仍是目前临床面临的难题。由于肿瘤切除后仍可有全身性微转移灶存在，故综合性的全身辅助治疗是有意义的。对于难以行手术切除或拒绝行手术切除的患者，采用非手术治疗手段如放疗、射频消融治疗等，仍能够提高肿瘤局部控制、延长生存期。体部γ刀和螺旋断层放疗在肝转移瘤尤其是肝多发转移瘤的放疗中更具有剂量学优势。

（祝继原）

第九节　骨转移瘤的放疗应用

骨组织是恶性肿瘤远处转移的第三好发器官，仅次于肺和肝。转移瘤可累及全身骨骼，中轴骨（脊柱、骨盆等）及长骨近端是骨转移瘤的好发部位。骨转移瘤通常为多发，单发转移者约占9%。癌和肉瘤都可发生骨转移，癌转移多见。引起骨转移常见的恶性肿瘤有乳腺癌、前列腺癌、甲状腺癌、膀胱癌、肺癌、肾癌和恶性黑色素瘤等。对于乳腺癌和前列腺癌，有70%的患者会发生骨转移。

肿瘤骨转移按其对骨的影响及形态表现可以分成三类，即溶骨性转移、成骨性转移及混合性转移，其中以溶骨性转移最为常见。一般说来，乳腺癌和肺癌的骨转移以溶骨性转移为主，前列腺癌则以成骨性转移为主。

一、骨转移瘤的发病机制

癌细胞的转移并非随机，不同类型肿瘤转移的靶器官不同，不同器官提供的生长环境适合不同特性的癌细胞生长。肿瘤细胞和骨微环境之间的相互关系促进了骨转移的恶性循环。

溶骨性转移中骨组织的破坏吸收是由破骨细胞作用，而不是肿瘤细胞直接作用。肿瘤细胞产生的因子直接或间接地作用于破骨细胞，破骨细胞对骨的破坏吸收释放出原本结合于骨基质的大量生长因子，刺激肿瘤细胞进一步生长。肿瘤细胞—破骨细胞间的相互作用形成恶性循环，导致溶骨过程不断推进。而成骨性转移中，新生骨呈编织样，不具备正常骨的功能，破坏了骨的正常结构，影响骨的正常功能，病理性成骨的形成是肿瘤细胞与成骨细胞相互作用的结果，也不能忽视破骨细胞的作用。肿瘤细胞在骨局部通过破骨细胞破坏骨组织的同时，可释放出骨组织中储存的生长因子，加上肿瘤细胞自身分泌的因子，可刺激成骨细胞的增殖。当成骨细胞活性增高，成骨过程大于破骨过程时，就出现了肿瘤性成骨。

二、骨转移瘤的临床表现

疼痛是骨转移瘤患者的主要症状，患者多因转移灶局部或相关联部位的疼痛、麻木和酸胀就诊。疼痛呈多部位性，多以胸部、腰背部及骨盆为主。疼痛发生时间距离确诊骨转移数天至数月不等。疼痛的性质多样，有酸痛、钝痛、胀痛、刺痛、撕裂样疼痛等，而持续性钝痛多见。

疼痛发生的机制主要为：一方面，在肿瘤骨转移时，恶性肿瘤细胞可产生破骨细胞刺激因子，刺激破骨细胞使其活性增加，骨质吸收增强，导致骨质破坏；另一方面，肿瘤细胞的浸润以及所产生的前列腺素等致痛性介质，刺激末梢神经，引起疼痛。

病理性骨折、功能障碍、肿物、截瘫等症状也较常见。恶性肿瘤骨转移时伴有功能障碍及局部肿块。严重的脊柱转移瘤可伴有脊髓和神经根的压迫出现截瘫。

三、骨转移瘤的诊断

1. 临床诊断

包括原发肿瘤的诊断和转移部位的诊断。因此，恶性肿瘤诊断一经确定，应进一步检查有无骨转移。有 10% 的骨转移瘤甚至找不到原发灶。

2. 影像学诊断

影像学检查对骨转移瘤的早期发现有决定性的意义。影像学检查包括骨 X 线、ECT、CT、MRI、PET-CT 等。

（1）X 线平片：对于早期和小病灶发现困难，溶骨性转移病灶较容易发现。当骨质破坏到 30% ~50% 且病灶 >1 cm 时才可达到致 X 线片异常程度，故 X 线片并不作为常规检查手段。

（2）放射性核素骨扫描：骨扫描较 X 线早 3 ~6 个月，对骨转移瘤的检出率达 94%，而 X 线仅为 60%。放射性核素骨扫描可一次全身成像，只要骨代谢发生异常，便能显示病灶，具有敏感性高、无创、经济等特点。它可同时发现不同部位的多个病灶，更准确地反映骨转移灶的真实数目。其解剖图像不佳，特异性较低的特点使其不能作为确诊骨转移依据。现临床主要用于骨转移的筛查和帮助确认转移范围。

（3）CT 和 MRI 扫描：CT 扫描可显示骨破坏和软组织肿块病灶，敏感性较 X 线片高。CT 密度分辨率较 X 线高，能清楚地显示骨质破坏的范围、破坏区有无软组织样肿瘤组织的形成和肿瘤对周围组织的侵犯程度，特别是对脊柱、骨盆和颅底的病变。

MRI 扫描可三维成像，定位准确，可早期发现和准确诊断四肢、骨盆、脊柱的转移瘤。MRI 扫描还是骨转移导致的脊髓压迫症最佳的诊断手段，不仅能确定肿瘤病变范围、位置，还能了解肿瘤压迫脊髓的程度。对脊柱椎体骨转移和椎管内改变的诊断，MRI 也是最好的选择。MRI 在早期诊断骨转移方面要优于 CT，而且敏感性高，能更好地了解肿瘤范围。

（4）PET 和 PET-CT 检查：研究表明，PET 在检测单纯溶骨性病灶，以及仅限于骨髓内的转移灶方面较 ECT 灵敏，具有较高的特异性。

3. 生化检查

实验室检查在肿瘤骨转移的诊断中对于监测病情变化、预测治疗效果和预后等更具价值。碱性磷酸酶（ALP）在成骨型骨转移中升高更为明显。溶骨性骨吸收过程中伴有钙、磷的释放，血清钙水平可增高。ALP 及血钙的检测对诊断肿瘤骨转移有一定参考价值。

四、治疗

恶性肿瘤患者发生骨转移即属晚期，骨转移瘤的治疗原则应以缓解和控制骨痛、恢复器官功能、提高患者的生活质量、延长生存时间为目的。通常以姑息治疗为主，同时结合原发肿瘤的综合治疗，可选用放疗、手术治疗、双膦酸盐治疗、放射性核素治疗、化疗、内分泌治疗等，以及多种方法有机的联合治疗。

（一）放疗

放疗是骨转移癌主要的局部治疗手段，目的是消除或缓解症状，改善生活质量和延长生存时间，对少数单发或放疗敏感的肿瘤达到治愈的目的。放疗对局部骨转移的镇痛作用非常有效，可达到80%以上的疼痛缓解率。其中约50%为疼痛完全消失，50%以上的疼痛在治疗开始后的1～2周内出现缓解，90%的患者疼痛将在3个月内缓解。放疗对减少病理性骨折的发生及减轻肿瘤对脊髓的压迫等也有明显效果，即使原发肿瘤为放射抗拒性肿瘤或放疗不能达到局部控制者，对其骨转移引起的疼痛或骨质侵犯，放疗仍有效，能显著改善骨转移癌患者的生存质量，但对延长总生存时间作用不大。

放疗缓解疼痛的机制一般认为与以下因素有关：①放疗使肿瘤缩小，减轻肿瘤在骨组织内转移、压迫、浸润所致的疼痛；②抑制正常骨组织释放化学性疼痛介质，或释放化学性止痛介质参与止痛作用；③抑制或杀死肿瘤细胞，使胶原蛋白增加，血管纤维基质大量产生，成骨细胞活性增加而形成新骨。溶骨病变产生再钙化，一般在放疗后3～6周开始，高峰在放疗后2～3个月。

目前对于骨转移癌的放疗技术和剂量与分割方式进行了许多临床研究。根据治疗时间，剂量分割模式的研究，在不造成正常组织严重损伤的前提下，尽可能提高肿瘤的局部放射剂量；在不造成正常组织的严重急性放射反应的前提下，尽可能保证疗效且缩短总治疗时间。欧美和我国常用分割方式为单次8 Gy照射或多次分割30 Gy/10次、20 Gy/5次照射。

近年的资料显示，在有疼痛症状的骨转移癌放疗中，8 Gy单次大剂量照射可以获得与多次分割30 Gy/10次照射相同的疗效，包括在生存率、疼痛缓解率和止痛药的使用等方面两种分割方式放疗无显著性差异。但是，单次大剂量照射时正常组织的治疗反应重，再次放疗者多，而且单次放疗后的病理性骨折发生率可能更高。因此，骨转移放疗的最佳剂量与分割尽管不明确，但对估计有较长生存期且患者一般状况好者，宜给予DT 30 Gy/10次或40 Gy/20次，不仅不良反应较小，而且疼痛缓解维持稍好。单次大剂量照射更适于预计生存时间短，无并发症的骨转移疼痛的治疗。

骨转移癌放疗并发症较少，但脊柱转移性肿瘤放疗时应注意脊髓的放射性损伤，肋骨转移性肿瘤放疗时应避免放射性肺损伤。

随着放疗技术的进步，图像引导（image guide radiotherapy，IGRT）的调强放疗（IM-RT）、容积弧形调强放疗（VMAT、Rapid Arc）、螺旋断层放疗（Tomo therapy）等新技术的不断进展，在不超过脊髓等正常组织耐受剂量同时提高了肿瘤的控制剂量，使椎体转移瘤患者获得了根治性放疗的机会，减轻患者的痛苦，改善生活质量，进而延长患者的生存时间。

（二）放射性核素治疗

放射性核素治疗骨转移瘤的药物研制和临床应用已成为国内外核医学研究的热点。静脉注入亲骨性放射性药物后，在骨转移病灶内出现较高的放射性浓集，放射性药物发射的β射线可对肿瘤进行局部照射。其缓解疼痛的主要机制：高剂量的辐射效应抑制引起疼痛的化学物质的分泌，使体液中的前列腺素缓激肽减少，使机体免疫力增强，抑制癌细胞，从而使骨痛减轻。目前已用于临床的有：^{153}Sm、^{89}Sr、^{186}Re、^{188}Re、^{32}P等。

（三）双膦酸盐类药物治疗

在正常生理状态下，人体骨骼的完整借助于破骨细胞进行骨溶解和成骨细胞诱导新骨形成维持其动态平衡。骨转移瘤破坏骨骼的途径有：①肿瘤细胞直接破坏骨的矿物性基质；②间接刺激破骨细胞，增强骨溶解，使骨代谢的动态平衡受到破坏。因此，能抑制破骨细胞活性的药物，如双膦酸盐和降钙素等在骨转移瘤的治疗中，起到了一定的作用。

（四）手术治疗

手术治疗在骨转移瘤的综合治疗中占有特殊的地位，目的是减少体内肿瘤细胞负荷，减轻症状，使骨骼系统得以强化固定。对于骨转移瘤引起的病理性骨折、脊柱不稳、脊髓压迫和疼痛，非手术治疗往往难以达到确切的疗效。手术方法包括骨损伤固定术、置换术和神经松解术等。对于脊髓压迫症的治疗，如果压迫症状明显，病情发展快，对有手术条件者，应先行肿瘤切除减压和固定后再行放疗，可获得比单纯放疗更好的疗效和更好的生存质量。对于骨折或有骨折风险者，进行内固定是有效的镇痛方法，对于孤立性骨转移的骨折，行手术切除后给予内固定，而后给予放疗可取得比较满意的结果。

（五）化疗、内分泌治疗和分子靶向药物治疗

根据原发肿瘤的生物学特征，针对原发病采取不同的化学治疗、内分泌治疗和分子靶向药物治疗。对化学治疗敏感的原发病灶进行化疗，如小细胞肺癌、恶性淋巴瘤、生殖细胞肿瘤、乳腺癌、鼻咽癌等多种肿瘤所致的骨转移有效。对激素类药物治疗有效的肿瘤应用内分泌治疗，如乳腺癌、前列腺癌、甲状腺癌等肿瘤所致的骨转移有效。在原发病控制的情况下，对骨转移灶也有一定疗效。分子靶向治疗为控制晚期恶性肿瘤的疾病进展、延长患者的生存期提供了更多机会，尤其是对年龄较大、一般状况差、难以承受化疗的患者。

综上所述，在治疗或制订治疗计划时，必须依据患者的一般情况、病理类型、原发病变控制如何、原发病变范围、转移病变的范围以及既往治疗情况等，科学合理地综合运用多学科手段，制订个体化的治疗方案，才能在临床工作中为骨转移瘤患者提供安全、有效、经济的治疗方案，才能最大限度地减轻患者的痛苦，缓解疼痛，预防骨折，预防脊髓压迫症的发生，提高生存质量，延长生存期。

（高艳伟）

第十节　放疗反应及处理

放疗引起的全身反应程度不完全一样，一般来说，照射野大，分次剂量大，总剂量大，患者发生不良反应的概率就高。

一、急性反应

1. 疲劳、恶心和呕吐

疲劳、恶心和呕吐常见，尤其是脑照射时更易发生，是局部水肿的结果，结合脱水治疗可明显减弱症状；胃的照射可致上腹不适恶心，甚至呕吐，可给予消除恶心呕吐的药物，嘱

患者吃易消化食物。

2. 皮肤反应

早晚及轻重程度与所用射线的物理特性及治疗计划的设计有关。可表现为放射性色素沉着、干性皮炎、红斑样皮炎、湿性脱皮，甚至放疗后多年皮肤纤维化等。多发生在易潮湿的腋下、会阴部等，治疗预防感染，保持局部干燥，关键是局部皮肤制动，防牵张、活动导致损伤、渗出。

3. 放射性黏膜炎

颈部肿瘤放疗时，常引起口腔或咽喉黏膜炎，放疗前口腔牙病应进行处理，放疗中注意口腔卫生。嘱咐患者戒烟、戒酒、避免辛辣刺激性食物。出现反应时不要应用抗生素，可用碱性液体漱口或大量清水漱口，防止白色念珠菌感染。

4. 放射性食管炎

食管癌接受 15 Gy 以后，可引起放射性食管炎，表现为轻度吞咽难及食管疼痛。口服利咽痛合剂，防感染也可适量口服抗生素。

5. 放射性肠炎

腹腔和盆腔放疗时，放射量达到 20 ~ 30 Gy 时，常发生腹部不适或腹泻。嘱咐患者吃易消化食物，抗炎或止泻药。

6. 放射性尿道炎

盆腔或会阴部放疗常引起尿频、尿痛或排尿困难，如患者有全身症状伴有发热，多饮水或抗生素治疗。

7. 中枢神经系统放射反应

常伴有疲劳、嗜睡、头痛、呕吐等。

二、后期反应

后期损伤少见，常发生在放疗后 6 个月或 6 个月以上生存的患者。皮肤损伤、器官萎缩和纤维化与照射体积和分割剂量密切相关。

1. 后期皮肤改变

表皮变薄、萎缩、毛细血管扩张，皮下发生纤维化。

2. 肺反应

常规照射 20 Gy 即可发生肺纤维化。X 线片表现为照射区的组织永久性肺纤维化。

3. 迟发性肠道反应

盆腔放疗后可有腹泻、腹痛、大便带血或便血，多发生在放疗后 10 个月左右。嘱少食粗纤维食物，给予口服肠道抗炎药、中药或氢化可的松保留灌肠可减轻症状。

4. 肾及膀胱后期反应

主要是盆腔放疗引起，后期反应多发生在放疗后的 2 ~ 7 年不等，主要症状为尿血、尿频，膀胱纤维化导致膀胱容量减少。治疗可一般抗炎、止血保守治疗，有时持续。如有严重放射损伤，行膀胱切除术。

5. 中枢神经系统反应

有两个阶段：第一阶段发生在早期，常出现在放疗后的 4 ~ 6 周，甚至发生在相当低的剂量时，这种表现多为暂时的脱髓鞘反应，即低头弯曲时上肢或下肢有短暂的电休克样麻痛，这是可逆的；第二阶段是伴功能减低的神经组织坏死，多发生在脊髓放射量大于45 Gy，神经坏死及功能的丧失反应是不可逆的，因此唯一可行的方法是预防。

（史博文）

参考文献

[1] 于世英, 胡国清. 肿瘤临床诊疗指南 [M]. 北京: 科学出版社, 2017.

[2] 周俊林, 白亮彩. 神经系统肿瘤影像与病理 [M]. 北京: 科学出版社, 2017.

[3] 周彩存. 肺部肿瘤学 [M]. 北京: 科学出版社, 2016.

[4] 万德森. 临床肿瘤学 [M]. 北京: 科学出版社, 2016.

[5] 李少林, 周琦. 实用临床肿瘤学 [M]. 北京: 科学出版社, 2016.

[6] 强福林, 杨俐萍, 葛艺东. 临床肿瘤学概论 [M]. 北京: 科学出版社, 2016.

[7] 李少林, 吴永忠. 肿瘤放射治疗学 [M]. 北京: 科学出版社, 2016.

[8] 林桐榆. 恶性肿瘤靶向治疗 [M]. 北京: 人民卫生出版社, 2016.

[9] 李进. 肿瘤内科诊治策略 [M]. 上海: 上海科学技术出版社, 2016.

[10] 郑和艳, 吕翠红, 边兴花. 肿瘤科疾病临床诊疗技术 [M]. 北京: 中国医药科技
出版社, 2016.

[11] 韩俊庆. 临床肿瘤学指南 [M]. 济南: 山东科学技术出版社, 2016.

[12] 王天宝, 尉秀清, 崔言刚. 实用胃肠恶性肿瘤诊疗学 [M]. 广州: 广东科学技术
出版社, 2016.

[13] 高社干, 冯笑山. 肿瘤分子靶向治疗新进展 [M]. 北京: 科学出版社, 2016.

[14] 周际昌. 实用肿瘤内科治疗 [M]. 北京: 北京科学技术出版社, 2016.

[15] 王俊杰, 张福君. 肿瘤放射性粒子规范 [M]. 北京: 人民卫生出版社, 2016.

[16] 夏建川. 肿瘤生物治疗基础与临床应用 [M]. 北京: 科学出版社, 2016.

[17] 赫捷. 临床肿瘤学 [M]. 北京: 人民卫生出版社, 2016.

[18] 蔡晶, 季斌. 临床肿瘤放射治疗学 [M]. 北京: 科学出版社, 2016.

[19] 茅国新, 徐小红, 周勤. 临床肿瘤内科学 [M]. 北京: 科学出版社, 2016.

[20] 李桂源. 现代肿瘤学基础 [M]. 北京: 科学出版社, 2015.

[21] 苏敏, 马春蕾. 血液与肿瘤 [M]. 北京: 人民卫生出版社, 2015.

[22] 张贺龙, 刘文超. 临床肿瘤学 [M]. 西安: 第四军医大学出版社, 2016.

[23] 罗荣城, 李爱民. 肿瘤生物治疗学 [M]. 北京: 人民卫生出版社, 2015.